요가의 힘

요가의 힘

~

에디 스턴 지음 | 디팩 초프라 서문
이창엽 옮김

요가는 어떻게, 왜 삶을 변화시키는가?

침묵의 향기

나의 여왕과 미인에게

· 차례 ·

서문

디팩 초프라 박사

언뜻 보기에 마음이 문제라는 것은 이상해 보이는데, 마음이 마음에게 문제라는 것은 더 이상해 보인다. 하지만 현대 사회에 마음의 고통을 겪는 사람이 많다는 근거는 차고 넘친다(한 통계에 따르면, 항우울제를 장기간 복용하는 미국인이 2010년 이래 두 배로 늘었고, 항불안제를 장기간 복용하는 사람은 그보다 수백만 명 더 많다). 마음의 고통을 끝낼 해결책이 나온다면 사람들이 큰 희망을 품고 안도하며 환영할 것이다.

마음이 마음속에 너무 깊이 빠져 길을 잃어버리면 그 사람의 정체성이 혼동되고 상충하고 모호해질 수 있다. 13세기 페르시아의 시인 루미가 "이렇게 분주히 오가는 생각 속에 있는 나는 누구인가?"라고 질문할 때, 그는 모든 현대인의 심정을 대변한다. 마음의 순전한 혼돈은 두렵고, 다가오는 생각들 속에 뛰어들어 고통을 끝내는 길을 찾으려는 시도는 소용이 없다.

에디 스턴의 통찰이 빛나고 폭넓은 주제를 다루며 때로는 감동까지 주는 이 요가 책은 마음의 고통을 끝낼 수 있다는 낙관적인 관점을 보여 준다. 그는 요가의 치유하는 측면에만 중점을 두지 않는다. 이 책에서 그는 요가의 근본 철학, 요가의 세계적인 보편성, 죄수를 비롯해 최악의 고통에 시달리는 가난한 사람과 버림받은 사람을 도울 요가의 잠재력에 관해 충분히 논한다. 하지만 저자가 말하는 핵심은 꾸준하고 성실한 요가 수련, 그 '단순한 것 하나'를 통해 치유가 일어난다는 것이다.

치유를 받아들이기는 어렵고, 그중에서도 정신적 치유는 가장 받아들이기 어렵다. 루미는 제멋대로 떠오르는 듯한 생각으로 북적대는 마음을 경험했는데, 오늘날 비디오 게임, 소셜미디어, 인터넷에 휩쓸리는 우리의 마음 풍경은 중세 페르시아나 고대 인도에서는 전혀 볼 수 없던 것이다. 그렇지만 루미를 비롯해 깨어나 온전히 의식하는 이들은 안다. 어느 시대든 사람들은 정신의 어두운 면을 억압하고 사회에 순응시켜야 한다고 완전히 확신하기에, 자신의 충동과 욕망에 이끌리면서도 그 충동과 욕망을 두려워하여, 그것들을 부정하기로 선택하면서 평생을 보내리라는 것을······.

윌리엄 블레이크가 18세기 런던의 거리를 걷다가 군중 속에서 본 '나약함의 표시, 비통의 표시'는 사람들이 '마음이 지어낸 쇠고

랑'을 차고 있었기 때문이다. 이 구절은 내 마음 깊은 곳에 남아서 삼십 년 동안 때때로 떠올랐다. 마음이 간수 역할과 죄수 역할을 동시에 할 때, 마음의 고통을 끝내는 법을 찾기는 도저히 불가능해 보인다. 사람들에게 그런 시도를 하게 하는 것조차 두려움을 일으킨다.

에디 스턴은 요가 지도자와 강연자로 오래 활동한 경험이 있어서, 요가 수련자들과 장차 요가를 배우려는 사람들에게 동기를 부여하는 법을 잘 알고 있다. 이 책은 현자(리쉬)들이 살았던 먼 옛날의 인도와 현대의 세속 세계를 신중하게 연결하는 것으로 시작하는데, 개인적 수준에서는 그것이 가장 설득력 있는 부분일지도 모른다. 요가는 요즘 한창 인기를 얻고 있지만, 유행이라는 것은 변덕스럽다. 그리고 스턴은 정기적인 요가 수업 이상의 것이 없으면, 요가의 잠재력에 관한 완전한 미래상이 없으면, 요가도 여느 유행처럼 사라져 버릴 실제 위험이 있다는 것을 잘 알고 있다.

요가의 근본적인 미래상은 요가가 합일의 수단이라는 데에 있는데, 합일이란 분열된 자아를 극복한다는 의미다. 분리는 합일의 반대이며, 우리 모두에게 영향을 미치는 궁극의 분리란 마음이 그 본성으로부터 분리되어 있는 것이다. 이 문제를 여러 각도에서 접근할 수 있는데, 이 책은 그 과제를 능숙하게 해내고 있다. 신장 세포, 심장 세포, 허파 세포는 이미 본래 상태로 통합되어 있다. 세포들은 자신의 존재를 의심하지 않는다. 세포들은 전체론적으로 기능하고, 에너지와 지성의 흐름인 삶의 본보기가 되어 준다. 그러므로 요가에 관한 스턴의 가르침에서는 마음과 생물학의 연관성이 중요한 주제를 이룬다.

우리는 괴로움을 일으키는 분리의 다른 표시들을 집중적으로 살펴볼 수도 있다. 이를테면, 불편한 인간관계, 사회적 불화, 그리고 자신을 치유하기보다는 오히려 악화시키는 (예방 가능한) 생활 방식의 장애와 중독을 포함한 온갖 자기 파괴적 행위들을 살펴볼 수 있는 것이다. 그러나 결국 요가에서 근본적으로 다루는 것은 자신에 대해 분리된 자아다. 분열된 자아가 없다면, 마음은 자신의 적이 되지 않을 것이며, 우리는 몸을 무시하고 회피하고 부끄럽게 여기지 않을 것이다(훌륭하고 아름다운 몸을 받은 사람들은 예외지만, 그들조차 시간과 늙어 감의 공포를 직면해야 한다).

요가의 가장 중요한 신조 중 하나는 문제의 수준과 해결책의 수준이 같지 않다는 것이다. 자아가 분열된 상태에 있는 한, 우리는 그 상태에 지배받는다. 마음의 고통을 대하는 세 가지 태도가 있다. 마음의 고통을 참는 것, 고치는 것, 고통을 피해 도망치는 것이다. 그런데 불행히도 세 가지 모두 같은 이유로 반드시 실패한다. 괴로움을 참으려는 마음, 괴로움을 고치려는 마음, 괴로움을 피해 도망치려는 마음이 바로 분열 상태로 갈라진 마음이기 때문이다. 분리된 마음은 달걀 험프티 덤프티*와 같다. 험프티 덤

프티는 자기가 왜 떨어져서 깨졌는지 이해하지 못하며, 왕의 모든 신하와 말도 깨진 달걀을 원래대로 회복시킬 수 없다. 그런데 진짜 문제는 험프티 덤프티도 자신을 원상 복구할 수 없다는 것이다.

요가는 몇 가지 기본 진실을 분명히 하고, 이어서 요가와 명상을 수련하여 실현함으로써 그 딜레마를 해결한다. 첫째는 앞서 말했듯이, 문제의 수준과 해결책의 수준이 같지 않다는 것이다. 내가 이해하는 다른 진실들은 다음과 같다.

해결책의 수준은 의식이며, 의식은 그 본성이 온전하고 완전하며, 분열되어 있지 않다.

창조의 근원인 의식은 늘 순수하고 온전한 형태로 지금 여기에 현존한다.

마음이 순수 의식 안에서 자신의 근원을 경험하면 해결책이 떠오르는데, 괴로움을 끝내려는 노력을 통해서가 아니라 온전한 전체(wholeness)의 상태를 통해서 그렇게 된다. 외부의 개입이나 동기, 생각은 필요하지 않다.

몸, 뇌, 마음, 우주는 의식의 다른 존재 방식이다. 각 존재 방식은 스스로 조절되며, 전체도 그렇다. 각 세포에는 완벽한 균형 상태로 살아 있고 번성하는 능력이 있다. 대자연도 모든 수준에서 그렇다.

자기조절이 안 되는 근본적인 이유는 온전한 전체와 연결이 끊어졌기 때문이다. 순수 의식을 경험하면 자기조절 능력이 회복된다. 그러면 몸, 뇌, 마음, 우주가 하나인 상태로 회복된다.

요가를 이용해서 우주를 본래의 자연 상태로 회복시킨다는 말은 좀처럼 믿기 어렵다. 나도 안다. 그리고 그 내용은 너무 방대해서 한두 페이지만으로 탐구할 수 없다. 하지만 요가 수련으로 우리가 근원으로 돌아가고 깨어난 상태를 경험할 수 있을 때, 다른 모든 것과 더불어 (우리가 우주를 부르는 다른 이름인) 현실 자체가 변할 수밖에 없다.

요가는 현재 널리 보급되어 인기를 얻고 있지만, 인도에서는 지루할 정도의 복잡함, 철학적 논쟁, 고대의 문헌에 관한 끝없는 논쟁, 경쟁하는 요가 지도자들과 체계들 따위에 얽혀 있다. 그렇게 엉망인 상황 속에서, 에디 스턴이 자비심으로 명쾌하게 정리된 글을 제시한 데 대해 깊은 찬사를 보낸다. 요가의 미래는 그런 명쾌함과 자비심에 달려 있다. 종합적으로 볼 때 이 책은 가장 친절하고 이해하기 쉽게 요가의 모든 잠재성을 포괄한다. 인간에게 무한한 잠재력이 있는 한(이것도 의식에 관한 기본 진실이다), 요가는 분열된 자아에게 닫혀 있는 가능성의 영역을 펼친다. 스턴은 우리가 아직 사용하지 않은 잠재력을 잊지 않게 하며, 아마도 그것이 그의 가르침과 삶이 전해 주는 가장 중요한 교훈일 것이다.

요가의 힘

{ 　　　　　머리말　　　　　}

2010년 봄, 마셜 해긴스라는 연구자이자 물리치료사가 뉴욕시 소호에 있는 내 요가원에 찾아왔다. 그는 고혈압 전 단계의 아프리카계 미국인이 요가를 하면 긍정적인 효과를 얻을 수 있는지 조사하는 과학 연구를 하려 하는데, 연구에 필요한 요가 과정을 내가 마련해 줄 수 있는지 물었다. 나는 22년 전에 대학에 진학하는 대신 인도 여행을 선택했고, 인도에 다시 돌아간 뒤로는 요가를 연구하고 수련하고 요가 자료를 읽으면서 대부분의 세월을 보냈다. 그래서 요가에는 꽤 익숙했지만, 과학은 기본 원리조차 알지 못했다. 내 앞에 앉은 매우 똑똑한 사람은 내가 무언가를 알고 있다는 생각에 내 도움을 요청하고 있었다. 그래서 나는 과학적 지식이 있든 없든 당연히 "예!"라고 대답했다. 그때는 짐작도 하지 못했다. 이 만남으로 인해 요가에 관한 나의 관심이 옛 문헌을 연구하고 기억하는 것으로부터 요가가 뛰어난 효과를 발휘하는 원인을 조사하는 방향으로 변하게 될 줄은…….

허리가 아픈 사람, 고혈압이 있는 사람, 소화가 안 되는 사람, 삶의 의미를 찾는 사람이 모두 똑같은 요가 수업에 들어와서 똑같이 기본적인 수련을 하면, 돌아갈 때는 기분이 좋아질 뿐만 아니라 그들을 괴롭히던 원인이나 몸 상태가 좋아졌다고 느낀다. 그 이유는 무엇일까? 단순한 것 하나, 즉 일반적인 요가 수련을 하면 스트레스가 줄고, 몸의 통증이 감소하고, 심혈관계 기능이 개선되고, 당뇨약을 줄일 수 있고, 더 행복해지고, 화를 덜 내고, 수면과 소화가 잘되는 까닭은 무엇일까? 어떤 이유인지 몸은 기회가 주어지면 불균형을 바로잡는 법을 알았다. 더 흥미로운 점은, 요가 자세를 '바르게' '잘'해야만 그런 긍정적인 효과가 일어나는 것은 아니라는 점이었다. 뻣뻣하든 유연하든, 마르든 뚱뚱하든, 아프든 건강하든, 어떤 사람에게나 요가는 효과가 있는 것 같다. 나는 그런 효과가 신경계와 연관이 있을 것이라고 막연히 짐작했지만, 확실히 알지는 못했다. 그래서 자료를 읽고 의사들에게 질문하고 연구하기 시작했다.

이 책은 (30년 동안 요가 수련을 한 경험과 더불어) 그런 연구의 결과물이다. 의사들과 토론하면서 서양 의학이 신경계를 어떻게 설명하는지 배웠다. 나는 이미 요가 문헌에서 신경계에 관해 말하는 내용을 잘 알고 있었고, 그 연관성을 찾고 추측했으며, 그 뒤 그 연관성에 관해 의사들과 토론할 수 있었다. 의사들이 내 말을 타당하게 여기는지 늘 확인했고, 점차 이 책에서 제시하는 개

넘들이 다듬어졌다. 나는 스티븐 포지스(Stephen Porges) 박사, 셜리 텔레스(Shirley Telles) 박사, 베타니 콕(Bethany Kok) 박사와 다른 많은 사람이 연구했고 지금도 연구 중인 놀라운 결과물을 살펴보았다. 이 책은 그들의 연구 성과를 바탕으로, 요가가 신경계의 자율 조절에 효과적인 수련이라는 것을 과학이 어떻게 이해하는지 조명한다.

연구를 진행하면서 내 마음에 두 가지 중요한 의문이 떠올랐다.

1. 의식과 생물학은 어디에서 만나는가? 의식은 우리의 생물학적 구조를 통해 자신을 나타내는가, 아니면 실제로는 우리의 생명 활동이 바로 자신을 나타내는 의식인가? 결국 우리는 인간이고, 요가 수행자들은 (생명체인) 몸을 이용하여 '더 깊은' 수준의 의식으로 들어가려 했다. 그러므로 몸과 의식은 어떤 식으로든 연결되어 있다는 결론에 이르게 된다.

2. 행복은 생리적인 경험인가? 다시 말해, 몸, 호흡, 마음을 이용하는 요가 수련을 통해 자기가 진정 누구인지 발견하려 하면, 생리적 구조 안에 존재하는 깊고 지속적인 내면의 평화와 행복을 찾을 수 있을까? 우리는 요가의 모든 측면에서 몸을 사용한다. 그러므로 행복은 단순히 정신적인 구성물이기만 한 것이 아니라, 육체적 구조의 일부이며, 몸의 내적 메커니즘에서 발견될 수 있는 것 같다. 아마도 초월은 몸의 영역 너머에

있겠지만, 단순한 행복의 영역과 내가 누구인지 아는 편안함은 어디에 있는가? 행복이 단지 정신적 구성물일 수는 없는 것 같다. 우리는 한 생각을 마음속에 1~2초 이상 붙잡아 둘 수 없다. 그런데 어떻게 정신으로 행복을 붙잡을 수 있겠는가? 아마도 행복은 더 깊은 어딘가에 존재할 것이다. 힌두교 사상 체계에서 행복은 즐거움과 같은 것이 아니라, 의미 혹은 목적과 같은 것으로 여긴다. 우리가 추구하는 것은 행복이 아니라 자신의 본질적 존재의 경험이다. 우리는 자기 자신을 추구하고 있다. 그것은 생리학 안에서 일어나는 경험인가? 아니면 마음과 몸은 하나의 연속체이며 둘 사이의 구분이 없으므로 존재의 통합된 경험이 있는 것인가?

주로 이런 의문들이 나의 출발점이다. 그리고 그 의문들을 조사하는 데 공교롭게도 신경계는 필수적이고 핵심적인 요소다. 먼 옛날 요가 수행자들은 말하기를, 요가의 과학적 원리는 완전한 자세를 이루는 것이 아니라, 완전한 몸-마음-영혼 관계를 이루어 존재의 가장 깊은 신비를 이해하는 것이라고 했다. 그들의 가르침과 남인도에 있는 구루의 가르침에 따라 나는 이 주제들을 탐구하고 계속 거기에 매료되었다. 이 책에서 이어지는 내용은, 요가가 어떻게 그리고 왜 몸, 마음, 세계에 전반적으로 그런 긍정적인 영향을 주는지, 또 어떻게 하면 요가에서 행복, 의미, 목적을 찾을 수 있는지를 설명하는 데 도움이 되는 근본적인 신경생물학

적 기전(메커니즘)들에 관한 요가의 사상과 과학적 연구를 탐구
하는 것이다.

1장

요가란 무엇인가?

서양에서 사람들이 조롱하고 풍자하고 고정관념을 가지고 보는 영적 수행이 있다면, 그것은 요가다. 왜 아니겠는가? 서양의 요가 수행자들은 쉽사리 놀림감이 된다. 상투, 비싼 레깅스, 치아 씨앗, 스무디 음료, 어깨에 맨 요가 매트 가방, 장기 수련회, 원석들, '나마스테'라는 인사, '옴' 만트라, 어디서나 결가부좌하고 앉기 등 우리 요가 수행자들을 놀릴 거리는 아주 많다. 2백 년 전 인도에서도 요가 수행자들은 영국에 지배당하는 시기에, 그런 모습을 전혀 보지 못한 초기의 서양 여행자들에게 조롱당하고 모욕당했다.[1] 1689년에 존 오빙턴이 기록한 이야기에서는 재를 바른 철학자 탁발 수행자인 파키르(fakir, 힌두교의 요가 수행자와 같은 부류로 여겨지는 페르시아의 고행 수도자)의 '고통스럽고 부자연스러운 자세'를 묘사한다. 나가 산야시(sannyasi, 힌두교의 출가 수행자)[2]들의 무장 조직은 동인도회사의 지배권에 폭력적으로 도전했고, 1700년대 중반부터 1800년대 초까지 나가 산야시들과 이슬람 파키르들이 벵갈에서 봉기하여 동인도회사를 공격했다. 그 결과로 모든 고행자 단체가 심한 탄압을 받게 되었다.[3]

서양인들은 나가 산야시들과 파키르, 그리고 더 온건한 교단의 요가 수행자들까지 싸잡아 위험하고 폭력적인 고행자들로 취급했다. 아마도 그것이 1700년대와 1800년대에 인도에서 요가의 인기가 줄어든 이유 중 하나일 것이다. 비록 요가 수행자들이 위험하고 지저분하고 누워 있기만 하는 건달로 여겨졌지만(요즘도 그런 시각을 가진 사람들이 있다), 요가의 수련법과 철학적 원리는 어쨌든 인도에서 이 험난한 시기를 넘겼고, 스리 크리슈나마차리야(Sri Krishnamacharya)[4], 스와미 시바난다(Swami Sivananda)[5]에 의해, 그리고 1800년대에 서양에 전해지면서 되살아났다. 2014년에는 인도의 실권자이며 열렬한 요가 수행자이자 후원자인 나렌드라 모디 총리가 등장하면서, 요가의 본고장인 인도가 다시 확실히 제 몫을 하기 시작했다.[6] 모디 총리가 '국제 요가의 날'을 제정하여 지구 전체의 조화와 내적·외적 평화를 증진하자고 제안했고, 그 제안이 유엔에 모인 모든 나라의 지지를 받아서, 인도가 요가계에서 최고의 지위를 되찾게 되었다. 인도는 결코 요가에서 손을 뗀 적이 없다고 말하기도 하지만, 1980년대 후반 내가 인도 북부에서 남부까지 요가 스승들을 찾아 많은 시간을 여행했을 때는 스승들이 얼마 없었다. 인도 남부의 마이소르에는 1990년에 요가 학교가 두세 개밖에 없었는데, 지금은 거의 50개에 이른다. 마이소르는 지금 인도의 요가 중심지 중 하나로 여겨지는데, 이는 주로 파타비 조이스(Pattabhi Jois)의 영향력 때문이다. 이렇게 인도에서 요가의 형편은 몰라보게 달라졌다.

요가는 1800년대에 미국에 전해졌고, 지금까지 미국의 문화에 널리 동화되었다. 미국인들은 처음에는 요가 문헌을 연구했지만 ― 랄프 왈도 에머슨은 《바가바드 기타》를 무척 좋아했다―실제로 요가 수련을 하는 사람은 거의 없었다. 그러나 2백 년이라는 짧은 기간이 지난 후, 영성 수행을 하는 사람만이 아니라 사회 각 계각층의 수백만 명이 요가를 수련하기 시작했다. 2017년에는 미국에서만 약 3,600만 명이 여러 형태의 요가를 했다. 학교에서는 학생들이 요가를 하고, 노인들은 의자에 앉자 요가를 하고, 교도소에 갇힌 사람들, 외상후 스트레스 장애를 겪는 사람들, 입원 환자들, 스트레스를 많이 받는 보통 사람들이 요가를 수련한다.[7] 요가는 모든 사람에게 차별 없이 위안을 주고 괴로움을 덜어 주기 때문이다.

그렇지만 현재 미국에서 매우 실제적인 문화 충돌이 일어나고 있음을 인정하는 것도 중요하다. 1960년대에는 동양이 서양을 만났고, 히피 운동이 일어나 젊은 세대가 전쟁 시기의 억압적인 사회 분위기와 (자유를 제한하는) 핵가족의 이상이라는 족쇄에서 벗어나려 했다. 지난 30년간 요가의 저변이 확대되었다면, 지금은 서양이 동양의 것을 빠른 속도로 흡수하는 것 같다. 그리고 자유로운 형식으로 영성(靈性)을 받아들이던 것이 방향을 틀어 소비주의와 정면충돌하게 되었다. 소비주의는 요가가 약속하고 전하는 것과 정반대였기 때문이다. 인도는 특히 모디 수상이 통치할 때 요가를 자기 문화유산의 일부로서 되찾기 시작했다. 하지만 그동안 서양은 요가를 자신의 일부로서 받아들였고, 미국에서 요가는 명상적 수행의 세속화를 비롯해 예외적인 방식으로 여기의 삶에 적응했다.

나는 요가 수련을 고대 인도(혹은 힌두교)의 문화와 따로 떼어 생각하기 어렵다. 그리고 명상적·신비적인 요가 수련을 완전히 세속적인 헬스 처방으로 바꾸는 것이 좋은 생각이라고 여기지 않는다. 요가 수련에서 명상적 측면을 제거하고 나면, 정말 그것을 요가라고 할 수 있을까?[8] 그와 반대로 요가는 종교에 국한되지 않으며 종교적 믿음 이상임을 증명했다. 그 점은 요가를 수련하면 마음이 고요해지고 스트레스가 줄고 내면이 더 맑아지므로 여러 종교인과 종교에 속하지 않은 사람들이 모두 요가를 하는 것을 보면 잘 알 수 있다. 나와 함께 요가를 수련하는 목사는 요가 수련의 마지막에 심호흡하는 시간을 이용해서 주일 설교를 묵상한다. 그리고 한 랍비는 요가 수련을 하면서, 말로 하는 기도가 줄 수 없는 고요한 공간을 발견한다. 유대기독교 전통들에는 모두 신비적 분파가 있고, 그들은 신과의 직접적인 관계를 추구하지만, 신비적 분파는 비주류 운동으로 간주될 때가 많다. 동양 전통은 세속적인 것과 성스러운 것을 구별하지 않는다. 요가, 종교 의식, 대지를 모두 하나로 여기며, 그것들은 속속들이 신비적이다. 오늘날 우리는 종교와 신비주의가 다르고 교리와 명상이 다르다는 것을 잊어버릴 때가 많다. 그리고 요가는 바로 그 점에서 뛰어나다. 요가는 누구나 쉽게 다가갈 수 있는 신비주의이기 때문이다. 요가는 대개 처음으로 수련을 마치고 누워서 깊이 휴식하는 때부터 즉각 명상적이다.

요가의 일부 요소는 힌두교 전통과 깊은 연관이 있지만, 그렇지 않은 다른 요소들도 있다. 옛 요가 문헌에는 수행으로서의 요가가 문화, 시대, 장소, 그리고 이른바 종교를 초월한다는 것을 암시하는 내용이 있다.[9] 한편으로 요가가 인도에서 발생했고 힌두교 사상 체계에 뿌리를 두고 있다는 것은 사실이지만, 요가는 새로운 환경에 아주 잘 적응한다는 것을 스스로 입증했고, 세계 모든 대륙의 나라에서 다양한 배경과 서로 다른 문화적 관점을 가진 사람들이 수련하고 있다. 여기서 주목할 만한 점은, 규칙적으로 요가 수련을 하는 수백만 명 중 많은 사람이 매우 비슷한 결과를 얻는다는 것이다. 기분이 더 좋아지고, 더 냉철해지고, 더 건강해지고, 많은 경우에 더 깊은 목적의식이 생긴다. 이것이 힌두 전통의 기반이 무엇이었는지 파악하는 실마리다. 그것은 힌두교라고 불리기 전에 '영원의 길' 즉 사나타나 다르마(Sanatana Dharma)라고 불렸다. 힌두교는 신들과 윤회를 넘어, 모든 존재가 하나의 본질적인 목적을 가지고 있으며 우리는 그 목적을 이루기 위해 노력하며 살아야 한다고 본다. 이것이 내가 요가를 보는 관점이다.

정치, 종교, 스포츠팀, 갖가지 개인적 의견, 사상, 판단 등 세상의 많은 것이 우리를 갈라놓는다. 반면에 우리를 연결해 주는 것은 찾기 어렵다. 요가는 우리가 연결되게 하고, 편을 나누어 구별 지은 것을 넘어서도록 도와줄 수 있다. 왜냐하면 요가는 맑은 마음, 자비심, 공감, 친절, 사랑, 보살핌에 바탕을 두고 있기 때문이다. 이런 것들은 종교, 구별, 우리를 서로 분리하는 것들을 넘어서는 마음 상태와 감정이다. 그것들은 우리를 연결해 주고, 우리가 연결되어 있음을 상기시키는 것이지, 우리를 분열시키는 것이 아니다. 물론 세상에서는 항상 그런 점이 반영되지는 않지만, 사람들이 요가를 수련하여 경험한 결과를 살펴보면 그 유익함이 대체로 같다. 나는 그 점이 무척 흥미로웠고, 다음과 같은 의문이 생겼다. 어떤 형식의 요가를 수련하는지와 거의 상관없이 그토록 많은 사람이 유익한 효과를 보는 근본적인 기전(메커니즘)은 무엇인가?

요가라는 말

요가(yoga)라는 말에는 '결합' '집중' '길' '관계' 등 몇 가지 의미가 있다. 그 말은 '멍에를 메우다 혹은 결합하다'라는 의미의 동사 어근 yuj에서 파생했고, 그래서 요가라는 말은 보통 '결합'의 의미와 연관된다. 고대 산스크리트 어 문법학자인 파니니는 '요가'라는 말을 어떻게 사용하느냐에 따라 두 가지로 정의할 수 있다고 말했다. 첫째, yujir yoge는 결합하거나 멍에를 메는 행위를 의미한다. 예를 들어, 소를 수레에 매는 것이다. 베다(Veda)라고 불리는 고대 사나타나 다르마 경전의 초기 가르침에서는 '요가'라는 말이 그런 의미로 사용되었다. 하지만 후기인 우파니샤드 시대(기원전 800~500년)에 영적 훈련으로 분류된 요가 수련의 경우는 yuj samadau가 그 정확한 어원이며, 이 말은 요가란 사마디(samadhi, 삼매)[10]라는 특별한 형태의 집중이라는 의미에 가깝다. '사마디'란 '몰입'을 의미하며, 마음이 생각, 물체, 일, 사상, 애정 상대, 목표 등에 몰입하게 되는 자연스러운 경향이다. 영적 추구에 몰입된 마음은 우리가 묵상하는 대상의 형태를 띠며, 깊은 수준으로 몰입되면 마침내 자신의 본성을 통찰하고 경험하게 된다고 한다. 가장 깊은 수준의 사마디에 이르면 자기 내면의 존재, 즉 참된 자기를 알게 된다.

집중

대략 1,200~2,000년 전, 파탄잘리(Patanjali)라는 현인이 당시 존재하는 요가의 가르침을 모아 '수트라(sutra)'의 형식으로 체계화했다. 수트라 형식의 저술은 저자가 어떤 체계를 세우거나 직접 글을 쓴 것이 아니라, 이미 존재하는 가르침, 수련, 기법들을 모아서 편집하고 하나의 제목으로 집대성하는 것이다. 힌두교에는 6가지 철학 학파가 있고, 각 학파마다 그 가르침을 담은 수트라가 있다.[11] 요가 학파의 문헌인《파탄잘리 요가 수트라》에는 196개의 수트라가 담겨 있다. 하나의 수트라는 짧은 문장이며, 그중 몇 단어에는 훨씬 큰 의미가 있다. 그런 짧은 본문에 다른 현인과 성인들이 덧붙인 주석들은 세세한 점을 보충하고, 수트라가 정말로 말하고자 하는 바를 자세히 풀어 설명한다. 수트라의 짧은 문장들은 대체로 이해하기가 무척 어렵기 때문이다.

파탄잘리는《요가 수트라》에서 사마디란 가장 높은 경지의 집중이며, 마음이 명상의 대상에 몰입되는 타고난 능력을 가리키는 전문 용어라고 설명했다. 요가에 관해 설명한 것은 파탄잘리의 책만이 아니지만, 이 책은 가장 온전히 설명한 문헌 중 하나다. 파탄잘리 이후에 나온 요가 설명서들은 최종 목표가 서로 다르지만, 모두 한 가지 점에서 일치한다. 즉, 목표를 성취하려면 마음을 집중할 수 있어야 한다는 것이다. 그러므로 파탄잘리는 그의 책의 둘째 수트라에서, 요가란 마음속에서 일어나는 의도하지 않은 생각이나 움직임을 선별하여 제거하는 능력이고, 마음을 원하는 곳에 두거나 집중하는 능력이라고 정의했다.[12] 나의 산스크리트어 선생님인 비야스 휴스턴은《요가 수트라》는 내면의 의식을 찾아가는 데 필요한 지도라고 말했다. 의미로 가득한《요가 수트라》의 짧고 간결한 경구들은 우리가 마음, 의식, 실재로 점점 더 깊이 들어가도록 인도한다. 거기에 담긴 많은 가르침은 오늘날의 우리에게도 놀랍도록 유용하다. 왜 그런가? 내 생각에는, 오늘날 우리의 마음이 2천 년이나 5천 년 전 사람들의 마음과 다르지 않기 때문이다. 우리는 괴로워하고 애쓰고, 기쁨과 욕망을 경험하고, 질문하고 탐구한다. 자기 자신을 알고자 하는 탐구, 자기가 누구이고 여기서 무엇을 하고 있는지 질문하는 탐구는 전혀 새로운 것이 아니다. 사실 그런 의문을 추구하는 것은 우리 자신의 일부이며, 사람들이 수천 년 전에 요가 체계를 개발한 것도, 오늘날 수많은 사람이 요가를 수련하는 것도 그런 추구 때문이다.

《요가 수트라》에 관한 최초의 주석서는 고대 현자인 비야사 (Vyasa)가 쓴 것이다. 비야사는 그 주석서에서 마음의 5가지 기본 패턴 혹은 상태를 논한다.[13] 우리는 이 다섯 가지 패턴이 2천 년 후에도 별로 변하지 않았다는 것을 분명히 알 수 있다. 처음 두 가지 마음 상태는 요가 수련에 도움이 되지 않고, 나머지 세 가지 마음 상태는 도움이 된다. 그리고 사마디 즉 완벽한 몰입에 도움이 되는 것은 마지막 두 가지 마음 상태뿐이다. 다섯 가지 마음 상태는 다음과 같다.

1. 가만히 있지 못하는
2. 멍한
3. 산란한
4. 한 점에 집중된
5. 완전히 자제된

첫째, 마음이 가만히 있지 못하는 사람은 전혀 요가를 수련하고 싶어 하지 않을 것이다. 잠시도 집중할 수 없기 때문이다. 마음이 여기저기로 분주히 움직이고 잠시도 가만히 있지 못한다. 마치 주의력 결핍 장애가 있는 것 같다. 주의력 결핍 장애가 있지만 매우 생산적이고 성공한 사람이 많은데, 그들은 꾸준히 요가를 하려고 애쓰며, 간혹 '초월 명상' 같은 명상을 하는 게 더 쉽게 느껴진다.

둘째, 마음이 멍한 사람들은 골치 아픈 문제들에 사로잡혀 있으며, 그런 문제를 곱씹고 그 생각에만 머문다. 누구에게나 곤란한 문제, 갈등, 비통함, 실망이 너무 커서 몇 날 며칠 동안 그것만 생각하고 말할 수밖에 없었던 경험이 있다. 나중에는 가족이나 친구들이 그런 우리를 붙잡아 흔들면서 "이제 그만 잊어버려!"라고 소리 지르고 싶을 정도가 되기도 한다. 멍한 마음일 때는 어떤 명상도 하기 어렵고, 그 문제에 집착하는 것 말고는 다른 일을 할 수 없다. 강박 신경 장애는 멍한 마음 상태가 가장 심한 경우다.

셋째, 영적 수행을 하는 사람들의 마음 상태가 산란한 마음이라고 말하면 뜻밖이라고 여길지 모르지만, 요가를 배우러 오는 많은 사람의 마음 상태가 산란한 마음이다. 우리는 잠깐 집중할 수 있지만, 곧 다시 산란해진다. 산란한 마음은 거의 모든 요가 수련생에게 익숙한 마음 상태다. 우리는 잠깐 집중할 수 있지만 금세 이리저리 헤맨다. 요가 수련에서 훈련하는 기본 활동 중 하나는 헤매는 마음을 다잡아 우리가 선택하는 곳으로 다시 데려오는 것이다. 이 훈련은 산란해지기 쉬운 마음으로도 해 볼 만하다.

왜냐하면 산란한 마음의 특징은 한순간 차분하다가 다음 순간 가만히 있지 못하게 되는 것이기 때문이다. 또한 산란한 가운데 변화하는 마음 상태는 주의 집중의 힘을 이용하는 법을 가르쳐 주는 상태이기도 하다. 마음이 가만히 있지 못하고 떠돌 때 다시 다잡는 훈련을 할 기회를 주기 때문이다. 이런 마음을 가진 사람들은 차분함과 산란함을 모두 경험했으므로 자신이 요가나 명상을 할 필요가 있다는 것을 안다. 그리고 더 차분하고 이완된 상태에 머무르는 힘을 기르고 싶어 한다. 요가를 하러 오는 사람들의 마음이 주로 셋째인 산란한 마음 상태라고 하는 까닭은 이 때문이다. 자신의 마음이 산란함에 쉽게 굴복한다고 여겨지면, 좋은 소식이 있다. 당신은 요가를 할 훌륭한 자질이 있는 사람이다!

마지막 두 가지 마음 상태인 한 점에 집중된 마음 상태와 완전히 자제된 마음 상태에서 사마디가 일어날 수 있다. 스와미 하리하라난다(Swami Hariharananda)는 이렇게 말했다. "허약한 마음은 마음속에 좋은 의도를 확고히 유지하지 못하기 때문임을 명심해야 한다. 반대로 출렁이는 마음을 극복하면 좋은 의도를 확립할 수 있고, 정신적 힘을 얻을 수 있다. (마음의) 고요함이 더 깊어지면 마음의 힘도 더 커질 것이다. 그런 고요함의 절정이 사마디다."[14] 나는 이 말을 정말 좋아한다. 왜냐하면 요가는 마음을 옥죄어 집중된 상태를 확립하는 것이나 몸을 복잡한 자세로 만드는 것이 아니라, 고요히 있는 것이며 마음이 본래의 좋은 상태로 가득해지게 하는 것이라는 개념이 분명히 나타나 있기 때문이다.

그것이 우리의 자연스럽고 근본적인 특성이지만, 너무 많은 생각에 가려져 있다. 나는 이따금 앉아서 명상할 때 아무것도 하지 않고 내 안의 자연스러운 좋은 상태를 느끼기만 한다. 그런데 많은 사람이 그렇듯이 나도 자신을 가혹하게 판단한다. 자신을 개선해서 완전한 상태에 이르고 싶어서 나 자신을 칭찬하기보다 비판하기를 더 좋아한다. 그리고 좋은 면에 관한 이야기를 듣는 것은 잘못된 것을 고치는 데 방해가 될 뿐이라고 여긴다. 하지만 모든 것을 고쳐야 할 필요는 없다. 때로는 지금 그대로 놓아두어도 괜찮다. 그러므로 좌선할 때 내 안에 있는 본래의 좋은 상태가 느껴지면, 고요한 느낌이 저절로 다가온다. 그것은 위안이 되는데, 그런 관점에서 보면 좋은 상태는 우리가 되려고 애써야 하는 것이 아니라 이미 있는 것이기 때문이다. 단지 그 상태가 조금 더 현존하게 하기만 하면 된다.

비야사의 다섯 가지 마음 상태 중 마지막 두 가지인 한 점에 집중된 상태와 완전히 자제된 상태에서 '요가 상태'라고도 하는 가장 깊은 사마디의 경험이 일어난다. 한 점에 집중된 마음 상태에서는 명상하려고 선택하는 대상(호흡, 만트라, 또는 다른 것)에 원하는 만큼 오래 주의를 머물게 할 수 있다. 그것은 쉬운 일이 아니다. 글자 그대로 단 몇 초라도 하나의 대상에 마음을 머물게 하기는 어렵다. 완전히 자제된 마음 상태에는 생각이 없고, 출렁임도 없고, 자신에게서 분리된 대상, 마음이 붙잡을 대상도 없다. 주체와 객체가 존재하지 않으며, 유일하게 경험하는 것은 한 곳에 국한되지 않은 의식이다. 보고 경청하고 듣고 냄새 맡고 만지는 모든 곳에 의식만 있다. 가장 깊은 사마디 상태에는 어떤 대상도 없으며 오직 주체만 남아 있다. 그것을 비셰샤(vishesha), 즉 세상의 변하는 대상들이 우리의 경험을 물들이지 않게 된 뒤 남은 것이라 한다. 그것을 때로는 '단일 의식(unity consciousness)'이라고도 한다.

요가의 길

인도 남부의 요가 스승인 스리 파타비 조이스(Sri K. Pattabhi Jois)는 요가라는 말에 몇 가지 의미가 있다고 했다. 그중에는 '관계', '수단' '통합' '지식' '문제' '논리'라는 의미가 있다.[15] 그는 파탄잘리의 《요가 수트라》 2장 26절에 따라 요가 수련을 정의한다는 점이 독특한데, 여기에서는 요가를 우파야(upaya) 즉 '길'이라고 말한다.[16] 그것은 어떤 길인가? 참된 자기를 알게 하는 특별한 식별을 통해, '참된 앎(awareness)'과 그 앎의 스크린에 투사되는 '삶과 생각과 욕망이라는 영화'를 분간할 수 있게 해 주는 특별한 식별을 통해 마음의 혼란을 끝내는 길이다. 그러므로 요가 수련은 조건에 얽매인 생각에서 해방되는 수단이다.

조이스는 이렇게 말한다.

당분간 요가라는 말의 의미가 '길'을 의미하는 우파야, 즉 우리가 따르는 길 혹은 그것을 수단으로 해서 어떤 것에 이를 수 있는 길이라고 하자. 그렇다면 우리는 어떤 길을 따라야 하는가? 우리는 무엇을 얻거나 어떤 사람이 되려고 해야 하는가? 마음은 가장 좋은 것을 얻으려 해야 한다. …… 마음이 참된 자기 안에 자리 잡게 하는 길이 요가임을 알아야 한다.[17]

우파야(upaya)의 개념은 조이스가 요가를 정의한 목록에서 첫째로 나오는 '관계'의 의미와 얽혀 있다. 왜냐하면 요가 수련을 하고 또 연관된 명상 수행을 하면 몸, 호흡, 마음, 감정, 목적의식과 깊은 관계를 맺게 되기 때문이다. 이렇게 자신을 깊이 이해하게 되면 자기 확신이 생기고, 있는 그대로의 자기와 지금 하는 일을 편안히 받아들이게 된다. 그러면 자연히 마침내 자신에게 더 깊고 가장 중요한 질문을 하게 된다. '나의 몸, 감정, 생각, 기억을 모두 합한 것이 나'라는 생각 너머의 나는 누구인가? 삶에서 가장 중요한 질문은 '나는 누구인가?' '나는 여기서 무엇을 하고 있는가?'이다. 9학년 영어 교사였던 제인 벤넷슨 선생님은 우리 반 학생들에게 이 질문들을 하면서, 이것들이 우리가 자신에게 물을 수 있는 가장 중요한 질문이라고 말했다. 그리고 덧붙여서 '다음에는 무엇을 해야 하는가?'라고 질문했다. 사실 내가 고등학교에서 배운 내용 중 유일하게 기억하는 것은 이 질문들이다.

요가는 무엇보다도 수련이다. 요가 수행자들은 우리가 칫솔질을 중요하게 여기며 매일 해야 하듯이 요가 수련도 그렇게 해야 한다고 본다. 요가의 아사나(asana. 자세)와 호흡을 수련하면 몸속이 정화되고 근육, 뼈, 장기, 신경계, 마음, 감정이 강해진다. 조금씩 꾸준히 수련하는 것이 오래 수련할 수 있는 비결이다. 매일 몇 시간씩 지칠 때까지 수련할 필요는 없다. 조금씩 매일 수련하는 것이 생활의 우선순위가 되게 하고, 그래서 요가 수련이 습관이 되고, 일상생활의 규칙적인 일부, 혹은 생활의 리듬을 이루는 의례가 되게 하면 된다. 영적이든 육체적이든 예술적이든 모든 수련은 꾸준히 성실하게 해야만 효과가 나타나기 시작한다. 파탄잘리의 《요가 수트라》에서 가장 많이 인용되는 구절 중 하나인 1장 14절은 바로 이 점에 관해 말한다.

사 투 디르가 칼라 나이란다리야 삿카라 세비토
드르다 부미히.

ıııı

오랫동안 중단 없이 헌신적으로 수련할 때
요가 수련이 자리 잡는다.

아마도 훈련으로 계발되는 것이 훈련이라는 개념보다 더 중요할 것이다. 신경과학자이자 심리학자인 릭 핸슨은 《행복 뇌 접속》에서 이 점에 관해 자세히 썼다. 그는 '마음 상태'와 '정신적 특성'의 차이를 설명한다. 우리는 화, 질투, 판단, 복수심, 게으름, 냉담, 지루함, 욕망 등 마음 상태의 먹잇감이 될 때가 많다. 그리고 때때로 그런 마음 상태에 따라 행동하며 그 상태가 곧 자기라고 여긴다. 그러나 마음 상태는 일시적이며, 일어났다가 사라진다. 그런 마음 상태에 따라 행동하면 그런 상태는 더 자주 반복적으로 일어나기 쉽다. 다른 한편, 우리가 꾸준히 수련하면 알아차림이라는 정신적 특성이 계발되기 시작한다. 그것은 계속 변하는 마음 상태보다 더 신뢰할 만하며 더 열려 있다. 수련을 하면 내면에 알아차림이라는 정신적 특성이 계발되는데, 이 알아차림은 차분하고, 상황을 잘 알아차리며, 잠시 멈춤으로써 격렬한 감정에 휩쓸리지 않도록 도울 수 있다.

그렇다면 강한 정신적 특성을 계발하는 것이 헌신적인 수련의 진정한 목표다. 파탄잘리는 수련이란 요가 자세를 뛰어나게 잘하는 것이 아니라, 통찰로 이어지는 알아차림이라는 정신적 특성을 계발하는 수단이라고 했다. 비야사는 산란한 마음을 가리켜 '늘 변하는 상태'라고 했는데, 요가의 효과 중 첫째는 변하는 마음 상태에 빠져 헤매지 않고 그 상태를 지켜볼 수 있게 되는 것이다. 잠시라도 요가 수련을 하고 나면 화를 덜 내게 되고, 말을 하기 전에 그 말이 미칠 영향을 생각해 보게 되는 경험을 하는 사람이 많다. 왜냐하면 요가 수련을 하면 알아차림이라는 정신적 특성이 점차 뚜렷해져서, 늘 변하는 마음 상태 못지않게 되기 때문이다.

사다나, 수단

요가의 많은 개념과 많은 산스크리트 어 낱말은 하나의 낱말이 더 미묘한 의미를 덧붙이는 다른 낱말로 연결된다. 요가 수련과 연관된 특별한 낱말인 '사다나(sadhana)'는 참된 자기를 알고 해탈하기 위해 나아갈 때 사용하는 기법이나 수련을 가리킨다. 사다나는 '영적 수련'으로 번역될 때가 많고, 대개 영적 수행의 목적은 괴로움으로부터 해방, 즉 앎(Awareness)* 아닌 다른 모든 것과의 동일시로부터 해방이다. 그러므로 사다나는 내면의 앎이 바로 우리 자신임을 알기 위해, 그리고 우리가 참된 자기 자신으로 존재하지 못하도록 방해하는 마음속 혼란, 이야기, 갈망이라는 덮개를 제거하기 위해 사용하는 수단이다.

남인도 첸나이의 영향력 있는 요가 스승인 A. G. 모한은 힌두 전통에서 의미와 경험의 다른 층들을 양파 껍질 벗기기에 비유한 훌륭한 말을 했다. 그 비유는 영적 수련의 층들을 설명할 때 자주 언급된다. 우리가 동일시하는 것들을 한 층씩 계속 벗겨 나가면 나중에는 의식 말고는 아무것도 남지 않는다. 그런데 모한은 이렇게 묻는다. "하지만 양파 껍질을 벗기는 자는 누구인가? 그 자도 사라지지 않고 남아 있다." 사다나는 양파 껍질을 벗기는 것과 같다. 그리고 양파 껍질을 벗긴 자는 우리 내면의 알고자 하는 욕구다.

사다나는 영적 목표를 우선순위에 두고, 이를 위해 시간을 내겠다는 다짐이다. 영적 목표는 다음과 같은 것들이다.

● 요가 수련

---

* 끊임없이 저절로 이루어지는 자연스러운 앎. 머리로 하는 게 아니라 그냥 늘 아는 우리의 본성이며 참된 우리 자신이다. 이 앎은 우리가 꿈 없는 깊은 잠을 잘 때도 끊이지 않는다.—옮긴이

- 명상하기
- 친절, 감사, 용서를 실천하기
- 균형 잡힌 생활을 하기
- 마음을 고요하게 하고, 받아들이기
- 도움이 필요한 사람을 돕기
- 사려 깊은 생활을 하기
- 인내하기
- 더 잘 경청하는 사람이 되기

이런 것들을 하고 싶다고 말하더라도 실제 그렇게 살지 않는다면, 정말로 그것을 원한다고 할 수 없다. 내가 명상하는 삶을 살고 싶다고 말하더라도 매일 명상하는 시간을 마련하지 않는다면, 아마도 나는 명상하는 삶을 정말로 원하지는 않는 것이다. 실제로 시간을 들여 하는 일이 정말 원하는 것이고, 우리가 목표나 계획이라고 여기지만 실제로는 그렇지 않을 때가 있다. 그저 훌륭해 보이는 관념일 뿐인 것이다. 그러므로 사다나에서 '내가 정말 원하는 것이 무엇인가?'를 이해하는 것이 중요하다. 그리고 내가 그것을 정말 원한다면, 시간을 내서 그것을 할 것이다. 이렇게 단순하다.

정말 원하지 않는 일을 하지 않는 데에 대해서는 염려할 필요가 없다. 명상하고 싶다고 말하지만 전혀 명상하지 않는다면, 아마 우리는 명상하기를 원치 않는 것이다. 명상하고 싶지 않음을 인정한다면, 명상하지 않아도 기분 나쁘지 않을 것이고, 하고 싶다고 여기는 일들의 목록에서 명상을 삭제할 수 있다. 남들이 명상을 하는 게 멋져 보여도, 하기 힘든 상황이 될 때 하지 않는 일이라면 자신이 정말 원하는 일은 아닌 것이다. 그런 상황이 되면 우리는 그 일이 아니라 정말 하고 싶은 것을 하게 된다. 간혹 정말로 어떤 것을 배우거나 수련하고 싶지만 그럴 시간을 내기 어려울 때가 있다. 그런 경우에는 어떻게든 역경을 극복하여 해내는 법을 배울 필요가 있고, 작은 어려움을 참을 줄 알아야 한다. 산스크리트 어로 그것을 '타파스(tapas)'라고 한다. 타파스는 어떤 것을 시작하거나 끝마치는 과정에서 마주치는 장애를 극복하는 것이며, 타파스를 통해 만족과 성공, 탁월함을 얻을 수 있다. 자신이 무엇을 원하는지 아는 것이 사디야(sadhya) 즉 목표이며, 거기에 도달하기 위해 가는 길인 우파야가 사다나다.

팀 페리스는 그의 책 《지금 하지 않으면 언제 하겠는가》에서 이렇게 말한다. "삶은 막연한 소망을 벌하고 구체적인 요청에는 보답한다. 결국 의식적인 사고는 대개 자신의 머릿속에 있는 질문들을 하고 대답하는 것이다. 혼란과 고뇌를 원한다면 막연한 질문을 하라. 비범한 명확함과 결과를 원한다면, 비범하게 명확한 질문을 하라." 다음의 세 낱말이 영적 수련의 구체적인 계획, 즉 로드맵(road map)을 펼쳐 보여 준다.

1. 사디야: 목표를 세우기

2. 사다나: 목표를 이루는 수단인 수련

3. 우파야: 계속 길을 가기

우리가 선택하는 목표가 반드시 해탈이어야 하는 것은 아니다. 단순히 건강해지고자 하루 30분씩 몸을 움직이는 것일 수도 있고, 마음을 차분하게 하려고 하루 7분씩 명상하는 것일 수도 있고, 헌신을 나타내기 위해 만트라를 108번 낭송하는 것일 수도 있다. 그런데 달성할 수 있는 목표를 세워야 한다. 그렇지 않으면 실망할 수 있기 때문이다. 달성할 수 있는 작은 목표를 고르고, 그것을 이루면 조금씩 더 세세한 목표를 세울 수 있다. 예를 들어 화를 덜 내겠다는 목표, 사소한 일에 짜증 내지 않겠다는 목표 같은 것이다. 매일 수련하는 것이 자리 잡히면 자연히 그렇게 되기 시작한다.

내가 아주 좋아하는 우파야의 다른 정의는 베다 점성학(죠티쉬)에서 사용하는 것이다. 점성학에서 우파야란 점성가가 '도샤(dosha)' 즉 장애가 있는 사람에게 주는 구제책이다. '도샤'란 그 사람의 점성 차트의 어느 곳에 있으면서 그를 곤란하게 만들고 삶에 장애를 일으키는 것이다. 점성가는 이 장애를 제거하기 위해 그 사람에게 특정한 만트라를 반복해서 암송하거나 어떤 색의 옷을 입거나 어떤 종류의 동물을 기르라고 하며, 그런 일을 특정한 요일에, 특정한 기간에 하라고 제안한다. 그런 우파야는 장애를 제거하기 위한 의례인 구체책이다. 요가에서 가장 큰 장애물은 어떤 것을 생각하는 데 집착하는, 훈련되지 않은 마음이다. 그런 마음은 자신의 견해, 판단, 생각에 집착해서 거짓된 정체성을 지니게 된다. '나는 민주당원이다. 나는 공화당원이다. 나는 채식주의자다. 나는 아쉬탕가 요가 수행자다. 나는 아헹가 요가 수행자다. 나는 나쁜 사람이다. 나는 대단한 사람이다.' 이런 정체성들은 우리가 어떤 이유로 믿기로 선택한 생각 패턴일 뿐이다. 요가 수련은, 특히 아쉬탕가 요가의 여덟 개 가지는 우리를 거짓된 자아상에 얽어매는 장애인 허구의 지각을 제거하고자 사용하는 교정 수단이다. 거짓된 자아상은 만족도 행복도 주지 못하며, 개인의 내적인 목적도 이루어 주지 못한다. 요가는 자신이 옳다고 믿으며 집착하는 마음의 장애를 제거해 준다.

'요가'라는 말을 탐구한 결과를 정리해 보자.

- 요가는 동사 어근 yuj에서 나왔고, 그 의미는 '멍에를 메우다 혹은 결합하다'이다.
- 요가는 특별한 집중을 가리킨다. 그때 우리의 마음은 집중하는 대상에 완전히 몰입된다.
- 요가는 내적인 앎이 아닌 어떤 생각이나 대상을 자기라고 여기는 동일시를 약화하는 해결책이다.
- 요가에서 관계란 우리가 몸, 감정, 생각, 기억, 내면의 자아감 및 목적과 맺는 관계를 가리킨다.
- 명상적인 요가 수련을 하면 우리의 타고난 선함이 드러난다.

● 요가는 우리가 자신에게 할 수 있는 세 가지 가장 중요한 질
  문을 다룬다: 나는 누구인가? 나는 지금 무엇을 하고 있는가?
  다음에는 무엇을 해야 하는가?

2장
[여덟 개의 가지]

아쉬탕가 요가의 문자적 의미는 현인 파탄잘리가 열거한 요가의 여덟 개 가지다. 고대 인도의 철학 전통은 기록이 부족해서 문헌의 창작 연대를 추정하기가 꽤 어렵지만, 파탄잘리가 그의 책을 지은 것은 기원후 200년경이라는 데 최근 많은 사람이 동의한다. 인도의 지혜 전통에서는 다양한 수련과 사물의 집단을 세거나 하나하나 열거하는 경우가 많다. 요가의 여덟 가지, 네 개의 베다, 108개의 우파니샤드, 경험의 24가지 범주 등등. 대상을 하나하나 열거하면 체계적으로 사고하는 데 도움이 되므로 추상적 개념을 생각할 때 지침이 되고 집중할 수 있다. 여덟 개 가지에는 연관된 전통적 의미가 있지만, 이 책에서는 좀 더 가볍고 현대적인 방식으로 접근한다. 산스크리트 어를 글자 그대로 번역하면 무겁고 복잡할 수 있으며, 우리가 발전하고 근본적인 변화를 이루는 데별 도움이 되지 않고, 그 말이 가리키는 의미를 파악하는 데조차도움이 되지 않을 수 있다. 많은 산스크리트 어 경전은 상징적인이야기의 형식으로 쓰여 있기 때문이다. 따라서 사전적 의미만으로 번역하지 않아야 하며, 그런 식의 번역 때문에 베다, 우파니샤드, 일반적인 힌두교의 의미에 관해 많은 혼란이 일어난다.

이상적으로 영적 수련에서 추구하는 것은 엄격함이 아니라 근본적인 변화다. 이 책에서는 우리가 성장, 정직, 훈련, 근본적 변화를 위해 의식적으로 하는 선택과 관련하여 요가의 여덟 개 가지를 논의한다. 이런 렌즈를 통해 바라보면, 여덟 개 가지는 우리가 세상 및 주변 사람들과 관계하는 방식부터 내면의 존재와 관계하는 방식에 이르기까지 모든 수준의 관계를 점검하는 길이 된다. 결국 세상을 경험하는 것은 우리가 살아 있음을 확인하는 주요 방식 중 하나다. 우리는 서로 연결되고 서로 의지하며 활발하고 다양한 세상에 살고 있다. 그런데 만일 자기의 생각 속에서만 갇혀 산다면, 실제로 살고 있는 경험과 단절될 것이다.

요가의 고전적인 여덟 개 가지는 다음과 같다.

1. 야마: 비폭력, 진실하기, 훔치지 않음, 성적 절제, 지나치게 탐내지 않음 등 도덕규범
2. 니야마: 청결, 만족, 수행, 만트라의 반복, 신에게 내맡김 등 개인적으로 지키는 것

3. 아사나: 자세 수련

4. 프라나야마: 호흡 조절 수련

5. 프라티야하라: 세상에 있는 대상과의 감각 접촉에서 물러남

6. 다라나: 꾸준한 집중

7. 디야나: 중단 없는 명상

8. 사마디: 보는 자와 보이는 대상의 구분이 없어지는 경험

이것이 정확한 번역이고 이 전문 용어의 사용법을 아는 것이 중요하지만, 수련의 '최종 소비자'인 우리가 이 여덟 개 가지를 안내자로 활용하는 법을 아는 것도 매우 중요하다. 영적 수련을 할 때 나 자신을 책임지려면 어떻게 해야 하는가? 내가 근본적으로 변하고 수양하려면 여덟 개의 가지를 어떻게 적용해야 하는가? 이런 질문을 염두에 두면, 과거와 다른 행동을 의식적으로 선택하는 시각으로 여덟 개 가지를 볼 수 있으며, 다음과 같이 볼 수 있다.

1. 야마: 나는 다른 사람을 사려 깊게, 애정으로, 존중하며 대하기를 의식적으로 선택한다.

2. 니야마: 나는 영적 수련과 훈련에 매진하기를 의식적으로 선택한다.

3. 아사나: 나는 자세를 수련하여 몸과 마음을 보살피기를 의식적으로 선택한다.

4. 프라나야마: 나는 호흡을 수련하여 호흡과 신경계를 조절하고 균형 잡기를 의식적으로 선택한다.

5. 프라티야하라: 나는 저변에 있는 앎, 감각 기관의 배후에 있는 힘인 앎에 관심을 기울이기를 의식적으로 선택한다.

6. 다라나: 나는 초점과 주의를 내면으로 향하게 하고, 필요할 때는 다시 집중하기를 의식적으로 선택한다.

7. 디야나: 나는 초점과 주의를 기울이는 대상에 마음이 몰입되게 하기를 의식적으로 선택한다.

8. 사마디: 나는 지각이 단일 의식의 경험을 향하도록 의식적으로 선택한다.

첫째 가지에 대해 말하자면, 도덕규범은 때때로 마음을 경직시킬 수 있고, 늘 분명하지는 않으며 다양하게 해석될 수 있다. 하지만 한계를 정하는 것은 중요하며, 야마는 건전한 한계를 설정하는 데 특히 도움이 된다. 그렇더라도 우리가 제대로 따를 수 없고 그래서 기분을 더 나쁘게 하는 규범은 정신에 부과하지 말아야 한다. 현대 사회에서는 여덟 개 가지를 우리가 따를 수 있고 우리의 생활양식에 적합한 방식으로 수용하여 개인적으로 책임지는 편이 낫다고 나는 생각한다. 우리는 이 가지들을 창조적으로 수용할 수 있으며, 우리가 진심으로 따르고 있는지를 이따금 점검하기만 하면 된다. 우리가 그러지 않으면 누군가가 지적해줄 것이다!

첫 5개의 가지는 준수할 것과 신체 수행에 대해 말하고, 나머지 3개의 가지는 깊은 수준의 집중과 몰입의 내적 경험을 설명한다. 8개 가지 전체는 의식 영역을 흐리게 하는 불순물을 제거하고 깊은 수준의 식별로 나아가게 하며, 마침내 조건에 얽매인 마음의 속박에서 벗어나 영적 해방에 이르게 하는 수련이다. 《요가 수트라》에서 말하는 요가의 목표는 보는 자와 보이는 대상을 식별하는 것, 경험하는 자와 경험되는 대상, 주체와 대상을 구별하는 것이며, 그 결과 앎이 그 자체 안에 머물고, 세상의 변하는 성질과 동일시하여 길을 잃지 않게 하는 것이다. 요가 전통에서는 이를 자유라고 한다.

역사적으로 인도는 입에서 입으로 전하는 구전 전통의 사회였고, 오늘날에도 많은 면에서 여전히 그렇다. 요가의 가르침은 다양하고, 세세한 면에서는 상반되는 경우도 있고, 지역에 따라서도 다르다. 예를 들어 인도 북부의 요가 수련은 인도 남부의 요가 수련과 많이 다르다. 파탄잘리는 당시와 이전에 이용되던 요가의 가르침을 모아서 체계적으로 집대성했다.

이어지는 장에서는 8개 가지와 연관된 여러 가지 개념을 논의할 것이다. 여기에는 과학적 발견, 심리학적 통찰, 심리학적 구조, 문헌에 실린 영적 참고 자료들이 포함된다. 처음 몇 장은 아쉬탕가 요가의 첫 4개 가지에 관한 기본 정보를 주로 다루고, 책의 후반부에서는 과학적 측면을 살펴본다. 나는 독자들이 이 책을 다 읽은 뒤 요가의 내적 메커니즘을 폭넓게 이해하기를 바란다. 그리고 요가는 전통을 그 기반으로 이용하며, 현대 세계에서 점점 더 확장되는 요가의 유용성과 적합성을 알게 하려고 현대 언어와 과학적 발견을 이용한다는 점도 이해하기를 바란다. 요가는 명상적 수련이다. 요가는 인도의 신비주의 전통에서 비롯되었으며, 우리가 누구이고 우주에 떠 있는 이 작은 행성에서 우리가 지금 무엇을 하고 있는지를 경험할 수 있는 기본 틀을 인간에게 제공하기 위한 것이다. 그런데 명상이 일어나는 곳은 우리의 몸 안이므로 몸에서부터 이야기를 시작해 보자.

3장
{ 자세 수련 }

사실, 우리가 누구이고 우리의 목적이 무엇인지 이해하려 할 때, 우리의 몸은 분명하고 쉽게 시작할 수 있는 곳이다. 몸은 볼 수 있고, 느낄 수 있고, 다른 모습으로 바꿀 수 있기 때문이다. 몸부터 시작할 때는 다리를 꼬고 앉아서 오직 호흡하고 듣기만 하는 방식처럼 단순하게 할 수도 있다. 우리는 어릴 때 자유롭게 몸을 가지고 놀았고, 여기저기 돌아다녔고, 이런저런 자세를 했고, 어깨로 물구나무서거나 옆으로 재주넘었다. 나는 다섯 살 때 벽에 기대어 머리로 물구나무서다가 뒤로 넘어진 일이 생각난다. 초등학교 때 절친은 가만히 있다가 갑자기 몸을 뒤로 구부리곤 했는데, 그것은 고난도의 요가 자세였다. 어찌 된 일인지 그 친구는 자연스럽게 그런 동작을 했다. 어린아이들은 몸을 뒤로 구부려서 둥글게 도는 걸 좋아한다. 우리는 몸과 동작으로 자기를 표현하고, 동작은 (뉴런으로 이루어진) 신경계와 뇌를 연결한다. 우리는 뇌가 기능하는 데 필요한 수많은 뉴런을 가지고 태어나며, 태어난 뒤에도 새로운 뉴런(신경 세포)이 생긴다. 우리가 성장하고 발달할 때 뉴런들은 서로 연결되기 시작한다. 유아가 배우는 모든 새로운 동작은 뇌에서 새로운 신경 회로를 만들어 내고, 또 그것은 뇌에서 정보가 처리되는 방식을 반영한다.[1] 아기가 처음 배우는 동작은 머리와 목을 들고, 몸을 뒤집고, 기는 것이고, 마침내 걷기를 배운다. 요가 수련에서도 많이 하는 이런 동작은 뇌가 정보를 처리하는 과정을 몸을 통해 강화하는 데 도움이 될 수 있다. 그 과정은 뇌에서 다음과 같은 방향으로 이루어진다.

- 생각을 동작으로 전환하는 과정은 뇌의 운동피질의 뒤에서 앞으로 일어난다.
- 감정을 처리하는 과정은 뇌의 바닥부터 꼭대기까지, 위아래로 일어난다.
- 이해하는 과정은 뇌들보(뇌량)를 통해 옆에서 옆으로 일어난다.

요가 수련에서 태양경배 자세를 할 때는 위아래와 앞뒤로 움직인다. 선 자세에는 좌우 움직임이 있다. 앉은 자세와 후굴 자세에서는 위아래 움직임이 일어난다. 새로운 시각으로 삶을 바라볼 필요가 있다고 결심할 때, 몸을 새로운 자세로 움직이면 자기 자신과 삶을 바라보는 관점을 바꾸는 데 도움이 된다. 왜냐하면 그때 우리는 직접 몸을 이용해서, 들어오는 정보를 처리하는 방식에 영향을 주고 있으며, 우리가 어떤 자세들을 취하면 세계관이 쉽게 바뀔 수 있기 때문이다. 우리는 신경 가소성―우리가 새로운 것을 배울 때 뉴런들이 수많은 방식으로 새로 연결되는 능력―을 통해 뇌에서 새로운 신경 회로를 만들어 냄으로써 몸, 감정, 생각 패턴, 인간관계에 관한 통찰, 그리고 가장 중요하게는 자아감에 관한 통찰을 얻게 된다. 먼 옛날 요가 수행자들이 다양한 자세를 처음 실험해 보면서, 순수하게 호기심을 가지고 진지하게 이런 것을 탐구해 보았을 가능성이 많다.

집중이란 초점을 맞춘 고정된 상태로 있도록 마음을 옥죄는 것이 아니며, 자세 수련은 몸을 억지로 움직여 복잡한 자세를 만드는 것이 아니다. 집중과 자세 수련은 고요해지고 자연스러운 좋은 상태로 마음을 채우려는 것이고, 너무 많은 생각 아래 덮여 있는 저변의 자연스러운 특성을 드러내려는 것이다. 차분히 자세를 취하면 그 목표에 이르는 데 도움이 된다. 왜냐하면 마음과 몸은 두 개의 분리된 것이 아니라 하나의 연속적인 과정이기 때문이다. 요가에서 몸은 마음의 표현이다. 생각, 느낌, 감정은 몸으로 느껴지고 일어나고 표현된다. 다른 사람의 얼굴을 보면 그가 행복한지 슬픈지 알 수 있고, 자세를 보면 그가 의기소침한지 자신 있는지 알 수 있다. 우리가 마음속에 존재한다고 여기는 느낌과 정신의 특성들은 몸에도 존재한다. 옛사람들이 2천 년 전에 여러 마음 상태가 몸의 여러 장기와 조직에 각각 연결된다고 여겼듯이. 히포크라테스는 4가지 기질 이론(우울질, 점액질, 다혈질, 담즙질)을 개발한 것으로 알려져 있다. 이 이론은 현대 의학에서 인정받지 못하지만, 아직도 심리 상태를 설명할 때는 가끔 사용된다. 인도의 전통 의학인 아유르베다와 한의학에도 유사한 이론이 있다. 신체 장기, 감정, 사고 경향, 기질은 서로 연관되어 있다. 그러므로 몸을 다루면 마음, 가슴, 감정도 동시에 다룰 수 있다.

요가 자세(산스크리트 어로는 asana라고 한다)의 수련은 2천 년 전의 요가 문헌에서 볼 수 있다. 아사나(asana)는 두 부분으로 이루어져 있다. 아스(as)는 '앉다'라는 뜻이고 아나(ana)는 '호흡'을 의미한다. 그러므로 아사나를 한다는 것은 글자 그대로 호흡하며 앉아 있는 것, 특별한 방식으로 앉아서 호흡하는 것이다. 호흡하며 앉아 있는 것은 알아차리면서 앉아 있는 것이다. 우주는 신비하지만, 우리의 몸도 똑같이 신비롭다. 그러므로 "내가 진정 누구이고, 내 안의 어디에 앎이 존재하는가?"라는 큰 신비를 내면에서 탐구하기 시작할 때, 가장 먼저 가장 확실하게 다루어야 하는 곳이 바로 우리 몸이라는 건 당연하다. 처음으로 요가를 배우는 수련생들이 내면의 여행을 시작하는 첫째 장소, 그리고 아마도 가장 좋은 장소는 몸의 자세다. 그렇게 말하는 가장 오래된 출처 중 하나는 14세기 요가 문헌인 《하타 프라디피카》의 유명한 구절이다.

하타시야 프라타맘 가르밧 아사남 푸르밤 우치야테
쿠르얏 타다아사남 스타이리얌 아로걈

찬갈라가밤 1장 19절

ııııı

하타 요가의 수련 중에서 아사나가
첫째 수련이라고 한다. 아사나 수련을 하면
안정되고 병에 걸리지 않으며 사지가 가뿐해지기 때문이다.

안정됨, 건강, 사지의 가뿐함은 요가 수련의 바람직한 효과로 보이며, 오늘날 우리가 요가에 관해 생각하는 많은 것이 14세기에도 비슷했음을 보여 준다. 많은 사람이 말하는 요가의 효과는 다음과 같다.

● 탄탄하고 유연한 몸. 이것이 '가뿐한 사지'다.
● 이완. 이것은 '안정됨'과 비슷하다.
● 스트레스의 감소. 이것은 본질적으로 '병에 걸리지 않는 것'이다.

이 세 가지 효과는 요가에서 다루는 몸-신경계-마음 복합체의 세 측면과 서로 연관된다. 즉, 사지의 가뿐함은 몸에서 일어나고, 병에 걸리지 않는 것은 신경계와 면역계가 회복력 있고 균형 잡혀 있을 때 일어나며, 안정됨은 마음에서 일어난다. 그러므로 자세 수련은 단지 신체적 능력만이 아니라 우리 존재의 여러 층에 영향을 주는 전인적 수련이며, 요가 아사나는 몸에만 해당하는 게 결코 아니다.

이런 유익한 점들은 각각 외적, 내적 상태, 즉 지표가 있다. 이를테면 안정됨의 외적 지표는 몸의 힘, 유연성, 정상적인 자기 수용 감각 등이며, 이 안정됨을 느끼는 내적 상태는 신경계가 균형잡히고 제대로 기능할 때 일어난다. 병이 없는 것은 몸이 건강한 상태에 있음을 의미한다. 면역계가 회복력 있고 (심혈관계, 순환계, 소화계, 내분비계 등) 생리 체계가 적절히 기능하고 있기 때문이다. 또 강한 면역계는 건강한 마음, 즉 긍정적이고 차분하고 잘 받아들이고 많이 감사하므로 스트레스를 잘 감당하는 마음과 연관된다.[2] 여기서 말하는 사지의 가뿐함이란 몸과 마음의 상태다. 왜냐하면 수련을 해서 몸이 더 가뿐하고 안락해지면 마음도 점점 더 가벼워지기 때문이다. 이 구절은 또한 몸-마음의 구별이 없다는 것, 즉 몸-마음이 하나의 연속적인 전체임을 가리킨다. 아사나 수련을 하면 몸, 신경계와 더불어 마음에도 유익하기 때문이다. 아사나 수련의 세 가지 유익함을 명심한다면, 아사나 수련을 할 때 그 내적 목적에 계속 집중하는 데 도움이 된다. 우리가 주로 보고 느끼는 것은 우리 존재의 신체적 측면이며, 여기에서 수많은 감각이 일어나므로, 수련할 때 단지 자세를 위해 자세를 바르게 하는 데 얽매이기 쉽다. 그러나 파타비 조이스가 말했듯이, 요가는 내면의 훈련이다. 즉, 표면적인 자세의 아래에서 일어나는 일이 몸과 감정에 지속적인 변화를 일으킨다.

신경계에 관해 말하자면, 오늘날 문명사회를 파괴하는 많은 질병은 스트레스로 인한 것이며 대부분 예방할 수 있다. 심장병, 고혈압, 당뇨병, 일부 암, 과민 대장 증후군, 우울증 등이 그런 질병에 포함된다. 이에 대해서는 11장에서 신경계를 다룰 때 자세히 논의하며, 환경 하중(이것이 스트레스의 본질이다)을 조정하는 데 스트레스가 어떤 역할을 하는지 상세히 설명한다.

세 가지 구나

아사나로 몸이 가뿐해지는 것을 이해하려면 산스크리트 어 몇 개를 논의해야 하는데, 먼저 세 가지 '구나(guna)'부터 시작해 보자. 구나는 문자적으로 '새끼줄'이라는 뜻이다. 우리가 세계와 자연에서 경험하는 모든 것, 즉 우리가 보고 듣고 만지고 냄새 맡고 느끼는 모든 것은 세 가지 구나로 이루어져 있다. 몸처럼 눈에 보이든 전자처럼 보이지 않든, 이름 붙일 수 있고 형태가 있는 세상의 모든 것도 마찬가지다. 세 가지 구나는 다음과 같이 정의할 수 있다.

1. 사트바(sattva): 조화롭고 밝고 맑고 쾌활하고 성찰하는

2. 라자스(rajas): 지각을 흐리게 하고, 활동적이고 열정적인. 창조성의 불꽃.

3. 타마스(tamas): 무겁고 움직이지 않으려 하고 어두운 것. 중력과 물체에 질량을 부여하는 힘.[3]

구나는 흔히 우주의 세 가지 성질이라고 하며, 프라크리티 (prakrti) 즉 자연(물질)이라고도 한다. 요가에서 자연은 두 가지로 정의된다.

1. 평형 상태에 있는
2. 평형 상태를 벗어나는

자연이 평형 상태에 있을 때는 잠재력만 있을 뿐이며, 그것은 우주가 생겨날 잠재력, 형상 없는 잠재력으로부터 존재가 형상을 갖출 잠재력이다. 이것을 '무한한 잠재력'이라 한다. 평형 상태를 벗어날 때 자연은 우주의 모습과 그 안에서 보이는 모든 것을 만들어 내며(이때는 '무한한 창조성' 혹은 '무한한 현현'이라고 한다), 본질적으로 우주와 세계를 움직이는 기능인 다양한 패턴과 리듬을 만들어 내기 시작한다. 그것은 잠재성 안에서 쉬고 있는 구나들이고, 창조물로서 현현할 때 움직이는 구나들이다. 그것들은 흙, 물, 불, 공기, 공간 등 세계를 구성하는 원소들의 성분이다. 모든 물질적 창조물은 이 원소들의 조합으로 생기며, 여기에는 맨눈에 보이지 않는 원자와 광자 같은 것들도 포함된다. 이런 패턴 중 일부에 대해서는 뒤에서 이야기하겠다. 우리가 우주에서 보는 무수히 많은 것, 무한한 현현은 구나들이 이해할 수 없을 만큼 복합적으로 얽혀 있는 것이다. 무한한 현현인 구나들은 함께 결합되어 이 세계를 만들어 낼 뿐만 아니라 우리가 모르는 다른 세계와 은 하들도 만들어 낸다. 무한한 잠재력으로서 쉬고 있는 구나들에는 무한한 가능성이 담겨 있으며, 이 가능성은 앎의 잔물결에 의해 부드럽게 깨어날 때 현현하기 시작한다.

우리는 세상에서 보는 모든 대상에서 구나들을 알아볼 수 있다. 그 전통적인 예는 양초다. 양초의 왁스는 타마스(움직이지 않으려 하는)이고, 불꽃은 라자스(타오른다)이며, 불꽃에서 나오는 빛은 사트바(밝게 비춘다)다. 이 세 가지는 서로 배척하지 않는다. 어떤 대상이 목적을 실현하려면 구나들의 비율이 균형을 이루어야 한다. 만일 왁스가 너무 많고 심지가 나와 있지 않으면, 불꽃이 생기지 않는다. 만일 심지가 너무 길게 나와서 불꽃이 너무 크면, 왁스가 금방 녹아 버리고 불빛이 오래가지 않으며 연기(라자스)가 너무 많이 날 것이다. 만일 왁스의 성분 비율이 적절하지 않으면, 왁스가 녹지 않아서 불이 붙지 않을 것이며, 그것은 양초의 기능을 지원하지 못하는 타마스의 문제일 것이다.

구나는 우리의 몸과 마음도 구성한다. 몸에서 구나는 다음과 같이 보인다.

- 사트바: 마음과 연관된(성찰하는)
- 라자스: 신경계 및 소화와 연관된(전기 펄스와 소화의 불)
- 타마스: 근육 및 뼈와 연관된(안정됨)

요기(yogi) 브라마난다는 《하타 프라디피카》에 관한 주석에서 말하기를, 자세 수련은 신경계에서 일어나는 라자스의 과다 활동 또는 흥분을 분명히 줄여 주고, 특히 아랫배와 다리에서 일어나는 몸의 무거움 즉 타마스를 줄여 준다고 한다.[4] 라자스는 오늘날 세계에서 일어나는 수많은 강박적 문제로 나타난다. 그것은 주로 활동에 대한 중독인데, 항상 새로운 유행을 따라가려 하고, 늘 바빠야 하고, 언제나 최신 뉴스, 정치 드라마, 다른 사람들의 문제 등에 주의가 휩쓸리는 것이다. 분주함에 대한 충동 혹은 감각적 탐닉에 대한 충동 같은 것은 과도하게 활성화된 라자스다. 몸과 마음의 속도를 늦추고, 몇 가지 자세를 수련하고, 심호흡을 하고, 명상과 이완을 실천하면, 라자스의 불에 연료가 들어가지 않게 된다. 예를 들어, 심한 스트레스를 경험하는 것도 라자스의 상태다. 스트레스와 연관된 신체 감각, 즉 높은 체온, 손바닥에 나는 땀, 심박수와 고혈압의 증가 등은 모두 라자스와 연관이 있다. 활동하고 속도를 올리면 열이 나기 때문이다. 내과의사 로타르 셰퍼는 그의 책《무한한 잠재력(Infinite Potential)》에서 이렇게 말한다. "물리학에서 열은 운동이다. 물체 안의 원자들은 끊임없이 움직인다." 냄비에 물을 끓이면 물 분자들의 속도가 증가하기 때문에 뜨거워지는 것이다. 하지만 우리는 끓는 물을 한 모금 마실 때 "윽! 너무 빨라!"라고 말하지 않고 물이 너무 뜨겁다고 말한다. 셰퍼는 이어서 말한다. "뜨겁고 차다고 느끼는 경험은 빠르거나 느리다고 느끼는 경험이 아니"고 감각 자극으로 느껴진다.[5] 감각은 자연의 메커니즘—이 경우에는 열로서 느껴지는 속도—을 실재에 대한 정확하지 못한 느낌을 일으키는 경험으로 전환한다. 실재에 대한 지각을 잘못 해석하는 것은 감각이고, 구나는 우리가 잘못 지각하게 할 수 있는 자연의 특성이다. 하지만 사트바 즉 성찰의 힘을 기르면, 우리가 허구적인 감각을 통해 세계를 지각하고 있음을 꿰뚫어 보기 시작한다. 특히 감각으로 인식하는 것보다 더 심오한 어떤 것이 있음을 알기 시작한다. 그것은 내면의 앎이다.

타마스는 특히 의식을 가리는 성질이다. 안주나 게으름 같은 마음 태도와 더불어 일어나는 무거움일 수도 있고, 장애물, 무질서, 부패와 연관되기도 한다. 힌두교 사제이자 학자인 라미 시반에 따르면, 타마스는 물리학에서 영원히 움직이는 힘으로 정의되는 것 같은 관성이며, 또한 중력이고, 물체에 질량을 부여하는 힘이기도 하다.[6] 예를 들어 일상생활에서 타마스는 소파에 눌러앉아 텔레비전을 보며 많은 시간을 보내는 생활 방식이나, 직장에서 일하는 내내 책상에 앉아만 있는 모습으로 나타난다. 그러면 아랫배가 무겁고 다리가 허약해진다. 이 무거움으로 인해 소화 불량과 배변 불량이 일어날 수 있고, 정신이 흐릿해질 수 있다. 특히 오래 앉아 있는 것은 심장마비의 위험을 높이는 것으로 밝혀졌다.[7] 그렇지만 라자스와 타마스는 '나쁜 구나'가 아니다. 단지 감추거나 흥분시킬 수 있는 자연의 특성일 뿐이고, 다른 때와 다른 상황에서 필요하다. 단지 그것들이 균형을 잃을 때 문제가 된다.

타마스가 줄어들면 소화의 불이 강해지며, 소화가 잘되면 면역력이 강해지고 건강해진다.[9] 아사나, 반다(bandha, 호흡과 함께 일어나는 골반바닥근육의 수축), 프라나야마는 모두 소화의 불이 강해지는 데 도움이 된다. 브라마난다는 아사나가 세 가지 효과(안정됨, 건강, 가뿐함)를 내는 까닭은 균형을 잃은 라자스와 타마스를 감소시키기 때문이라고 말한다. 라자스로 인한 '마음의 변덕'과 타마스로 인한 몸의 무거움을 줄여 주는 것이다.[10] 이것이 자세 수련의 기본적인 기능이다.

이와 달리 라자스와 타마스는 감소하는 것이 아니라 변한다고 보는 관점도 있다.

- 지나치게 활동적인 라자스가 정화되면, 창조성과 활력으로 변한다.
- 지나치게 방종한 타마스가 정화되면, 안정됨과 신뢰성으로 변한다.

그러므로 라자스와 타마스는 나름의 역할이 있는 자연의 성질이며, 각각 사물을 계속 움직이게 하고 안정되게 하는 역할을 한다. 사트바도 지나치게 많을 수 있고, 이 때문에 지성에 대한 집착으로 나타날 수 있는데, 그러면 분명히 문제가 될 수 있으며, 그런 사람은 독선이나 지적 오만함을 보이고, 반대되는 견해를 가진 사람의 말을 경청하지 못하고 대화하지 못한다(타마스가 사트바를 물들일 때 이런 일이 일어난다).

평형 상태로 있던 구나들은 처음 진동하거나 움직이기 시작할 때, 서로를 묶거나 모든 현현의 청사진을 만들어 내기 시작한다. 이렇게 묶은 매듭이 점점 단단해지면 굳어진다. 이는 가스와 중력이 결합하여 우리 우주의 2조 개 이상의 은하에 있는 별과 행성을 만들어 낸 것과 비슷하다. 그것들은 겉보기에 단단해진다. 우리의 내면에서는 앎, 이야기, 정체성이 모습을 갖추어 간다. 왜냐하면 구나들이 특정한 방식으로 묶이기 때문이다. 그란티(granthi)라고 하는 이 매듭들은 신경계와 미묘한 에너지 몸에 있다고 한다(이 내용은 11장에서 다룬다). 그런데 우리에게는 원하는 대로 바꿀 자유와 여지가 어느 정도 있다. 우리에게 모난 면이 있으면, 예를 들어 완고하거나(타마스) 쉽게 화내거나(라자스) 지적으로 오만하면(사트바), 수련과 자기성찰을 해서 모난 면을 다듬을 수 있는 것이다. 우리의 성품에서 모난 부분은 변할 수 없이 고정된 것이 아니다. 그 부분을 닦고 부드럽게 하고 매듭을 풀 수 있으며, 그렇게 우리가 뜻대로 변하고 성장할 잠재력이 있음을 알 수 있다. 이어지는 내용에서 보겠지만, 의지 또는 의욕은 라자스가 지배한다. 우리는 라자스의 에너지를 이용해서 자신이 근본적으로 변화하도록 도울 수 있다.

세 가지 구나와 마음

마음을 구성하는 세 가지 구나는 무엇인가? 스와미 하리하라난다는《요가 수트라》에 관한 주석에서 이렇게 말한다.

- 사트바는 인지 즉 앎이다.
- 라자스는 의욕 즉 노력이다.
- 타마스는 유지 즉 기억이다.[11]

구나들의 균형이 구나의 효과나 영향력을 결정한다. 마음속에서 구나―알고, 생각하고, 기억하는 능력―의 균형을 이루는 것은 생명 유지에도 꼭 필요할 뿐만 아니라, 마음이 균형 잡히고 건강하고 잘 기능하게 하는 데도 필요하다. 결국 요가는 본래 마음을 위한 것이다.

사트바는 들어오는 정보를 이해하는 능력이며, 자기 자신에 관한 것―감정, 느낌, 생각―을 이해하고, 주위 세계와 삶의 목적을 성찰하는 능력이다. 라자스 즉 의욕은, 삶의 어려운 경험이든 세상의 불의든, 어떤 것을 이해하기 위해 쓰는 노력이다. 라자스는 철학 주제, 명상 이면의 에너지를 이해하기 위해 쓰는 노력이며, 외부 활동을 위해 쓰는 노력이다. 타마스는 유지 즉 기억으로서 경험을 붙잡는 능력이다. 경험의 일부는 장기 기억으로서 오래 유지되고, 다른 경험은 마음(아마도 지성)이 필요하다고 여기는 짧은 기간만 유지된다.

아사나는 라자스를 이용하여 활력을 만들어 내고, 타마스를 이용하여 안정감을 만들어 낸다. 우리 몸에는 근육 기억이라는 것이 있어서, 반복해서 연습하면 차차 자세가 쉬워지고 어려운 자세도 익숙해진다. 근육 기억과 경험 기억은 타마스의 성질이며, 우리는 타마스를 이용해서 긍정적으로 움직이고 생각하는 법을 최대화하거나 강화할 수 있다. 내가 가장 좋아하는 학습법 중 하나는 기억 유지라는 타마스의 긍정적인 측면을 활용하는데, 릭 핸슨 박사가 그의 책《행복 뇌 접속》에서 이를 자세히 설명해 준다. 그에 따르면, 우리의 뇌는 생존을 위해 부정적인 경험으로부터 더 빨리 배우도록 진화했다. 이를 부정 편향(negativity bias)이라 한다.[12]

먼 옛날부터 우리의 생존은 생명이 위협받을 때를 분간하는 능력에 좌우되었다. 잠재적 위협을 무시하면, 우리의 음식이 되었을 동물에게 오히려 우리가 잡아먹힐 수도 있었기 때문이다. 물론 당신이 채식가라면 예외지만, 그래도 자기가 먹히기를 원치는 않을 것이다. 살고자 하고 어떤 대가를 치르더라도 생존하려는 타고난 충동 때문에 우리의 뇌는 매우 짧은 시간 안에 부정적 경험을 장기 기억으로 저장하도록 신경 회로가 이루어졌다. 긍정적 경험은 즐겁지만 생존에 도움이 되지 않으므로, 장기 기억에 심어지려면 더 긴 시간이 걸린다. 기억의 유형은 수없이 다양하고, 상황과 필요에 따라 기억이 저장되고 복구되는 방식도 다양하지만, 여기서 말하는 기억은 가장 일반적인 의미에서 경험이 우리 안에 머물고, 우리의 미래 행동에 영향을 미치고, 자아감을 형성하는 데 이바지하는 방식을 가리킨다. 핸슨 박사는 '좋은 것을 받아들이기'라는 실천법을 가르쳐 주는데, 긍정적 경험을 의식적으로 붙잡아서 기억 속에, 몸속에 20~30초 동안 푹 담그는 방법이다. 긍정적 경험이란 요가 자세로 편안히 있었거나, 화를 내지 않았거나, 어떤 사람에 관해 좋은 생각을 한 일 등 방금 했거나 이룬 일일 수 있다. 그런 긍정적 경험을 의도적으로 장기 기억에 보관하면, 부정적인 것으로부터 배우도록 진화한 마음의 기본적인 특성이 변화되기 시작한다. 그러면 마음의 저울을 우리에게 유리한 쪽으로 기울일 수 있다. 우리가 잠재의식이라는 마음의 배경을 긍정성으로 물들이도록 훈련할 수 있다는 발상이 나는 참 좋다. 아사나도 '좋은 것을 받아들이기' 실천법이다. 몸에 적용한다는 점이 다를 뿐이다.

자세를 수련하는 법

앞서 말했듯이 인도에서 아사나 수련이 시작된 때는 적어도 2천 년 전까지 거슬러 올라간다. 많은 명상 수행이 그렇듯이 세월이 흐르면서 아사나 수련의 세세한 점들은 변했지만, 그 이면의 기본 원리는 온전히 그대로이다. 지난 천 년 동안 새로운 요가 자세들이 유행했을지 모르지만, 요가는 기본적으로 마음을 제어하는 수련이라는 개념은 변하지 않았다. 아사나들이 과거에는 지금과 같은 형태가 아니었을지 모르지만, 우리는 여전히 아사나를 요가 자세라고 부른다. 왜냐하면 본질적으로 아사나는 내면의 자기를 경험하는 그릇의 역할을 하기 때문이다. 초기 문헌에 언급된 많은 자세가 오늘날에도 수백년 전과 똑같은 방식으로 수련되고 있다. 그러나 스승들이 오랫동안 실험하고 적용해서 아사나 목록에 추가된 새로운 자세들도 있다. 강에서 흐르는 물은 언제나 같은 물이 아니지만 우리는 그것을 여전히 갠지스 강, 허드슨 강, 혹은 나일 강이라고 부른다. 강은 특정한 물의 흐름을 담는 그릇이다. 이와 마찬가지로 요가는 '참된 자기를 아는 앎'의 흐름을 담는 그릇이다. 그러므로 오늘날 우리가 수련하는 요가 자세들이 천 년 전과 다르다고 해서 그 자세들이 진정한 요가가 아닌 것은 아니다. 그 자세들이 여전히 자기성찰의 기제로 작용한다면 말이다. 현자들은 자기를 아는 앎의 흐름이 순수한 절대 존재와 의식으로부터 흐른다고 말했는데, 그 존재와 의식은 무한하며 시간이나 공간, 장소, 이름, 형상에 매여 있지 않다. 아사나는 그런 존재의 수준으로 들어가는 관문이다.

자세의 두 부분

1920년대 후반 파타비 조이스는 크리슈나마차리야에게서 독특한 아사나 수련법을 배웠는데, 이 수련법은 서로를 보완하는 두 가지 원리, 즉 빈야사(vinyasa)와 아사나 스티티(asana sthithi)로 이루어져 있었다. 두 원리는 똑같이 중요하다. '요가'라는 말은 초기 베다에서는 하나의 멍에를 메워 수레에 맨 두 마리 소를 가리키는 말이었고, 점성학에서는 행성이나 별들의 결합을 가리키는 말이며, 《우파니샤드》에서는 호흡과 감각 기관의 제어를 나타내는 말이었다. 1장에서 보았듯이, 파탄잘리의 관점에서 요가는 특별한 집중 상태를 가리키는 말이다. '요가'라는 말처럼 '빈야사'라는 말도 여러 시대에 여러 의미로 사용되었다. '빈야사'라는 말은 《미맘사 수트라》에서는 의례와 관련된 말로, 《마하바라타》에서는 특별한 방식으로 앉는 법을 가리키는 말로 사용되었으며, 크리슈나마차리야는 요가 수련에 대한 접근법 전체라는 의미로, 파타비 조이스는 호흡-동작 체계를 가리키는 의미로 사용했다. 여기서는 기본적으로 파타비 조이스의 관점에 따라 빈야사를 논의할 것이다. 현재 서양에서 수행하는 대다수 요가는 크리슈나마차리야의 가르침, 빈야사에 관한 파타비 조이스의 가르침에 기반하거나 거기서 비롯되었다.

파타비 조이스가 자주 인용한, 아사나와 빈야사에 관한 구절 중 하나는 《요가 코룬타(Yoga Korunta)》에 실려 있다고 하며 바마나 리쉬가 한 말로 여겨진다. "비나 빈야사 요게나 아사나 아디나 카라옛." 이 구절을 거칠게 번역하면 "요가를 할 때 빈야사를 이용하지 않고는 많은 유형의 아사나를 하지 말라."이다. 바마나는 요가 수련 ― 여기서 말하는 요가는 마음의 집중을 위한 것임을 기억하라 ― 을 한다면 수련의 일부로서 아사나를 할 것이고, 반드시 빈야사와 함께 해야 한다고 분명히 말한다.

'코룬타'는 '그룹'이라는 뜻이며, 파타비 조이스는 《요가 코룬타》에 아사나와 프라나야마의 여러 그룹이 실려 있다고 말했다. 그의 말에 따르면, 크리슈나마차리야는 《요가 코룬타》를 라마 모한

브라흐마차리에게서 구전으로 배웠다. 브라흐마차리는 나중에 크리슈나마차리야에게, 캘커타 대학교 도서관에 가면 그 책을 발견할 수 있을 것이라고 말했다. 크리슈나마차리야는 이후 그곳에서 그 책을 발견했다고 하는데, 책이 심하게 손상되어 있었다고 한다. 인도에서 야자수잎에 기록된 많은 문헌은 시간과 벌레와 부주의로 인해 손상된다. 파타비 조이스는 그 책을 전혀 보지 못했지만, 몇 구절이라도 크리슈나마차리야에게서 그 책에 관해 배운 것은 맞다. 그러므로 그가 배운 아사나와 빈야사 기법은 《요가 코룬타》에서 비롯되었다.[13] 아마도 미래의 어느날 용기 있는 요가 수행자나 연구자가 그 책을 발견하겠지만, 그때까지 《요가 코룬타》는 인도에서 사라진 많은 문헌 중 하나로 남아 있을 것이다.

파타비 조이스가 크리슈나마차리야의 가르침에 공헌한 것 중 하나는, 크리슈나마차리야에게 배운 '산더미처럼 많은 아사나'를 자세의 시퀀스(sequence, 동작 순서)들로 체계화하고, 그것을 요가 치유(요가 치킷사), 신경 정화(나디 쇼다나), 힘 부분(스티라 바가)으로 분류했다는 점이다. 크리슈나마차리야의 첫 책《요가 마카란다(Yoga Makaranda)》는 모든 아사나를 체계적으로 보여 주지는 않는다. 예를 들어, 첫째 아사나는 몸을 앞으로 굽혀서(전굴) 발가락을 잡는 것이고, 둘째 아사나는 몸을 뒤로 굽혀(후굴) 활처럼 휘어서 종아리를 잡는 것이다! 이 책의 안내문에 따르면 요가는 스승에게 배워야 하므로, 이 책에 실린 아사나들은 주로 자세를 보여 주기 위한 것일 수 있다.[14]

빈야사

앞서 인용한 바마나의 말에 '아디(adi)'라는 낱말이 나온다. 아디란 et cetera 즉 '다양한 유형'을 의미한다. 그러므로 바마나는 책을 쓰던 어느 시점에는 수련할 수 있는 다양한 유형의 아사나가 있다는 것을, 하지만 모든 아사나를 같은 기법으로 수련해야 한다는 것을 분명히 알았을 것이다. 이것이 빈야사의 의미를 밝히는 첫째 실마리다. 즉, 빈야사는 하나의 기법인 것이다. 그런데 무엇을 하는 기법인가? 대다수 산스크리트 어 낱말처럼, 빈야사는 결코 한 가지 의미만 있는 것이 아니다. 빈야사에는 다음과 같은 의미가 있다.

- 호흡과 동작의 연결(어떤 자세로 들어가고 나올 때도 마찬가지다)
- 아사나를 수련하는 전체 방법론 또는 접근법
- 헌신 수행을 위한 의례적, 방법론적 접근법

파타비 조이스가 호흡과 동작의 연결이라는 빈야사의 첫째 의미를 아쉬탕가 요가에서 사용했지만, 다른 두 설명도 똑같이 옳다. 예를 들어, 크리슈나마차리야는 아사나들이 함께 연결된 방식으로 수련하는 접근법 전체를 '빈야사 크라마(vinyasa krama)'라고 했다(크라마는 '시퀀스' 혹은 '길'이라는 뜻이다). 그러므로 경우에 따라 '빈야사'라는 말을 조금 다르게 사용한다는 것을 알 수 있다. 파타비 조이스의 수련을 할 때는 빈야사를 그가 사용한 의미로 받아들여야 한다. 즉, 모든 아사나로 들어가고 나오는 동작을 할 때마다 사용하는 호흡과 동작의 연결로 이해해야 하는 것이다. 이때의 빈야사는 한 자세에서 다른 자세로의 흐름(flow)이 **아니다.** 그것은 별개의 각 아사나 혹은 전환 동작에서 일어나는 '호흡의 움직임'이다.

이런 말을 하는 이유는 빈야사라는 말이 최근에 '빈야사 흐름 요가'라는 이름에서처럼 '흐름'과 동의어가 되었기 때문이다. 그리고 이런 유형의 요가에서 말하는 흐름은 늘 호흡과 연결되지는 않은 상태로 하나의 자세에서 다른 자세로 흐르는 것이다. 반면에 파타비 조이스의 빈야사에서는 몸이 하나의 자세로 들어가고 나올 때 호흡이 일어나지만, 다음 자세로 흘러가는 것은 호흡과 상관이 없다. 이는 미세한 차이지만 중요하다. 왜냐하면 다음 자세로 흘러가는 데에 관심을 두면, 마음이 미래를 생각하고 있기 때문이다. 하나의 자세 혹은 동작 안에서 호흡에 관심을 둘 때, 마음은 현재에 있으며, 요가는 우리가 현재에 있기를 바란다. 빈야사는 호흡-동작 수련으로서 한 번에 한 호흡과 한 동작을 하는 것이다. 한 번에 하나만 하는 것은 주의를 집중하고 있음을 나타낸다.

빈야사는 시작부터 끝까지 아사나 수련 전체의 뼈대가 되는 호흡과 동작의 체계다. 하지만 그것은 전체의 일부일 뿐이다. 정지한 채로 있는 아사나(asana sthithi)는 다른 부분이며 똑같이 중요하다. 호흡-동작 체계에는 수많은 세부 사항과 미묘한 점, 알아차림을 기르는 기법이 포함되어 있으며, 수련이 쌓이다 보면 그것들을 점점 더 분명히 알아차리게 된다. 처음부터 세세한 것을 배우는 일에 관해 지나치게 걱정할 필요는 없다. 왜냐하면 꾸준히 수련하고 알아차림이 더 미묘해지면 그런 것들은 저절로 알려지기 때문이다. 우리가 관심을 기울이는 것은 시간이 흐르면서 알아야 할 것을 알려 줄 것이며, 그래서 우리가 배우는 많은 것은 자신의 필요에 알맞은 독특하고 개인적인 것이 될 것이다. 우리가 발견한 것 중 일부는 다른 사람들의 경험과 겹치겠지만 말이다. 이렇게 공통의 경험이 자주 일어나므로 요가를 보편적인 수련이라고 한다. 누가 요가를 하든 요가의 효과와 이로움, 성취 중 많은 부분은 같다. 스승의 가르침이 지침이 되고, 우리는 수련을 통해 경험을 채운다. 어원으로 보면 빈야사(vinyasa)는 vi, ni, as 등 세 음절로 이루어져 있다. vi는 비셰샤(vishesha)이며 '특별한'이라는 뜻이고, ni는 니야마(niyama)를 나타내고 '규칙들'이라는 뜻이며, 아스(as)는 동사 어근으로 '앉다'라는 뜻이다. 따라서 빈야사는 어원으로 볼 때 '특별한 방식으로 앉는 규칙들'이라는 뜻이다.

의례인 빈야사

의례는 세속적이든 종교적, 영적이든 우리의 삶의 많은 부분을 이루고 있다. 칫솔질하고, 출근이나 등교 준비하고, 서로 인사하고, 하루를 시작하고 끝내는 방식 등 우리의 삶은 작은 의례들로 이루어져 있다. 종교와 영적 전통에는 날마다, 달마다, 해마다 치르는 의례가 있다. 의례에는 우리가 자기 자신, 주변 사람, 지구, 성스러운 느낌과 맺는 관계가 포함된다(습관과 의례는 밀접한 관련이 있지만, 의례는 알아차림으로 하고 알아차림을 기르는 데 도움이 되는 것인데 비해, 습관은 기계적으로 하는 행동이다). 가장 기본적인 의미에서 요가는 우리가 알아차림에 자리 잡도록 돕기 위해 하는 의례다. 매일 하는 요가 수련과 이를 위한 마음가짐은 일종의 의례이며, 마침내 그것은 일상생활의 리듬에 일부가 된다.

매일 요가 매트 위에 오르는 것을 의례의 관점에서 볼 수 있다. 그것은 우리가 몸, 호흡, 그리고 마음속에 일어나는 모든 것(기억, 감정, 생각, 느낌, 목표, 야망 등)과 친밀한 교제를 나누는 성스러운 시간이다. 그것은 내면의 자기를 느끼는 느낌을 향해 손을 내미는 시간이고, 내면의 고요함을 유지하려는 시간이다. 의례는 내면의 친교를 위한 분위기를 마련하며, 수련은 알아차림을 내적으로 활용하기 위한 기법이다. 자세, 호흡, 만트라, 종교 의식을 통해, 혹은 단순히 앎(awareness)을 느낌으로써 그렇게 할 수 있다. 영적 수련의 중요한 요소인 '바바나(bhavana)'는 '행동과 연관된 기분이나 느낌'을 의미한다. 우리는 수련할 때 경험하는 맑고 상쾌하고 평화로운 느낌을 의식적으로 강화할 수 있다. 이를테면 숨을 들이쉬며 팔을 머리 위로 들 때마다 그 동작을 평화로운, 내면으로 집중된, 기쁜 느낌, 또는 자신이 경험하는 다른 느낌과 결부시킬 수 있는 것이다. 바바나는 어떤 동작을 어떤 느낌, 기분, 감정과 결부시켜 그 연관성을 의식적이고 반복적으로 강화하는 행위다. 그것은 만트라를 계속 암송하는 것이나 다른 의례들에도 해당한다. 수련과 결부된 바바나는 수련을 촉진하는 감로수 같은 것이며, 마음과 가슴을 앎의 현존으로 충만하게 한다. 바바나가 없으면 수련이 기계적인 동작에 불과할 수 있고, 따분한 일이 될 수 있으며, 수련에 흥미를 잃을 수도 있다. 바바나는 우리가 의식적으로 마음과 가슴에 채우는 기분이나 감정이며, 바바나를 몸의 행동과 연관시키면 요가가 영적 수행이 된다. 어려운 자세를 하는 능력이나 어떤 자세에 관한 해부학 지식을 자세히 많이 아는 것보다 바바나가 월등히 더 중요하다.

매일 평생 하는 의례를 계획하고, 우리를 A 지점에서 B 지점으로 데려가기를 바라는 사건들의 순서를 계획할 때, 크리슈나마차리야가 생애의 후반기에 말한 시퀀스라는 개념을 생각해 볼 수 있다. 그는 특정한 효과를 일으키도록 자세들의 순서를 정했지만, 또한 자세들을 다양하게 배치했고, 서로 보완하게 했고, 한 방향으로만 움직이지 않게 했다. 우리는 매일 뒤로, 앞으로 움직이고, 비틀고, 거꾸로 뒤집고, 힘을 키워야 한다. 삶에 다양성이 있는 것이 좋고, 약간의 혼돈은 건강에 좋다. 우리는 심박수의 변화와 세포의 분화를 바라듯이, 삶도 여기저기 조금씩 변하기를 바란다.

빈야사가 건강에 이로운 점

빈야사가 치유법으로 쓰일 수 있는 이론적 배경을 알아보자. 파타비 조이스는 요가란 몸과 마음의 '내적인 정화'라고 자주 말했다. 우리의 몸과 마음은 스펀지 같아서, 스펀지가 탁자나 바닥에서 액체나 때를 빨아들이듯이 주변 환경으로부터 음식, 음료, 생각을 빨아들이므로 정화해 주어야 한다. 나는 가끔 요가의 정화 과정을 더러운 스펀지를 쥐어짜는 것에 비유한다. 스펀지를 깨끗이 빨려면 흐르는 수돗물 아래에 들고서 먼저 한쪽으로 비튼 뒤 반대쪽으로 비틀어서 더러운 때를 쥐어짠다. 그러다 보면 나중에는 때가 다 빠져서 깨끗한 수돗물만 스펀지를 통과하게 된다. 아사나 수련도 원리는 비슷하다. 먼저 한 방향으로 굽히고, 다음에는 반대로 굽힌다. 자세를 취하고, 반대 자세를 취하는 것이다. 먼저 오른쪽으로 비틀고 다음에는 왼쪽으로 비튼다. 몸에서 스트레스와 경직을 체계적으로 쥐어짜 내고, 그 과정에서 마음을 정화한다.

다리 하나를 구부린 채 몸을 앞으로 굽히는 자세나 나무 자세처럼 어떤 자세에서 관절 하나를 구부릴 때마다, 구부려진 관절의 혈액 순환이 일시적으로 방해받는다. 그다음에 사지를 곧게 뻗으면 혈액 순환이 다시 온전히 이루어진다. 이는 깨끗한 물이 스펀지를 통과해 흐르는 것과 비슷하다. 이런 식으로, 아사나의 전 과정에서, 몸의 각 관절이 구부려지고 펴지며, 혈류가 느려졌다가 다시 풀린다. 동작과 호흡의 결합은 몸을 따뜻하게 하고, 동맥과 모세혈관을 열어 혈액이 더 잘 흐르게 하며, 모세혈관의 확장으로 표면적이 넓어져서 가스 교환이 더 잘 이루어지게 한다.[1] 그러면 활기찬 기분을 느끼게 되는데, 이것도 건강에 좋다. 혈류가 증가하면 몸에서 일어날 수 있는 여러 가지 통증과 손상을 치유하는 데도 이롭다.

빈야사 기법에 관해 더 알아보기

빈야사에는 세 가지 기본적인 이로움이 있다.

1. 몸에 열을 내므로 정화 효과가 있다.
2. 호흡에 힘이 생기므로 집중에 도움이 된다.
3. 흐름의 '모습'을 만들어 내어, 마음이 몰입하게 할 수 있다.

빈야사는 호흡과 동작을 동시에 하는 행위를 말한다. 호흡과 동작은 몸, 신경계, 호흡계의 자연스러운 패턴이며, 빈야사는 그 패턴의 효과를 극대화한다. 우리 몸은 패턴을 따르는 생리 과정들의 집합이며, 이와 마찬가지로 몸과 호흡은 서로 끊임없는 패턴을 이룬다.

예를 들어, 숨을 들이쉴 때는 가슴이 확장되고 배가 조금 나온다. 숨을 내쉴 때는 가슴이 아래로 이완되고 배가 조금 들어간다. 잠자는 아기를 보면 이런 모습을 쉽게 볼 수 있다. 우리는 빈야사를 통해 자연스러운 호흡-몸 동작 패턴, 오르내리는 패턴을 취하게 되고, 의식적인 알아차림을 거기에 적용하면 모든 들이쉬기가 의식적인 상방 움직임이 되고, 모든 내쉬기가 의식적인 하방 움직임이 된다. 들숨이든 날숨이든 호흡은 차투랑가 단다아사나(엎드려 팔굽혀펴기 자세) 혹은 우르드바 무카 슈바나아사나(위를 바라보는 개 자세)처럼 각 아사나로 들어가는 동작과 결합하여 하거나, 전굴 자세의 전후에 머리와 가슴을 들어 올릴 때처럼 전환 자세에서 한다.

나는 가끔 빈야사 즉 동작 연결하기를 영화의 개별 장면처럼 생각하기를 좋아한다. 각 빈야사는 하나의 장면과 같다. 영화를 보면, 마치 실제 삶과 마찬가지로 연속되는 사건이 순서대로 흐르는 것처럼 보인다. 하지만 영화 필름을 조사해 보면 각각 분리된 별개의 장면이 있을 뿐이다. 알아차림을 각 빈야사에 적용하면, 수련하는 동안 한 장면씩 또는 순간순간 존재하며 살 수 있다. 이 마음 공간에서는 우리의 삶, 목표, 야망, 잘못, 성향을 조사하기가 훨씬 수월해진다. 빈야사는 이런 식으로 한 번에 한 순간씩, 한 번에 한 호흡씩 현재를 사는 법을 가르쳐 줄 수 있다.

그러나 다른 수준의 빈야사가 있는데, 수련의 세부 사항이 제2의 천성처럼 우리의 자연스러운 일부가 되고, 각 장면이 내면화되고 자연스러워질 때, 이런 빈야사가 일어난다. 그러면 이전에는 마음이 한 번에 한 장면에만 집중할 수 있었지만, 이제는 알아차림이 한 장면 너머로 확장되어 모든 과정 전체로 퍼질 수 있으며, 우리는 몸과 마음이 모두 흐름 속에 있는 것처럼 느껴지는 상태로 들어간다. 두 가지가 모두 중요하며, 우리가 두 가지 상태로 들어가고 나오는 오고 감이 있을 것이다. 소나타를 연주하려면 먼저 음계를 연습해야 하고, 순수한 소리에 몰입되려면 먼저 많은 만트라를 반복해야 한다. 이와 마찬가지로 알아차림의 흐름으로 들어가려면, 아사나를 많이 수련하고 빈야사를 많이 수련해야 한다.

《요가 수트라》 3장에서 파탄잘리는 집중(다라나)이란 마음이 한곳에 완전히 고정될 수 있는 능력이라고 말한다. 하지만 다라나의 사고 과정은 주의가 끊임없이 흐르는 것이 아니라 단속적이다. 이는 고장 난 수도꼭지에서 물이 한 방울씩 계속 떨어지는 것과 비슷하다. 꿀을 따를 때처럼 흐름이 끊기지 않고 계속 이어질 때 집중은 명상(디야나)이 된다. 빈야사는 마음이 주의를 기울이는 곳으로 거듭 돌아가게 하는 초기 훈련이다. 집중에서는 하나의 대상만을 선택하여 그곳으로 거듭해서 돌아가지만, 빈야사에서는 한 점에서 다음 점으로 이동한다. 한 아사나에서 다른 아사나로, 상방 움직임에서 하방 움직임으로 옮겨 가듯이. 이것이 빈야사와 명상적 집중인 다라나의 다른 점이다. 그렇지만 집중과 빈야사 모두 마음을 훈련하는 길이다. 《요가 수트라》에 관한 주석에서 하리하라난다는 바바나가 다라나를 일으킨다고 말한다.

숙달된 신체 활동을 하는 사람을 보면, 그들이 마치 자연스러운 흐름 속에 있는 것 같다. 아쉬탕가 요가는 정말로 흐르는 것처럼 보인다. 그런데 각 단계를 능숙하게 해낼 때 그런 흐름이 이루어지고, 아쉬탕가 요가에서는 각 빈야사를 능숙하게 해낼 때 그런 흐름이 이루어진다. 아쉬탕가 요가는 멀리서 보면 흐름처럼 보이지만, 가까이서 보면 한 번에 한 호흡과 한 동작씩, 각각의 아사나가 호흡이라는 실에 꿰이는 것처럼 보인다. 운동선수가 흐름 상태에 들어가면, 그는 정말로 흐름처럼 느껴지는 상태 안에 있다. 그런데 그 운동선수는 어떻게 흐름에 들어갔을까? 걸음마다, 음표마다, 스윙마다, 빈야사마다 온전히 현존하는 법을 배워서 흐름에 들어간다. 한 번씩 연습하는 순간을 수없이 거듭하면 흐름 상태에 들어가게 된다.

용어에 관해 잊지 말아야 할 기본 원리는 다음과 같다.

- 모든 빈야사는 아사나로 들어가고 나온다.
- 우리가 움직이며 호흡할 때, 그것을 빈야사라 한다.
- 몇 번 호흡하는 동안 한 자세로 있을 때, 그것을 스티티(sthithi)라 하며, 이 말은 '서다, 놓여 있다, 머무르다'라는 뜻이다.

이 장에서 우리는 아사나의 목적을 알아보았고, 빈야사의 의미가 정지 자세(아사나 스티티)로 들어가고 나오는 활동적인 이행 기법이라는 것을 살펴보았다. 빈야사는 흐름이라는 의미가 아니라 동작 안에서 이루어지는 호흡 활동이다. 이것이 정말 중요하고 핵심적인 이해다. 빈야사는 우리를 A 지점에서 B 지점으로 데려간 뒤, 다시 데려온다. 그것은 일종의 (다시 돌아오는 순환 구조

인—옮긴이) 피드백 회로다. 반면에 흐르는 강은 우리를 한 방향
으로만 데려간다.

4장

{ 앎의 자리 }

오늘날 요가에서 가장 눈에 띄는 부분은 아사나 즉 자세이고, 사람들이 요가를 하거나 가르친다고 말할 때는 대개 아사나를 한다는 뜻이다. 모든 아사나의 마지막 몸 자세는 (우리가 유연하든 그렇지 않든 상관없이) '아사나 상태'이며, 산스크리트 어로는 아사나 스티티(asana sthithi)라고 한다. 아사나의 문자적 의미는 '앉는 자리'다. 전통적으로 아사나라는 말은 의례와 명상에서, 예배하거나 명상하려고 앉는 자리와 풀로 만든 방석을 가리킨다. 어원학적으로 아사나(asana)는 두 음절로 되어 있는데, 아스(as)는 '앉다'는 뜻의 동사이고, 아나(ana)는 '숨' 혹은 '호흡'을 의미한다. 그러므로 아사나의 문자적 의미는 '호흡하며 앉아 있는 자리' 혹은 '호흡하며 앉아 있음'이다. 스티티(sthithi)는 '상황, 상태, 자리, 거처'라는 뜻이며, 아사나 스티티 안에서 각 자세의 효과가 형성된다. 아사나 스티티와 빈야사는 서로 보완한다. 모든 빈야사는 활동적이고 아사나 스티티를 향해 다가가고 멀어지며, 아사나 스티티는 안정되고 정지해 있는 빈야사의 짝이다.

또한 아사나 스티티에는 안정됨과 편안함이라는 두 구성 요소가 있다. 안정됨은 '스티라(sthira)'이고, 편안함(혹은 행복)은 '수카(sukha)'다. 《요가 수트라》에서 아사나 수련을 설명하는 구절은 실제로는 아사나 스티티를 설명하고 있는데, 이렇게 아주 단순하게 말한다.

스티라 수캄 아사남. 2장 46절

ΙΙΙΙΙ

아사나는 안정되고 편안하다.

우리가 요가를 할 때 모든 자세에는 어느 정도 안정됨과 행복이 있어야 하며, 신체적으로도 정신적으로도 그러해야 한다. 만일 어떤 자세가 신체적으로는 힘들지만 마음이 차분하고 편해진다면, 그 자세에서 안정됨을 얻을 수 있다. 수카(sukha)의 문자적 의미는 '좋은(su) 공간(kha)'이다. 2장의 구나 설명을 떠올려 보면, 가뿐함과 성찰인 사트바 구나는 차분하고 맑고 넓고 성찰하는 마음의 특성과 동일시된다. 마치 흙이라는 원소가 (타마스처럼) 뼈와 동일시되고 불이 (라자스처럼) 신경계 및 소화계와 동일시되듯이, 공간이라는 원소는 마음과 동일시된다. 자세를 수련할 때

수카의 방식으로 해야 한다는, 즉 좋은 공간을 가져야 한다는 글을 읽을 때, 그런 글은 우리가 단지 몸의 행복에 대해서만 말하는 게 아니라, 신체적, 심리적 행복을 가져오는 조건들에 관해 말하고 있음을 암시하며, 이 조건에는 열린 마음, 자유, 받아들임이 포함된다. 공간이 사물을 담는 그릇이듯이 마음은 생각, 감정, 느낌, 기억, 정보를 담는 그릇이다. 이른바 '마음'이라는 형언할 수 없는 것을 탐구하는 선도적인 전문가 중 한 명인 신경과학자 대니얼 시겔 박사는 마음이란 삶에 관한 내적이고 주관적인 경험이라고 말했다. 자신의 책 《십대의 두뇌는 희망이다(Brainstorm)》에서 그는 우리 안에 있는 에너지의 흐름뿐 아니라 다른 사람과 관계할 때의 에너지 흐름을 마음이 어떻게 조절하는지를 논의한다. 그럴 수 있으려면 마음은 끊임없이 들어오는 정보의 흐름과 변화를 감시하고 관리하는 자기조절 능력과 조직화 능력도 가져야 한다. 시겔 박사는 마음이 경험하는 내용을 감각, 정보, 느낌, 생각의 4가지로 요약한다.[2] 이것들은 모두 마음이라는 그릇 안에서 일어나는 정보의 흐름이다. 마음 자체는 중립적 공간이다. 삶에서 행복을 결정하는 것은 마음을 무엇으로 채우느냐에 달려 있다.

그러면 아사나에서 안정되고 행복하고 좋은 공간으로 채워진 것은 무엇인가? 몸과 마음이다. 안정됨, 고요함, 기쁨은 몸과 마음 모두의 성질이며, 아사나를 수련할 때 이를 반드시 기억해야 한다. 아사나는 몸의 기능을 향상시키고 마음을 고요하게 하려는 것이다. 몸과 마음은 하나의 연속체이기 때문이다. 그러므로 몸과 마음에 고요함을 가져다주는 것은 요가라고 할 수 있다. 아사나 스티티에서 우리는 고요함을 수련한다. 빈야사에서는 동작을 수련한다. 모든 것이 빈야사라면 우리는 결코 고요해질 수 없을 것이다. 그러므로 빈야사는 고요함을 향해, 조용한 지점을 향해 나아가야 하고, 거기서 마음은 현재에 몰입될 수 있다.

1992년 어느 날 아침, 인도 남부의 마이소르에서 파타비 조이스와 함께하는 수련 후 문답 시간에 어느 학생이 질문했다. "선생님은 자세가 바르다는 것을 어떻게 아시나요?" 그가 대답했다. "마음이 고요하면 아사나가 바른 것입니다." 이 말은 그 단순함과 진실함 때문에 내가 가장 좋아한 그의 말 중 하나다(내가 이 말을 들은 것은 한 번뿐이었다). 마음은 우리가 깨어 있든 자고 있든 거의 하루 종일 생각에 지배당하지만, 요가는 그 속에 있는 깊은 고요를 드러낸다. 그 고요함 속에서 마음이 조용해진다. 산만한 생각이 없고 가슴이 평화와 감사와 사랑의 느낌으로 가득한 그곳에 도달하면, 우리는 요가의 효과를 알아차린다.

아사나를 수련할 때 그 방향으로 가는 데 도움이 되는 몇 가지를 소개한다.

- 자세를 잡은 뒤 뭘 더 어떻게 하려 할 필요가 없다. 더 깊이 더 멀리 가려고 애쓸 필요가 없다. 더 깊이 들어가려 애쓰는 것은 또 하나의 생각일 뿐이다.
- 자세를 안정되게 유지한 채 몸의 다른 부위들을 따라 알아

차림을 이동한다. 어떤 것을 조절할 필요가 있으면, 어찌해야 할지 몸이 알려 줄 것이다.

● 마음이 부드럽고 이완되게 한다. 할 만큼 자세를 이루고 나면, 알아차림이 고른 호흡에 머무를 것이다.

파타비 조이스는 자세에 지나친 관심을 기울이면 호흡의 질이 낮아지고, 호흡에 지나친 관심을 기울이면 자세의 질이 낮아진다고 설명한 적이 있다. 그러므로 자세와 호흡에 동등한 관심을 기울여야 한다.

처음 몇 번(혹은 몇 달, 몇 년) 하는 동안 모든 요가 자세가 편하지는 않을 것이다. 하지만 시간이 지나면서 몸과 마음이 그 자세에 적응할 것이고, 어려웠던 자세가 제2의 천성처럼 쉬워질 것이다. 수련으로 그렇게 된다. 어려운 것을 계속하는 능력, 어려운 것을 차분한 마음으로 하는 능력은 요가 수련의 기본 원리 중 하나다. 점차 숙달함으로써 점차 수월하게 하는 법을 터득하고, 어려운 자세에서 느긋하게 마음을 호흡에 집중함으로써 어려움을 견디는 법을 배운다. 파탄잘리에 따르면, 이것이 자세를 수련하는 주요 이점 중 하나다. 이렇게 계속 수련하면 인생의 부침을 차분한 마음으로 꿋꿋하게 견디게 될 것이다. 그것을 회복력이라고도 하는데, 심하게 균형을 잃지 않고 역경과 스트레스에서 회복하는 능력이다. 스티븐 사우스윅 박사와 데니스 차니 박사는 그들의 저서《회복력: 인생에서 가장 큰 역경에 능숙하게 대처하는 과학》에서 회복력이란 부러지지 않으면서 구부러지고, 본래 모습과 상태로 돌아가는 능력, 그리고 (아사나처럼) 훈련으로 얻을 수 있는 능력이라고 했다. 요가는 실로 균형을 이루는 행위다. 스티티는 '안정된', '확고한'이라는 의미이며 어떤 균형을 이루고 있음을 암시하지만, 균형을 유지하려면 막대한 양의 에너지가 든다는 것을 잊지 말아야 한다. 어떤 이들은 심지어 우리는 결코 균형을 이루지 못하며 항상 균형을 이루는 과정 중에 있을 뿐이라고 말한다. 몸이 항상성(homeostasis) ─ 항상성에는 가스 교환, 혈당, 체온, 혈압의 균형이 포함된다 ─ 을 유지하려면 하루 24시간 쉼없이 노력해야 하며 막대한 에너지가 소요된다. 자세, 호흡, 명상 수행은 함께 작용하여 몸이 고유의 자기조절 기제를 통해 균형을 찾도록 돕는다.

행위의 세 장소

자세 수련을 할 때는 몸, 호흡, 마음 등 세 곳에 주의를 기울여야 한다. 단순히 말해서, 자세는 몸을 안정시키고, 호흡은 신경계를 안정시키며, 응시는 마음을 안정시킨다. 이것을 산스크리트 어로 '트리스타나(tristhana)'라고 한다. tri는 '셋', sthana는 '장소'를 의미한다. 이 세 가지 기본 요소에 주의를 기울일 때 우리는 전인적으로 통합된 몸-마음 복합체를 수련하고 있다. 대개의 경우, 세 가지 모두에 고르게 집중할 수는 없다. 왜냐하면 마음은 한 번에 한곳에만 정말로 있을 수 있기 때문이다. 그러므로 요가 자세에서 행위가 일어나는 이 세 곳은 알아차림을 앞뒤로 움직이도록 상기시켜 주는 곳 혹은 점검 장소와 비슷하며, 우리는 자세를 취하고 있는 '몸', 자유롭고 안정되어야 하는 '호흡', 자주 떠돌지만 여러 응시점(드리쉬티)을 통해 집중될 수 있는 '마음'으로 알아차림을 이동해 가며 점검한다.

지금까지는 트리스타나의 자세 부분인 아사나를 다루었는데, 아사나는 건강, 안정감, 몸의 적절한 기능을 위한 것이다. 이제 신경계의 균형을 이루기 위한 호흡과, 마음의 안정을 이루기 위한 드리쉬티를 살펴보자. 호흡은 신경계의 균형을 잡는 것 말고도 다른 중요한 이로움이 있다. 호흡의 이로운 점은 광범위한 주제이므로 아래 목록에 다 담을 수는 없지만, 이 목록은 호흡이 요가의 경험을 증진시키는 몇 가지 중요한 점을 알려 준다.

- 호흡은 에너지를 적절히 사용하고 있는지 알려 준다.
- 호흡은 인내의 지표다.
- 호흡은 우리가 충분히 한 것을 알려 준다.
- 호흡은 알아차림의 닻이다.
- 호흡은 우리를 차분하게 해 주거나 활력을 준다.
- 호흡은 마음이 깊이 집중하게 해 준다.

크리슈나마차리야가(그리고 물론 그 후에 파타비 조이스와 데시카차르도) 제자들에게 자세를 수련할 때 이용하라고 가르친 호흡법은 조금 제약하는 호흡법이다. 그 호흡법은 숨 쉴 때 코로 속삭이는 소리 혹은 쉿 소리를 내는데, 창문에 김이 서리게 하려고 입김을 불 때, 혹은 입이 아니라 코로 숨을 내보내며 속삭일 때 나는 소리다. 그 소리를 내는 해부학적 구조는 성문(聲門)이다. 그것은 기관(氣管) 즉 숨통 위에 있는 후두의 맨 위에 있는 성대의 입구다. 조용히 숨 쉴 때 성문은 거의 열려 있다. 말하거나 노래할 때, 성문은 후두와 함께 공명하는 것을 돕기 위해 열렸다 닫혔다 하며 진동한다. 소리를 내는 호흡을 수련할 때 성문은 약간 닫혀 있다. 들숨과 날숨의 길이가 같고 소리도 비슷한 것이 이상적이다. 또한 호흡은 '디르가(dirgha)' 즉 길어야 하고, '숙슈마(sukshma)' 즉 미묘해야 한다. 호흡이 너무 짧거나 거칠고 헐떡이면, 호흡의 맥락을 놓친 것이고 요가의 맥락을 잃어버린 것이다. 아사나 수련을 할 때 디르가와 숙슈마는(길고 미묘한 호흡은―옮긴이) 호흡이 부드럽고 안정되어 있음을 나타낸다. 디르가의 개념은 호흡량과 같은 의미가 아니므로, 심호흡을 하는 것이 아니며, 호흡의 길이를 자연스럽게 늘이는 것이다.

들숨과 날숨을 단순히 의식적으로 길게 해도 소리 나는 호흡을 할 수 있다. 호흡을 길게 늘이기만 해도 성문이 조금 닫히므로 그 길이를 조절할 수 있다. 파타비 조이스는 이것을 '코와 목구멍(인후) 호흡'이라고 했다. 왜냐하면 비강부터 기관까지 의식적으로 알아차리면서 '소리 내며 호흡'하기 때문이다. 또 호흡은 가슴과 목구멍 사이에 집중해야 한다고 말했다. 이는 아랫배의 근육이 제어되고 있어서 가로막이 밖으로 움직이는 걸 지지하고 허파를 한껏 부풀릴 수 있다는 의미다. 트라우마 치유 요가에서는 이런 호흡을 '바다 호흡'이라고 부른다. 왜냐하면 그렇게 호흡할 때 나는 소리가 파도가 해변에 부딪혀 부서지고 다시 바다로 물러갈 때 나는 소리와 비슷하기 때문이다.

이렇게 호흡이 안정되고 변함없이 이루어진다고 여겨지면, 이를 이용해 앞에서 말한 목록의 사항들을 점검할 수 있다. 예를 들어, 만일 억지로 어떤 자세를 취하거나 아직 준비되지 않은 자세를 하려고 밀어붙이면 호흡이 변한다. 호흡이 멈출 수도 있고, 억눌린 소리가 나거나 매우 빨라질 수도 있다. 이는 우리가 수련에 에너지를 적절히 사용하고 있는지 알려 주는 신호다. 만일 숨을 헐떡이거나 헉헉거린다면, 견딜 수 있는 한계에 도달한 것이다. 충분히 수련한 후에도 숨을 헉헉거리지 않으며 숨소리가 점점 작아지다가 더이상 나지 않지 않을 때가 있다. 이는 그날 충분히 했으며 쉬어야 한다는 것을 의미한다.

자세와 함께 호흡이 안정되면 알아차림을 현재에 집중하는 데 도움이 된다. 호흡이 안정되면 아사나가 안정되고 마음도 안정된다. 호흡이 불안정하고 흔들리고 무의식적으로 멈추면, 아마도 마음이 차분하지 못하고 차분히 노력할 수 없을 것이다. 수련을 계속하면 안정된 호흡을 유지하면서 어려운 자세를 해내기 위해 왕성하게 노력할 수 있으며, 그것은 호흡, 몸, 신경계가 점점 더 강해지고 있음을 가리킨다. 또한 호흡은 우리에게 활력을 주기도

하고 긴장을 풀어 주기도 한다. 힘차고 안정된 호흡을 하면 에너지를 만들어 낼 수 있으며, 이완되고 길게 내쉬는 호흡을 하면 이완을 촉진할 수 있다. 11장에서 이 점을 더 자세히 살펴본다.

마지막으로, 호흡에 온전히 집중하면 알아차림이 내면으로 향해서, 우리가 하는 모든 동작과 온전히 현존하고, 숨 쉬는 모든 호흡과 온전히 현존하며, 요가 수련에서 일어나는 모든 내적 감각과 더불어 현존한다. 그러면 심오한 수준의 내적 알아차림과 집중이 생기는데, 그것이 바로 요가의 특징이다. 소리와 함께 하는 호흡은 마찰도 만들어 내는데, 이는 그것이 자연히 열기를 일으킨다는 것을 의미한다. 이러한 온기가 빈야사의 움직임과 결합되면 몸에 열기가 생기며, 이 열기는 정화하는 효과가 있다고 한다.

호흡에 대해 요약하면, 호흡은

- 들숨과 날숨의 길이가 같아야 한다.
- 콧구멍과 목구멍에서 가벼운 쉿 소리가 나야 한다.
- 가슴에서 목구멍까지 집중한다. 즉, 들이쉴 때 배가 밖으로 팽창하지 않는다.
- 들숨과 날숨 때 대략 비슷한 소리를 낸다.

드리쉬티(drishti)는 트리스타나의 셋째 요소이고 마음을 안정시키기 위한 것이다. 드리쉬티는 산스크리트 어이며 '시각, 시력, 관점'을 의미하거나 동사로서 '눈길을 고정하다'라는 의미다. 동사 어근 dr는 '두다, 붙잡다'라는 의미이며, 요가에서 눈을 사용하는 방법은 눈길을 특정한 점에 두고 그 점이 눈길을 붙잡게 하는 것이다. 엄지손가락이나 코를 볼 때는 그 점을 응시하는 게 아니라, 탁자 위에 책을 놓아두듯이 바라보는 곳에 눈길을 둔다. 눈길을 어떤 초점에 둘 때 마음은 쉬어야 한다. 왜냐하면 마음이 집중하려 지나치게 애쓸 때가 아니라 편히 쉴 때 주의를 기울이는 상태가 되기 때문이다. 눈을, 특히 눈꼬리를 부드럽게 하면 정신을 차분하게 하는 효과가 있을 수 있다. 왜냐하면 그 부위에 분포하는 신경은 신경계의 부교감 신경 가지인데, 그것이 휴식, 이완, 회복을 담당하기 때문이다.

《요가 코룬타》에서는 9가지 드리쉬티(응시점)가 있다고 가르쳤다.[3]

1. 코끝 (나사그라)

2. 눈썹 사이 (브루마디야)

3. 배꼽 (나비 차크라)

4. 손 (하스타그라)

5. 발 (파다그라)

6-7. 양옆 (파르쉬바)

8. 엄지손가락 (앙구쉬타)

9. 위를 보기 (우르드바)

　시선이 향하는 곳으로 주의도 따르는 것이 시각 기관의 기본 기능이다. 더 단순히 말하면 "눈이 가는 곳에 마음도 간다."[4] 간단한 실험을 해 보자. 막 어떤 생각을 하려 할 때, 혹은 머릿속에 무엇이 막 떠오르려 할 때, 혹은 스트레스를 받을 때, 눈을 가만히 두고 사고 과정에 일어나는 일을 관찰해 보라. 우리가 생각하기 시작할 때, 어떤 말을 찾을 때, 아이디어를 떠올릴 때, 수학 연산을 할 때는 눈이 왼쪽 위나 오른쪽 위를 바라보면서 정보에 접근하려 하거나 동공이 확대되기 시작한다는 것을 알 수 있다. 정신적으로 노력하는 것과 동공의 확대는 직접적인 상관관계가 있다.[5] 눈을 부드럽게 하고 가만히 두면, 그런 눈과 더불어 정신 활동도 변한다. 눈을 부드럽게 하고, 눈을 이완하고, 손바닥을 눈 위에 두면, 스트레스가 줄고 정신적 긴장이 완화된다. 요가를 수련할 때 의식적으로 눈을 이용해서 차분하고 집중된 주의를 연습해 보라. 그러면 마음이 안정될 수 있고, 하루 동안 자연히 쌓이는 마음의 스트레스도 예방될 수 있다.

　망막은 눈에서 빛을 신경 신호로 바꾸어 주는 부분이다. 우리는 망막을 통해 멀리 있는 별들의 빛부터 햇빛까지 모든 것을 볼 수 있고, 다양한 파장의 빛을 모든 범위의 색으로서 지각하고, 먼지처럼 작은 것부터 거대한 산맥까지 지각하고, 피사계 심도*를

＊ 카메라가 선명한 상을 찍을 수 있는 가장 가까운 피사체와 가장 먼 피사체 사이의 거리 ― 옮긴이

지각할 수 있다. 망막은 뇌세포의 직계로서 뇌로부터 자라나므로 눈의 초점을 맞추면, 즉 드리쉬티를 행하면 우리는 뇌로 직접 연결된다. 그러므로 시선을 안정시키면 곧 마음이 안정되고 눈 근육이 강화된다고 한다. 그러나 아마도 가장 중요한 점은, 그것이 요가 수행자들이 마음을 제어하는 데 드리쉬티가 도움이 된다고 믿는 이유 중 하나일 수 있다는 것이다. 왜냐하면 눈이 생각을 처리하는 뇌에 해부학적으로 연결되어 있기 때문이다. 눈은 글자 그대로 뇌에서 자라나고, 뇌가 주위 세계와 접촉하게 되는 매체 중 하나다. 그러므로 시각 과정은 뇌 발달에 깊은 영향을 주고, 드리쉬티는 시각 과정을 이용해서 기억, 지각, 마음의 고요를 수련하는 능력 등 일관성 있는 뇌 기능을 돕는다.[6]

생활하면서 스트레스나 긴장이 생기는 것을 느낄 때는 호흡을 점검하듯이 시선을 점검해 볼 수 있다.

- 눈에서 긴장이 느껴지는가?
- 손바닥을 눈에 대면 눈의 긴장이 풀리는가?
- 눈을 조금 감고 안정된 대상을 바라보면 눈을 이완할 수 있는가?
- 한쪽만 꾸준히 응시하면 마음이 더 집중되는가?

드리쉬티 수련과, 마음이 쉬도록 눈을 쉬는 수련이 스트레스를 줄이고 알아차림 수행을 하는 도구로 항상 이용할 수 있는지 살펴보라. 이 수련들은 하루 중 언제든 필요할 때마다 이용할 수 있지만, 특히 요가를 수련할 때 중요하다. 한 점에 집중하도록 도와주기 때문이다. 설령 요가 자세를 수련하더라도, 주의가 산만하고 방 안을 여기저기 둘러보면 별 소용이 없다. 응시점은 마음을 현재에 머물게 하는 또 하나의 도구다.

요가가 건강에 이로운 점

이제 우리는 매일 조금씩 움직이고 매주 며칠씩 연습하는 것이 얼마나 중요한지 알게 되었다. 가장 일반적인 의미에서 건강은 움직임과 같다. 혈액이 잘 흐르고, 신경계가 명확한 메시지를 내보내고, 먹은 음식을 잘 소화하고, 팔다리가 마음대로 움직이고 있을 때, 우리는 몸이 건강한 상태라고 여긴다. 몸은 대략 37조 개의 세포로 이루어져 있으며, (근본적으로 세포로 구성된 환경인) 몸의 기능을 유지하기 위해 세포들은 서로 메시지를 전달한다. 매일 매 초마다 몸 안에서 헤아릴 수 없이 많은 생리적 과정이 일어나고 있는데, (의사든 신경과학자든 생화학 전문가든 양자물리학자든) 우리는 그것이 무엇인지, 어떻게 작용하고 있는지 모른다. 세포들이 우리보다 훨씬 더 많이 알고 있다.

하지만 우리가 아는 하나는, 움직임이 우리 몸의 세포 환경을 결합하고 있다는 것이다. 심장은 박동하고, 혈액은 압력을 일으키며, 호흡은 흐르고, 장은 움직이고, 신경계는 신호를 일으키며, 마음은 이리저리 옮겨 다니고, 팔다리는 움직이기를 좋아한다. 이렇게 우리는 움직이는 존재이므로, 매일 움직일 때 우리가 원래대로 회복된다고 느껴지는 것은 놀라운 일이 아니다. 존 레이티 박사는 그의 책 《운동화 신은 뇌》에 뇌-몸의 연관성에 관해 자세히 썼는데, 몸의 움직임이 영향을 주는 일의 목록은 내용이 심오하다. 신경생리학자 루돌포 리나스는 그의 책 《소용돌이의 나(I of the Vortex)》에서 "우리가 생각이라고 부르는 것은 진화를 통해 몸의 움직임이 내재화된 것이다."라고 말했는데, 레이티 박사는 배움에 관한 내용의 앞부분에서 그 주제에 관해 자세히 설명한다. "우리 인간 종이 진화할 때 신체 기능은 예측하고, 순서를 정하고, 추정하고, 계획하고, 리허설 하고, 자신을 관찰하고, 판단하고, 수정하고, 실수하고, 전술을 변경하고, 그다음에는 생존하기 위해 그 모든 것을 기억하는 등 추상적인 능력으로도 발달했다."[7]

여기에 더해, 나는 우리가 그것들을 이용하는 이유가 단지 생존하기 위해서가 아니라 근본적인 변화를 이루기 위해서라는 점을 그 목록에 덧붙이고 싶다. 우리가 더 복잡하고 육체적이고 움직이는 생물로 진화함에 따라 뇌도 진화했다. 이렇게 우리와 뇌는 동시에 혹은 서로 때문에 진화했다. 그리고 아마도 자세 수련은 우리가 단지 움직이는 생물이 아니라 더 사려 깊고 다정하고 성찰하는 생물로 진화하는 데 도움을 줄 것이다. 그러나 레이티 박사의 연구에 따르면, 움직임이 뇌의 처리 기능을 체계화하는 데 도움을 주는 것은 확실하다. 그래서 자세 수련을 하면 안정되고, 중심 잡혀 있고, 잘 조직되어 있다고 느끼며, 몸 안에서 편안함을 느끼는 데 도움이 된다.

규칙적인 운동은 뇌 건강과 체력을 개선할 뿐 아니라, 뇌가 감독하는 많은 기능에도 영향을 끼친다.

- 스트레스
- 불안
- 호르몬 기능
- 수면
- 소화
- 혈압
- 성욕
- 체온
- 기분
- 학습 능력
- 기억
- 집행 기능
- 연민과 공감의 표현
- 노화

우리 존재의 이런 측면은 신체 건강과 감정 건강에 기여하며, 뇌에는 이 모든 측면과 서로 연관된 부위가 있다. 그중에서 혈압,

체온, 소화, 성욕 등 몇 가지는 뇌줄기(뇌간)가 담당하며, 생존에 관련된 기능이다. 반면에 학습, 기억, 집행 기능은 소위 '고도의' 뇌 기능 과정이다. 집행 기능은 장기 계획, 전략적 계획 수립, 사회적 상호작용, 연민과 공감의 표현 같은 것이다. 최근 몇몇 과학 연구에 따르면 자세 수련은 이 목록에 있는 많은 기능을 지지하고 개선하는 데 도움이 될 수 있다.[8]

나는 지난 수년간 마셜 해긴스 박사의 연구를 위한 요가 실험 계획을 구상했다.[9] 그중에 아프리카계 미국인의 고혈압 전단계 상태에 관한 연구와 고등학생의 평균 성적에 관한 연구는 주목할 만한 결과를 보였다. 실험한 요가 방법은 크게 다르지 않았지만, 그에 따라 요가를 한 집단은 전혀 다른 부류였는데도 두 연구 모두 긍정적인 결과가 나왔다. 혈압 연구에서는 통계적으로 유의한 확장기 혈압의 저하가 일어났고, 평균 성적 연구에서는 40주 요가를 한 학생들이 40주 체육 수업을 한 학생들에 비해 평균 성적이 2.7점 높았다.

기본적으로 똑같은 운동을 했는데 그렇게 다른 효과가 일어난 까닭은 무엇일까? 내 생각에, 요가는 자세, 호흡, 주의 집중을 통해 뇌 기능과 신경계의 균형을 효과적으로 잡는다. 그리고 신경계는 항상성을 통해 언제든 무엇을 균형 잡고 수정해야 하는지 감지한다. 운동을 해서 뇌를 적절히 지지하면(뇌와 움직임은 밀접하게 연관되므로), 강조되는 뇌 기능이 자동으로 강화되기 시작한다. 그러므로 혈압이 정상에서 벗어나면 요가는 혈압을 정상으로 유지하는 항상성 기능을 회복하도록 돕는다. 또 스트레스 수준이 높아질 때 요가를 하면, 특히 아드레날린과 코르티솔 분비 및 호흡을 담당하는 뇌 부위와 내분비계를 통해 스트레스를 하향 조절한다.

요가가 모든 질병에 만병통치약은 아니지만, 본질적으로 뇌, 신경계, 세포 기전(메커니즘)의 균형을 이루는 역할을 한다. 요가는 어긋난 몸의 기능을 균형 상태로 회복시킨다. 몸에는 지성이 있다. 그래서 몸은 무엇을 해야 하는지 안다. 몸의 지성을 지시하는 방향으로 행동하고 살면, 몸은 스스로 균형을 잡도록 회복한다. 생활 방식, 식습관, 습관의 장애가 아닌 병에 걸리면, 요가와 생활 방식을 이용해서 몸의 치유력을 키울 수 있다. 암 환자와 다발성 경화증 환자가 식이요법, 명상, 수면, 긍정적 감정을 이용해서 병을 개선하고 관리하는 것을 보면 그렇다는 것을 알 수 있다. 간단히 말해, 요가는 자기조절을 돕는다.

과거의 요가 자세

파탄잘리는 자신의 책에 나오는 요가 수련들을 정확히 어떻게 해야 하는지 자세히 알려 주지는 않는다. 그의 책은 수련의 이름과 유형 그리고 효과를 설명한다. 이를테면 오디오 기기에 연결하려고 스피커를 사면 어디에 플러그를 연결하고 고장 나면 어떻게 해결하는지 알려 주는 설명서가 함께 들어 있지만,《요가 수트라》는 그런 설명서가 아니다. 파탄잘리는 다양한 요가 수련을 모으고 분류할 뿐 자세히 다루지 않으며 수련법을 알려 주지도 않는다. 예를 들어, 파탄잘리는 우리가 '아힘사'(ahimsa, 해 끼치지 않음)를 수련해야 한다고 말하고, 아힘사에 확고히 자리 잡은 사람과 함께 있으면 적대감이 사라진다고 말하지만, 아힘사를 정확히 어떻게 수련해야 하는지는 알려 주지 않는다. 아힘사를 실천하려면 채식가나 비건(vegan, 동물성 식품을 일체 먹지 않는 완전 채식가—옮긴이)이 되어야 하는 것일까? 어떤 상황에 있더라도 절대 폭력을 사용하면 안 된다는 뜻일까? 자기를 방어하거나 학대받는 사람을 보호하기 위해 폭력을 쓸 수밖에 없는 경우라면 어떻게 해야 하는가? 파탄잘리는 이런 것을 알려 주지 않는다. 그러므로 아힘사를 실천하는 방법은 아힘사를 경험하거나 수행한 선생님에게 배워야 한다. 또는 우리가 아힘사의 개념을 명상하고 일상생활에 실천하면서 스스로 배워야 한다. 《마하바라타》 같은 책을 참고할 수도 있고, 마하트마 간디와 마틴 루터 킹 목사가 쓴 글을 읽을 수도 있다.

아사나에 관해서 파탄잘리는 3개의 수트라에서 모든 아사나 수련에 관한 포괄적인 개요를 간결하게 말한다. 첫째 수트라는 아사나의 정의를 말하고, 둘째 수트라는 모든 아사나를 수련하는 법을 설명하며, 셋째 수트라는 아사나를 적절히 수련한 결과를 알려 준다.

1. 아사나는 꾸준히 편안히 수련해야 한다. (요가 수트라 2.46)

2. 차분히 노력해야 하고, 마음은 무한한 의식에 몰입되어야 한다. (요가 수트라 2.47)

3. 이렇게 수련하면 삶의 부침을 견디는 능력이 향상되고, (그의 표현에 따르면) 반대되는 짝을 초월할 수 있게 될 것이다. (요가 수트라 2.48)

파탄잘리는 우리가 수련할 수 있는 자세에 관해서는 설명하지 않는다. 그것은 스승이 가르쳐 주어야 하고, 스승과 스승의 요가 경험에 따라 상당히 다양할 수 있기 때문이다.

파탄잘리가 아사나에 관한 글을 거의 쓰지 않은 것을 보면 아사나가 요가 수련에서 중요하지 않은 부분이었을 것이라고 말하는 사람도 있다. 혹은 지난 백 년가량 자세를 중시한 것은 비교적 새로운 현상이며, 천 년 전이나 오백 년 전만 해도 아사나는 요가를 수련한 방법이 아니었을 수도 있다고 말한다.[9] 하지만 그것은 논리적인 오류다. 오백 년 전이나 천 년 전의 기록이 거의 없는데, 어떻게 우리가 지금 하는 수련이나 크리슈나마차리야가 가르친 수련이 당시 사람들이 했던 수련이 아니라고 말할 수 있겠는가? 그런 주장은 '체육관' 요가와 현대의 혼종 요가에는 분명히 옳을 수 있지만, 크리슈나마차리야에 관해서는 확실히 말할 수 없다. 게다가 그런 논리는 수트라 문헌이 실제로 우리에게 전하고자 하는 내용에 대해 오해하고 있음을 나타낸다. 수트라 문헌은 명백한 설명을 하려는 것이 아니라 방향을 알려 주려는 것이다.

그리고 요가 문헌들에 있는 주석을 면밀히 살펴보면 문헌에 쓰여 있지 않은 부분이 훨씬 많다는 것을 짐작할 수 있다. 예를 들어, 비야사는 최초로 《요가 수트라》에 주석을 달아서 자세히 설명했고, 우리가 수련할 수 있는 11가지 중요한 아사나를 열거한 뒤 '아디(adi)'를 덧붙였는데, '등등'을 뜻하는 이 말은 그 밖에도 많은 아사나가 있음을 나타낸다. 비이원적 철학 전통인 아드바이타 베단타의 근본 스승인 샹카라차리야는 이 부분에 관해 이렇게 설명했다. "우리는 '아디(adi)'라는 말을 사용함으로써 스승이 가르쳐 준 다른 자세를 이해해야 한다."[10] 이는 천 년 전에도 다양한 자세가 있다는 사실이 잘 알려져 있었고, 스승의 지도 아래 다른 아사나들을 배울 수 있었다는 것을 나타낸다.

관심 있는 사람들이 읽을 수 있는 다른 문헌들이 있다. 인도의 카이발리야담에서 출간한 《카팔라 쿠란타카 하타비야사 팟다티(Kapala Kurantaka Hathabhyasa Paddhati)》는 저술 시기가 적혀 있지 않은데, 카이발리야담의 연구소장인 M. L. 가로테 박사는 14세기 초에 쓰인 것으로 추정하며[11], 산스크리트 어 학자 제이슨 버치는 17~18세기의 문헌으로 추정한다.[12] 그 책에는 112가지 아사나가 실려 있다. 알려진 초기 문헌들에는 몇 가지 자세만 실려 있고, 소수의 프라나야마 수련만 알려 주고 있으며, 《요가 타라발리(Yoga Taravali)》에서 샹카라차리야는 수천 가지 유형의 프라나야마가 있지만, 그와 요가 수행자들이 가장 중요하게 여기는 '케발라 쿰바카(kevala kumbhaka)'만 언급하고 나머지는 설명하지 않는다고 말한다.[13] 그러므로 일부가 생략된 자세 목록만 보고서 기법의 수가 몇 가지 안 된다고 여기면 안 되고, 전달 매체의 속성 때문에 그렇다고 생각해야 한다. 수백 수천 가지 기법이 있어도 그것을 모두 기록하는 것은 실용적이지 못하며 시간적으로도 효율적이지 못할 수 있다. 야자수잎에 쓰려면 시간이 오래 걸리고, 또 자세 같은 것은 살아 있는 스승에게 직접 배워야 하기 때문이다. 그래서 가장 중요한 자세들만 기록하는 것이다. 그런 이유로 비야사는 목록 끝에 '아디(adi)'를 덧붙였다. 영적 훈련의 일부로서 아사나를 수련하는 것은 새로운 것이 아니며, 아사나는 가짓수도 대단히 많고 유형도 다양하다.

요가의 4가지 길

요가에는 일반적으로 4가지 길이 있다.

1. 갸나 요가: 탐구의 요가. 경전을 연구하고 토론하기도 한다.
2. 카르마 요가: 봉사의 요가. 모든 행위를 신에게 봉헌한다.
3. 박티 요가: 헌신의 요가. 예배와 찬송, 의례 등을 통해 헌신한다.
4. 라자 요가: 왕의 길. 수련의 요가(아쉬탕가 요가와 동의어).

이들 하나하나가 모두 방대한 주제이지만, 일반적으로 사람마다 특히 더 마음이 끌리는 요가가 있다. 어떤 이들은 천성이 헌신적이고 다른 이들은 더 분석적이다. 저마다의 필요나 성향(산스크리트 어로는 아디카라(adhikara, 적성))에 맞는 다양한 체계가 있다. 하지만 다양한 접근법은 서로 배척하지 않는다. 라자 요가를 하는 사람도 요가 수련과 스승에게 박티 즉 헌신하는 마음을 가질 것이다. 수련을 봉헌물(카르마)로 바치고, 철학적 토대에 관한 지식(갸나)을 가지고 수련할 때 그 이로움이 훨씬 깊어진다. 그러므로 실제로 요가의 유형들은 서로 연관되어 있다. 저마다 편안하고 자연스러우며 가장 깊은 내면의 존재를 알아 가는 데 도움이 되는 요가 유형을 선택해서 거기에 주로 집중하면 된다.

아사나에 관해 정리해 보자.

- 자세는 안정되고 편안해야 한다.
- 고요한 마음으로 노력해야 한다.
- 내면으로 주의를 집중해야 하고, 몸에서 스트레칭하고 강화하고 대부분의 동작을 하는 부위뿐만 아니라 몸의 모든 부위로 알아차림을 확장해야 한다.
- 아사나 스티티는 빈야사와 더불어 자세의 두 가지 요소다.

5장

{ 마음은 어디에 있는가? }

철학적 사색이 시작된 이래 마음-몸 이원론의 문제는 철학자들을 골치 아프게 했다. 동서양의 지혜 전통들은 마음-몸이 통합된 경험의 장이라고 여겼다. 그런데 1600년대 초 과학과 이성의 시대부터 서양은 마음-몸의 분리를 선택했고, 그것이 점차 우리의 집단의식에 스며들었으며, 신비주의는 관심에서 멀어져 가는 가운데 종교 교리와 과학이 그 자리를 차지하기 시작했다.[1] 그런 경향은 아마도 데카르트에 의해 굳어졌을 것이다. 그의 기계론적이고 이원적인 세계관은 환원주의 시대의 도래를 알렸는데, 그것은 부분으로 쪼개서 연구하면 전체를 이해할 수 있다는 관점이다. 데카르트에 따르면, 마음의 상태는 몸의 상태와 구별되고 다른데, 이런 견해는 오랜 세월에 걸쳐 마음과 몸이 분리되게 했고,

수많은 혼란과 심리적 고통을 일으키는 원인이 되었다. 왜냐하면 사람들이 마음속에 일어나는 경험을 더 중시하고, 또 하나의 경험의 장인 몸을 가지고 있다는 사실을 자주 잊기 때문이다. 영국의 철학자 길버트 라일은 그런 견해에 반대했으며, 데카르트의 모델을 '기계 속의 유령'이라고 불렀다.[2] 그는 데카르트의 학설이 몸과 마음에 관해 우리가 실제로 아는 것, 즉 몸과 마음은 하나의 연속체라는 것과 상충한다고 주장했다. 데카르트는 "나는 생각한다. 그러므로 나는 존재한다."라고 말한 것으로 널리 알려져 있지만, 그가 실제로 한 말은 '그가 의심할 수 없는 유일한 것은 자기가 생각한다는 사실'이라는 것이었다. 그런데 요가 수행자들은, 만일 생각이 기본적이라는 것을 의심한다면 무슨 일이 일어날지 숙고했다. 그 결과 그들은 말했다. "나는 존재한다. 그러므로 나는 생각한다." 그들은 마음의 밑에 무엇이 있는지 보려고 했다. 말하자면, 자동차 후드 밑에 무엇이 있는지 보려고 한 것이다.

환원주의자들은 전체를 이해하려면 각 부분을 조사하라고 가르쳤고, 과학이 하는 일이 대체로 그것이다. 부분들을 조사하면 간 세포가 각각 어떻게 작용하는지, 근육이 어떻게 수축하는지 등 개별적인 것에 대해 대단히 많은 것을 배울 수 있다. 그러나 하나의 간 세포는 간이라는 장기 전체와 분리되어 독립적으로 존재하지 않으며, 간도 몸과 분리되어 독립적으로 존재할 수 없다. 그리고 근육도 그것을 지지하고 관여하는 뼈, 힘줄, 인대, 신경계 없이 혼자서 수축할 수 없다. 이와 마찬가지로 우리도 우리가 사는 세계—이 행성, 공기, 물, 흙과 거기서 자라는 식량—와 분리되어 존재할 수 없으며 그렇게 존재하지도 않는다. 우리는 과정들의 묶음인 것이다. 마음은 그 과정의 일부로서, 유입되는 정보를 조율하고, 정보를 저장하고, 그 정보나 접촉이 어떻게 느껴지는지에 따라 그 정보에 기반해서 특정한 행동을 하게 한다. 어떤 것이 안전하고 안심할 수 있다고 여기면 우리는 그것을 향해 움직인다. 반대로 위험하거나 위협적이라고 느끼면 그것을 멀리한다.

요가는 주로 몸을 위한 자세 수련이라고 여겨지는 경우가 많지만, 무엇보다도 마음을 위한 수련이다. 지금까지 논의한 것처럼, 마음과 몸은 별개로 분리된 것이 아니라 두 개의 통합되고 상호의존적인 과정이다. 단지 몸과 마음을 자세히 살펴보고 다양한 기능을 이해하기 위해서 임시로 나누었을 뿐, 실제로는 분리되어 있지 않다. 하나의 통합된 장으로서 마음-몸 복합체에는 보이는 측면과 보이지 않는 측면이 있으며, 몸은 볼 수 있는 측면이고, 마음, 감정, 기억, 지성, 느낌은 볼 수 없지만 느끼거나 감지할 수 있는 측면이다. 보이는 면은 보이지 않는 면을 생생하게 하며, 보이지 않는 면도 보이는 면을 생생하게 한다. 예를 들어, 사랑이나 두려움의 느낌은 생각이나 감정으로 알아차리기 전에 먼저 뱃속의 긴장감 혹은 심장이 빨리 뛰는 것으로 느껴지기도 한다. 이와 마찬가지로, 구부정한 자세는 뇌에 신호를 보내 우리가 세상을 회피하거나 세상에서 물러선다고 여기게 하고, 똑바로 선 자세는 뇌에 신호를 보내 우리가 세상에 참여한다고 여기게 한다. 그러므로 자세를 바꾸는 것만으로도 태도와 기분을 바꿀 수 있다. 몸은 마음의 태도를 반영하고, 마음은 자세에 반영되기 때문이다. 숙제를 해 오지 않은 학생이 선생님의 호명을 피하려고 몸을 웅크리고 앉아 있는 모습은, 눈에 띄지 않으려는 마음이 자세에 반영됨을 보여 주는 분명한 예다. 그런 예는 수없이 많다. 왜냐하면 사람들의 생각, 겪은 일, 느낌 등 내적 존재가 반영되는 것은 바로 몸이기 때문이다.

대개 요가는 자세를 수련하는 것이라고 여긴다. 그러니 몸을 특정한 자세로 취하는 것이 어떻게 마음을 균형 잡히게 한다는 것인지 의아해하는 것은 당연하다. 자세는 신체적인 것인데, 어째서 자세가 마음이 기능하는 방식을 바꾸고, 이른바 마음의 내용(더 나은 용어가 없어서 이렇게 말하자면)을 변화시킬 수 있다는 말인가? 이는 마음과 몸이 분리되어 있지 않고 서로 연관되어 있음을 가리키는가? 대답은 '그렇다'인 것 같다. 신체적 몸을 통해 나타나는 요가의 효과는 정말 놀랍다. 최근의 연구들은 적당한 시간만 꾸준히 요가 수련을 하면 혈압이 낮아지고, 불안과 우울감이 줄고, 허리의 통증이 감소하고, 외상 후 스트레스 장애의 증상이 완화되고, 천식 발작이 덜 일어나고, 자세와 힘과 조정력이 개선되고, 호흡과 심혈관계 건강이 좋아지고, 어린이의 자기 통제력이 향상되는 등 수많은 효과를 볼 수 있음을 보여 준다. 한 가지 수련이 그렇게 광범위한 효과를 일으킬 수 있다면 정말 놀라운 일인데, 실제로 그렇다. 고혈압, 우울감, 외상 후 스트레스 장애, 자기 통제 부족 등 요가가 도움이 되는 질병이나 문제는 충격적인 사건이나 과도한 스트레스로 생길 수 있는 마음과 감정의 손상이다. 충격적 사건이나 과도한 스트레스 등 몸에 일어난 그런 일은 즉각 이른바 마음에 영향을 미치지만, 신체에도 자국을 남긴다. 알아차림과 의도를 가지고 요가 아사나 같은 신체 수련을 하면, 트라우마를 일으킨 사건들이 우리를 지배하는 힘을 먼저 몸에서 제거할 수 있다. 의학에서는 낮은 수준의 스트레스와 염증이 장기간 계속되면(과도한 스트레스 자체도 염증을 일으킨다), 고혈압 같은 특정한 심혈관 질환, 암, 성년 개시 당뇨병, 과민 대장 증후군 등의 질병을 일으킬 수 있다고 알려져 있다. 이는 생활의 스트레스가 신체 기능을 쇠약하게 할 수 있음을 분명히 보여준다.

우리 몸은 스트레스를 느끼면 코르티솔과 아드레날린을 분비한다. 그것들은 신경 전달 물질이자 호르몬으로서 염증을 해소하고 에너지를 발생시키며, 의자에서 일어나 방을 걸어가는 것 같은 단순한 일을 할 때도 분비된다. 그것들은 뇌가 활성을 느낄 때 분비되며, '악당' 같은 신경 전달 물질이 아니다. 또 납부일이 지난 청구서, 기한을 넘긴 숙제, 교통경찰, 싸움, 공격해야 하는 바이러스 등 환경 하중이나 스트레스를 일으킬 수 있는 요구에 몸이 응답해야 한다는 신호를 뇌가 받을 때도 분비된다. 문제를 해결하면 이런 스트레스를 주는 상황이 사라지고, 그러면 호르몬이

혈류에서 제거되고 세포 안으로 재흡수되거나 소변으로 배출된
다.

하지만 스트레스가 지속적으로 혹은 반복적으로 지각되면, 몸
은 코르티솔과 아드레날린을 제거되는 속도보다 더 빠른 속도
로 계속 분비하고, 결국 혈류에 스트레스 호르몬이 쌓인다. 그러
면 반대 현상이 일어나기 시작하고, 감염에 맞서는 것을 돕는 코
르티솔이 혈류에 모이고 해로워지면 염증이 증가하기 시작한다.
이것이 낮은 수준의 스트레스가 장기간 계속되면 몸에 염증을 일
으키는 과정이다. 혈액에서 염증 지표를 제거하는 능력은 우리가
스트레스나 염증 때문에 일어나는 질병에 걸릴지 걸리지 않을지
를 결정하는 유력한 요인이다. 스트레스 수준이 낮거나 높은 것
은 전적으로 외부 환경에 달린 문제가 아니라, 스트레스를 처리
하는 마음의 능력을 나타낸다.[3]

또 하나의 그런 예는 (캐롤 드웩의 '성장형 사고방식'의 한 갈래인)
알리아 크럼의 '스트레스형 사고방식'이라는 개념이다. 스트레스
는 본래 나쁜 것이 아니고, 우리가 스트레스를 어떻게 지각하느
냐에 따라 스트레스에 대한 우리의 반응, 그리고 스트레스가 건
강, 감정, 회복력에 어떤 영향을 주는지가 결정된다. 증가한 염증
은 스트레스의 부산물이며, 마음이 긴장을 어떻게 다루는지에 따
라 함께 일어나는 다른 화학 반응이 있다. 한 예는 몸이 스트레스
를 받으면 복합 식품을 분해하는 데 필요한 소화 효소를 만들어
내지 못하므로 잘 먹지 못하는 것이다. 작업치료사인 앤 버클리-

린은 우리가 스트레스를 받을 때 유일하게 생성되는 소화 효소는 빵, 파스타, 설탕처럼 위안이 되는 음식을 소화할 수 있는 효소라는 것을 알려 주었다. 왜 그런지 의아하다면, 녹초가 되었을 때는 아이스크림이나 도넛만 먹고 싶은 걸 떠올리면 된다. 바로 그런 이유다. 혈류에 아드레날린과 코르티솔이 지나치게 많으면 수면이 방해받는다. 요가 수련을 한 뒤 기분이 좋아지는 이유는, 혈류에서 과다한 코르티솔과 아드레날린을 제거하는 데 도움이 되는 주요 요인 중 하나가 운동이기 때문이다. 사실 어떤 운동이든 과다한 코르티솔과 아드레날린을 제거하는 작용을 하지만, 요가는 그 효과와 더불어 호흡을 통해 (스트레스를 지각하는) 신경계에 접근하여 신경계가 균형, 안전, 안정을 지각하게 하는 부가적인 이점이 있다.

우리가 겪는 많은 불균형은 몸, 신경계, 마음이 서로 협력하지 않을 때, 그중 하나가 나머지를 지배할 때 일어난다. 예를 들어, 우리는 어떤 과제를 끝마치려 애쓰는 동안 배고픔이나 갈증, 피로를 무시할 때가 많다. 몸이 휴식해야 한다는 신호를 보내지만, 마음은 더 일하라고 말한다. 신경계는 둘 사이에 낀 채로 많은 경우에 몸을 담보로 마음의 지시에 복종하며, 그러면 점차 몸의 다른 체계들이 고통을 겪는다. 피로를 무시하고 자신을 혹사하면, 정신 기능이 손상되고 면역계가 약해지며, 힘이 약해지고 내부 장기들까지 스트레스를 받게 된다. 이런 일은 일상생활의 일반적인 스트레스로 생기며, 우리를 단절시키는 충격적인 사건의 경험으로 생기기도 한다.

'요가'라는 말의 뜻 중 하나는 '결합'이다. 즉, 모든 것이 하나 되는 특별한 때를 뜻한다. 우리가 몸, 신경계(호흡을 통해), 마음을 동시에 하나로 모으고 그것들이 협력하기 시작할 때 흥미로운 일들이 일어나기 시작한다. 스트레스가 해소되고, 오래된 트라우마가 치유되며, 스트레스와 트라우마가 다시 쌓이지 않게 된다. 현명하게 선택하는 능력을 이용하는 법을 배우고, 마음의 지나친 강박적 경향이 중단되거나 줄어든다. 요가를 수련하는 기본 전제는 매우 단순하다. 즉 몸을 움직이고, 호흡하고, 특별한 방식으로 집중함으로써 몸, 신경계, 마음이 긴밀히 협력하는 상태가 되게 하는 것이다.

그러면 다시 비야사의 관점으로 돌아가게 된다. 즉, 요가는 수련이자 집중 상태이며, 더 정확히 말하면, 앎(awareness)을 반영하는 마음, 그러므로 안정되고 열려 있고 자각하고 편안한 마음을 계발하는 수련이다. 그것은 마음의 특성이다. 앞서 말했듯이 특성은 상태와 다르다. 하나의 상태는 변하며, 어떤 때에 일어나는 것이다. 반면에 특성은 어떤 것의 근본적인 특징이다. 요가를 수련할 때 우리는 마음의 근본적인 특성을 변화시켜, 마음의 기반과 토대가 맑고 고요하며 잘 적응하게 하려 한다.

마음의 근본적인 특성이 질적으로 변하면, 하루에 일어나는 일들이 스트레스를 주지 않게 된다. 왜냐하면 괴로움은 외부 상황 때문이 아니라 마음이 편안하지 않을 때 일어나기 때문이다. 우리가 주의를 기울이려 하거나 집중하려 할 때, 잠깐은 그렇게 할 수 있지만, 금세 마음은 집중하려 하는 대상을 벗어나 떠돌고, 다시 억지로 데려와도 마음은 그곳에 머물지 않는다. 누구나 이런 경험이 있다. 우리는 심오한 의식 상태를 경험할 수 있지만, 그다음에 다시 현실로 돌아오면 이전과 똑같은 문제를 가지고 있다. 불안, 화, 경쟁심, 오만함 등등.

우리는 무아경에 빠질 때도 있고, 스포츠나 창조적인 작업 등 어떤 활동에 깊이 몰입할 때도 있다. 그러나 무아경에 빠져 있는 시간은 결국 끝나게 된다. 그런 몰입도 하나의 마음 상태이기 때문이다. 긍정적인 마음 특성은 금세 지나가는 상태보다 훨씬 오래가며, 매일 반려자나 자녀의 말을 경청하는 등의 활동으로도 계발할 수 있다. 우리가 지금 앞에 있는 것에 온전히, 완전히 현존할 때 우리는 몸, 호흡, 마음, 영혼 안에서 통합되어 있다. 그러면 연결, 만족, 기쁨, 삶의 목적의식이 생긴다. 이런 내면의 힘을 계발하는 것이 2,500년 전에 《문다카 우파니샤드》에서 언급되었다. "나아야마타마 발라히네나 라브야히(힘이 없으면 내면의 자기를 붙잡을 수 없다)."[4] 여기서 말하는 힘은 내적인 힘이다. 몸의 힘이 아니라 마음의 힘, 헌신의 힘이다.

마음은 몸 안에 있는가?

몸은 우리가 사는 집이며, 마음과 신경계, 감정, 카르마, 잠재력의 신체적 표현이다. 요가는 기본적으로 마음에 관한 것이지만, 마음은 볼 수 없다. 마음은 정확히 어디에 있는가? 마음은 무엇으로 이루어져 있는가? 우리는 모른다. 지난 수백 년 동안 마음에 관한 책이 수천 권이나 나왔지만, 마음이 정확히 무엇이고 어디에 있는지에 대해 일치된 의견은 거의 없다. 요가가 주는 대답은, 마음은 경험이 일어나거나 지각되는 중립 지대라는 것이다. 마음은 확장되어 아무리 큰 공간이라도 채울 수 있고, 또 줄어들어서 아무리 작은 공간이라도 채울 수 있다. 이를테면 마음은 수십억 개의 은하와 수조 개의 별이 있는 우주의 본성을 숙고할 만큼 확장될 수 있고, 반대로 원자 하나, 세포 하나, 숨이 콧구멍 끝을 지나는 매우 미세한 촉감에 집중하도록 수축될 수도 있다. 마음은 내용물이 있을 때는 생각으로 이루어진다. 생각이 없을 때 마음은 중립 지대다.

고대의 요가 수행자들은 우리에게 하나의 몸이 아니라 세 개의 몸이 있다고 보았다. 첫째 몸은 신체의 몸이며, 우리가 먹는 음식과 마시는 물로 이루어진다. 이 몸은 음식, 운동, 환경에 따라 강해지고 늘어나고 변하며 몸매 등이 바뀔 수 있다. 신체의 몸은 한 사람의 팔다리에만 한정되지 않는다. 디팩 초프라 박사가 《요가의 일곱 가지 영적 법칙》에서 말하듯이, 우리에게는 확장된 몸이 있는데, 그것은 우리가 사는 세계다. 신체의 몸은 환경과 분리되어 있지 않으며 그럴 수도 없다. 우리는 숨 쉬기 위해 공기에 의존하고, 보기 위해 빛에 의존하고, 요리하기 위해 불에 의존하고, 성장하기 위해 햇빛에 의존하며, 걷기 위해 땅에 의존하고, 거주하기 위해 공간에 의존한다. 생물생활권이 없으면 우리는 신체의 몸으로서 존재할 수 없다. 사실, 신체의 몸은 환경에 대한 반응으로서, 혹은 아마도 환경의 일부로서 발달했다고 말하는 사람도 있다. 내가 야마(yama)를 실천하면서 친절하고 비폭력적인 행위를 하려 하는 가장 깊고 명백한 이유는 주변 환경을 우리의 확장된 몸으로 여기기 때문이다. 주변의 요소들과 사람들이 확장된 우리 자신일 뿐만 아니라 우리도 확장된 그들이다. 우리 바깥에는 진실로 '다른 사람이나 다른 것'이 없다. 오직 우리 모두 함께인 전체가 하나의 거대하고 동시에 일어나는 일로서 있을 뿐이다. 만일 우리가 삶의 통합된 일부로서 그런 의식 수준에 머물러 산다면, 우리는 진실로 하나의 의식 안에서 살 것이다.

둘째 몸은 '미묘한 몸'이라고 한다. 미묘한 몸은 호흡, 마음, 지성으로 이루어진다. 이를 각각 프라나(prana), 마나스(manas), 비갸나(vijnana) 혹은 붓디(buddhi)라고 한다. 미묘하다고 하는 까닭은 호흡, 마음, 지성이 눈에 보이지 않기 때문이다. 하지만 그것을 느끼고 감지할 수는 있다. 요가 수행자들에 따르면, 마음은 생각, 감정, 욕망, 기억이 앉는 자리이며, 식별하는 기능인 지성과 다르다. 예를 들어, 우리가 마음속에서 도넛을 원한다면, 지성은 "도넛 대신 라즈베리를 먹는 게 좋을 거야."라고 말한다. 지성은 우리의 자아의식에 더 가깝다. 대니얼 시겔 박사는 (요가 수행자들이 미묘한 몸이라고 하는) 앎의 정신 과정을 이용해서 경험의 전 과정을 명상할 수 있고, 그다음에는 경험과 경험자를 구별할 수 있다고 말했다. 그는 이를 '앎의 바퀴'라고 부른다. 이 방법은 다섯 가지 감각, 그리고 몸의 내부를 느끼는 감각인 '내부 수용 감각'(그는 여섯째 감각이라고 부른다), 정신 활동(일곱째 감각이라고 부른다), 서로 연결되어 있음의 감지(여덟째 감각이라고 부른다)에 대해 차례차례 명상하도록 안내하는 단순하고 심오한 수련이다. 이 감각들은 바퀴의 테두리로서 존재하고, 거기에서 우리의 감각이 경험을 만난다. 그러나 바퀴통은 맑고 고요하고 수용하고 열려 있고 알아차리는 존재 의식이다. 그것은 우리의 중심이고, 다른 모든 중심과 연결된 중심이며, 아마도 우리 내면의 신성을 느낄 수 있는 곳이다.[5]

《찬도기야 우파니샤드》는 우리의 삶을 비슷하게 설명하는데, 가슴이 우리의 바퀴통이고, 바퀴 테두리는 삶의 바퀴라고 말한다. 바퀴살은 우리가 카르마, 거짓된 정체성, 경험 속에서 길을 잃은 곳이다. 예를 들어, 때때로 요가 수련을 시작할 때 우리는 열리고 알아차리고 자유롭고 사랑하는 자신의 일부와 접촉하고 있음을 즉각 느낀다. 그 후로 요가 수업에 계속 가는데, 어느 날 옆에 있는 사람이 자신보다 더 유연하며 자세를 정말 잘한다는 것을 알아차린다. 그리고 생각한다. "와! 나도 저렇게 할 수 있으면 좋겠어. 머리를 무릎에 닿게 할 수 있으면 정말 많이 발전한 걸 거야. 주말 워크숍에 참가해서 요령을 배워야겠다." 그래서 워크숍에 등록하는데, 더 좋은 요가 매트가 필요하다고 느낀다. 그게 있으면 요가를 더 잘할 것 같기 때문이다. 그리고 근사한 요가복도 필요해 보인다. 혹시 짝이 될 사람을 만날지도 모르니까. 결국 요가 수련회는 완벽한 요가 소울메이트를 만나는 기회가 될 수도 있으니 말이다. 그렇지 않은가? 이제 좋은 요가복이 있으니 염주만 있으면 금상첨화일 것이다. 그런 복장을 하면 매우 영적으로 보일 테니까. 그 후 이런 새로운 외모가 자리 잡고 마침내 오금줄이 열릴 때, 나는 열려 있는 사랑의 앎을 떠나서 완전히 새로운 거짓 정체성을 만들어 내고 있었음을 깨닫는다. 우리는 이런 식으로 바퀴살에서 길을 잃고 헤매게 되며, 다른 많은 분야에서도 이런 일이 일어난다. 그런데 바퀴살이 좋은 점은 양방향으로 모두 갈 수 있다는 것이다. 바퀴통에서 멀어지기도 하고, 다시 바퀴통으로 돌아가기도 한다. 어떤 시점에서 우리는 경로를 이탈했거나 길을 잃었다는 것을 알아차리고, 그 인식을 이용해서 가슴으로, 존재의 중심으로 돌아갈 수 있다.

셋째 몸은 '지복의 몸'이다. 그것은 참된 자기(우리의 잠재력, 무한한 창조성, 순수 의식인 존재의 근원)를 아는 앎과 접촉하는 지복이다. 여기서 말하는 지복은 일시적인 탐닉으로 느끼는 기쁨이 아니라 존재의 한없는 기쁨이며, 누구나 이유 없는 기쁨을 경험할 때―아무 이유 없이 설명할 수 없는 행복과 만족을 느끼고 모든 것이 좋아 보일 때―느낀 것이다. 지복의 몸은 다른 두 몸을 통해 환히 빛난다. 그러나 외부의 몸이 점점 더 빽빽하고 거칠어질수록 내부의 빛이 통과하지 못해 지복의 몸은 점점 더 가려진다. 그리 되지 않으려면 우리 자신이 더 풀어져서 빛을 더 잘 투과하도록 적극적으로 수련해야 한다. 지복의 몸은 달라이 라마, 데스몬드 투투 주교와 이 시대의 살아 있는 다른 성인들, 요가 수행자와 명상 수행자 같은 사람들의 빛나는 눈에서 볼 수 있고, 특히 사랑하고 보살피고 사려 깊은 사람들의 눈과 미소 속에서 볼 수 있다.

지복의 몸의 다른 이름은 '원인의 몸'이다. '원인의'라는 뜻의 산스크리트 어는 '카라나(karana)'인데, 이 단어의 어근은 kr―'카르마(karma)'라는 단어도 여기에서 파생했다―이며 '행위'를 뜻한다. 우리의 모든 행위는 '삼스카라(samskara)' 즉 인상을 남긴다. 처음으로 아이스크림을 먹고 정말 맛있다고 느끼면, 마음에 남는 인상은 아이스크림에 관한 긍정적인 경험이다. 먹는 것은 행위고, 인상 즉 기억은 삼스카라다. 삼스카라와 더불어 '바사나(vasana, 향기라는 뜻)'라는 미세한 욕망이 있는데, 삼스카라와 밀접히 관련된다. 경험이 긍정적이면, 그 경험을 반복하고 싶은 욕망이 생길 것이다. 경험이 부정적이면, 그 경험을 다시 반복하지 않으려는 욕망이 생길 것이다. 삼스카라와 바사나는 원인의 몸에 저장된다. 삼스카라와 바사나는 우리의 지성, 마음, 신경계, 몸의 아래에서 작용하는 원인이고, 우리가 좋아하고 싫어하는 것의 원인이며, 우리가 어떤 것을 하는 이유이고, 모든 사람에게 있는 이상한 버릇을 가지게 된 이유다. 그것들은 우리의 개별성을 이루는 수십억 가지 향기이고, 우리에게 있는 재능과 장애의 근본 원인이다. 카르마는 행위이고, 삼스카라는 기억이며, 바사나는 기억에서

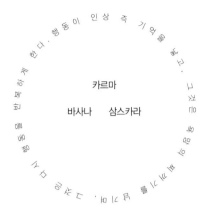

행위, 기억, 욕망의 순환. 요가 수행자들은 마음에서 일어나는 모든 욕망에 따라 행동하지 않음으로써 이 순환을 근절했다.

일어나는 욕망이다.

우리의 모든 행위는 언젠가 해소되어야 한다. 혹은 뉴턴의 말을 빌리면, 모든 행동은 크기가 같고 방향이 반대인 반작용을 일으킨다. 공중으로 공을 던지면 결국 다시 떨어진다. 카르마의 법칙에 따르면, 우리가 하는 모든 행위는 언젠가 과보(果報)를 받는다. 내가 당신에게 좋은 일을 하면 당신은 나에게 좋은 일을 되돌려 줄 것이다. 그런데 내가 당신에게 좋은 일을 했는데, 당신이 보답하기 전에 내가 죽으면 어떻게 될까? 우리의 상호 작용으로 만들어진 카르마의 빚은 내가 죽었으므로 해소되지 않았으며, 나중에 다루어질 것이다. 해소되지 않은 모든 행위와 그 행위의 인상들은 원인의 몸에 저장되고, 우리가 죽을 때 남은 것들은 결국 카르마의 빚을 해소할 길을 찾아 새로운 형태를 취할 것이다. 이것이 아주 짧게 설명한, 탄생과 환생의 순환 즉 윤회의 이론이다. 윤회는 세 가지 몸의 체계에서 중요한 개념인데, 우리가 태어나는 이유인 삶의 목적이 원인의 몸 안에 있기 때문이다. 세 가지 몸 안에서 경험이 개별적 자아라는 개념에, 즉 내가 누구이며 나의 사연이 무엇이라는 생각에 묶인다. 신비적 수행으로 그런 매듭을 풀면 속박되지 않은 자유를 경험할 수 있다. 요가 수행자들과 신비가들에 따르면, 세 가지 몸 너머에 순수 존재, 한계 없는 존재, 장소에 국한되지 않는 의식이 있다. 하지만 그런 경험을 하기는 쉬운 일이 아니며, 간혹 저절로 순수 의식을 경험할 때가 있지만 잠시뿐이다. 잠깐이라도 그런 경험을 하면 근본적인 변화가 일어날 수 있지만, 계속해서 자유를 경험하려면 은총을 받거나 수련을 해야 한다.

요가 수련은 명백히 세 가지 몸을 다루고 강화하고 정화하기 위해, 그리고 우리가 끊임없이 자유를 경험하도록 고안되었다. 자세를 수련하고 깨끗한 음식을 먹어서 신체의 몸을 정화하고, 호흡과 명상과 찬팅(뒤에서 다룬다)으로 미묘한 몸을 정화하며, 다른 사람들을 먼저 배려하고 봉사함으로써 지복의 몸을 정화한다. 그런데 이 모델에서 마음은 어디에 있는가? 마음은 생각을 담은 수레인 미묘한 몸 안에 존재한다. 마음은 내면 세계의 가장 높은 측면이 아니라, 단지 그것보다 먼저 넣어진 이미지, 관념, 경험을 반영하는 측면일 뿐이다. 그런 생각, 이미지, 관념, 경험으로 우리가 하는 것은 지성 즉 붓디(buddhi)의 관할 구역이다. 붓디는 의지력과 분별의 근원이다. 마음을 집중할 곳을 선택하는 능력은 붓디에 기반을 두고 있으며, 이는 정신 집중이 나오는 곳은 마음이 아니라 더 깊은 곳임을 의미한다. 그 보이지 않는 세계의 깊은 측면과 관계를 맺으면 힘과 자유를 얻게 된다. 마음의 내용물 즉 생각과의 동일시가 느슨해지면, 참된 자기의 더 깊은 수준으로 들어가는 중요한 첫걸음을 뗀 것이다.

내면으로 들어가는 과정에서 가장 중요한 수단은 호흡이다. 세 가지 몸의 모델에서 몸과 마음 사이에 있는 덮개는 호흡이며, 호흡은 마음의 내적 수준 및 지성과 연결된다. 마음을 고요히 하고 싶을 때 호흡부터 시작하면 절대 실패하지 않을 것이다. 마음이 중요한 이유는 우리가 깨어 있을 때—생각하고, 계획하고, 기억하고, 느끼고, 정보를 받아들이면서—많은 시간을 마음속에서 지내기 때문이다. 하지만 마음은 우리의 가장 깊고 가장 심오한 부분이 아니며, 들어오는 경험의 중간 기착지일 뿐이다. 마음 아래에 있는 것이 평화가 경험되는 곳이며, 그곳으로 우리를 데려가는 두 가지 훌륭한 도구가 호흡과 알아차림이다.

요약하면, 세 가지 몸과 다섯 가지 덮개는 다음과 같다.

- 신체의 몸과 감각 기관들은 (신체적 고통이든 감정적 고통이든) 괴로움과 연관되고, 눈에 보이는 몸 대부분을 이룬다.
- 호흡, 마음, 지성은 보이지 않지만 느끼고 감지할 수 있다. 그러므로 '미묘한 몸'이라고 한다. 호흡은 신경계와 연관되고, 우리는 그 기제를 이용하여 신체의 몸을 통해 지각하고 세상에서 살아간다. 마음은 늘 대상을 비교하고 재기를 좋아한다.

● 지성은 '나'라는 느낌 즉 자아 동일시의 근원이며, 우리는 그 자아 동일시에 기반하여 어디로 갈지 선택한다. 만일 우리가 내면과 동일시한다면, 참된 자기가 누구인지 아는 방향으로 움직일 것이다. 만일 외부와 동일시한다면, 외부의 대상들을 자기 자신으로 여길 것이다.

● 가장 내적인 몸은 지복의 몸이다. 그것은 우리 존재의 타고난 본질이다.

● 순수 의식은 존재와 있음의 무한한 장이다. 거기에서 덧없고 변하는 찰나의 경험으로서 모든 몸이 일어난다.

이것이 세 가지 몸과 다섯 가지 층이다. 어떻게 하면 신체의 몸으로부터 가장 깊은 존재의 수준으로 들어갈 수 있는가? 첫걸음은 '나는 누구인가?'를 묻는 것이다.

6장
나는 누구인가?

《요가 수트라》에 따르면, 사람들은 고통스럽다는 것을, 혹은 삶에 무언가 빠져 있다는 것을 어느 정도 알아차린 뒤에야 요가 수련을 시작하게 된다. 고통은 의식의 장(場)에 장애가 있을 때 생긴다. 의식, 앎, 혹은 참된 자기를 아는 앎은 밝고 맑고 열려 있으며, 자기 자신을 알고, 그러므로 영원히 현존한다. 장애가 구름처럼 앎을 가리면, 우리는 앎의 순수한 장(場)이 아니라 구름을 자신과 동일시하게 된다. 장애를 '클레샤(klesha)'라고 하며 다섯 가지 클레샤가 있는데, 파탄잘리가 알기 쉽게 설명했다. 그는 몇 개의 구절만으로 우리의 혼란한 마음을 잘 이해하고 표현한다. 요가는 고통에 대해 낙관적이며, 고통을 지나치게 강조하지 않는다. 그보다는 세 가지 행위를 함으로써 적극적으로 고통을 해결할 수 있다고 말한다. 파탄잘리는 그것을 '요가의 행위'라고 부르며, 요가의 효과가 나타나도록 우리가 할 수 있는 그 세 가지 행위는 다음과 같다.

1. 타파스: 아사나와 프라나야마 같은 수련
2. 스와디야야: 철학 서적을 공부하고 낭송하기
3. 이슈와라 프라니다나: 신, 신성, 혹은 미지의 존재에게 내맡기기

이 행위들에 관해서는 나중에 자세히 살펴보기로 하고, 먼저 장애 즉 클레샤부터 알아보자. 장애를 조금 이해하고 나면, 요가를 할 때 우리가 줄이려고 (파탄잘리의 말로는, 성기게 하려고) 하는 것이 정확히 무엇인지를 파악하는 데 도움이 된다.

다섯 가지 장애는 다음과 같다.

1. 아비디야: 자기가 진정 누구인지를 모름(대개 '무지'로 번역됨)
2. 아스미타: 자기가 누구라고 생각하는지에 관한 이야기를 지어냄
3. 라가: 즐거운 것에 집착함
4. 드웨샤: 불쾌한 것에 집착함(대개 '혐오'로 번역됨)
5. 아비니베샤: 소멸을 두려워함(대개 '죽음에 대한 두려움'으로

번역됨)

아비디야

다섯 가지 클레샤 중 첫째인 아비디야(avidya)는 다른 클레샤들이 일어나고 커지는 장(場)이며, 아주 단순하게 말하면, 자기가 진정 누구인지를 모르는 것이다. 자기가 누구인지 알면 다른 모든 장애가 사라진다. 자기가 누구인지 아는 것은 비디야(vidya), 즉 '지식'이다. 비디야는 자신을 앎, 의식, 목격자로서 경험하는 것이다. 자기가 누구인지 알 때, 그 지식은 저절로 다른 유형의 괴로움을 뿌리 뽑는다. 산스크리트 어 음절 '아(a)'는 어떤 것의 반대 혹은 부재를 가리킨다. 그러므로 비디야가 지식이라면, 아비디야는 지식의 부재가 된다. 우리는 학교와 책에서 배우는 지식, 미술과 음악, 과학과 수학에 관한 전문 지식 등 다른 유형의 지식을 많이 습득할 수 있고, 정치학이나 의학에 관해서도 많은 것을 알 수 있다. 그러나 정작 자기의 본성은 알지 못한다. 아비디야는 무명이나 무지로 번역될 때가 많지만, 우리가 아무것도 모른다는 말이 아니고, 완전히 바보라는 의미도 아니다. 아비디야는 단 하나를, 자기가 진정 누구인지를 모르는 것이다. 그런데 사실 그것이 우리가 알아야 할 가장 중요한 것이다. 자기가 누구인지를 알면, 우리의 거짓된 정체성은 가을에 나무에서 떨어지는 나뭇잎처럼 떨어져 나가고, 의식만 남는다.

아스미타

자기가 진정 누구인지를 모르면 자기의 어떤 정체성, 어떤 이야기를 지어내야 한다. 그런데 그 정체성은 본질적으로 거짓이다. 왜냐하면 우리가 어디에 끌리는지에 따라 혹은 무엇을 싫어하는지에 따라 우리가 취하는 정체성이 변할 수 있기 때문이다. 이것을 아스미타(asmita), 즉 아상(我相, I-ness)이라 한다. 우리는 자기가 누구인지 모르면 다른 대용품을 만들어 내야 한다. 이렇게 만들어 낸 '자기에 관한 이야기'인 아스미타는 '에고'가 아니며, '자기를 아는 앎'을 대신하여 우리가 지어내는 이야기들이다. 그 이야기는 평생에 걸쳐 변하며, 아마도 이야기하기(storytelling) 없는 이야기로 우리를 이끌 것이고, 결국 단순히 현존한다는 이야기가 될 것이다.

내가 10대일 때는 음악이 나에 관한 이야기를 규정했다. 펑크록 가수라는 정체성을 가졌을 때, 나는 모히칸 헤어스타일을 했고, 찢어진 청바지와 가죽 재킷을 입었고, 안전핀을 온몸에 달고, 좋아하는 록밴드가 그려진 티셔츠를 입고 다녔다. 내가 어디에 속해 있는지 알리려는 것이었다. 몇 년 후 고스록(goth rock)을 알게 되었을 때는 머리를 검게 염색했고, 피어싱을 몇 개 더 했고, 검은색 옷만 입었다. 하나의 이야기 다음에 다른 이야기가 이어졌고, 마침내 무한히 건강한 이야기를 가진 세계를 발견했다. 그러나 내가 들어갔던 모든 이야기가 그랬듯이, 우리는 자신이 들어가는 모든 정체성을 진정한 정체성이라고 여긴다. 하지만 그렇지 않다. 그것들은 일시적으로 취하고 있는 정체성에 불과하며, 자기가 진정 누구인지 모르는 틈을 메우고 있을 뿐이다.

1986년경, 고등학교를 졸업한 뒤 나는 뉴욕 그리니치 빌리지의 한 레코드 가게에서 일하고 있었다. 거기서 일하는 테드라는 남자는 채식가였다. 그는 1970년대에 암리트 데사이라는 요가 수행자에게 요가를 배웠고, 철학책을 많이 읽었다. 당시 나는 전혀 건강하지 않은 생활 방식으로 살고 있었다. 매일 햄버거, 피자를 먹고 카푸치노, 소다수, 맥주, 테킬라를 마시고 담배를 피웠다. 내가 먹은 야채라고는 피자에 뿌린 토마토소스나 햄버거 안에 든 양상추, 피클, 토마토가 전부였다. 테드가 내게 채식에 관해 말해 주었을 때, 나는 "정말 좋은 것 같아. 나도 건강해지고 싶어."라고 생각했다. 그래서 다음 날부터 채식을 시작했다. 처음 한 달 동안은 무엇을 먹어야 할지 몰라서 주로 양상추, 사과, 떡을 먹었다. 그리고 미치오 쿠시가 지은 《마크로비오틱 생활(The Macrobiotic Way)》이라는 책을 보면서 마크로비오틱 요리법을 조금씩 배웠다. 그 책에는 경락을 열어 몸으로 에너지가 들어오게 할 수 있다는 운동이 실려 있었다. 그래서 따라 해 보았는데, 나중에 알고 보니 거의 요가 자세였다. 그렇게 처음 요가를 하게 되었다.

내가 입는 옷은 곧 검은색에서 다채로운 색으로 변했고, 머리카락을 길렀고(많은 돈을 주고 본래 머리 색깔에 가까운 붉은색으로 염색했다), 음악 취향이 바뀌었고, 생활 방식이 완전히 변했다. 전에는 새벽 다섯 시나 여섯 시에 집에 들어왔는데, 이제는 그 시간에 침대에서 일어나 찬팅을 하거나 명상을 했다. 그것은 새로운 정체성이었고 새로운 이야기였지만, 내 생각에는 '나는 누구인가?'라는 질문을 이해하는 데 더 가까워지게 하는 이야기였다. 그런데 이야기의 문제점은, 아무리 의도가 좋아도 이야기에 지나치게 집착하면, 아무리 자유를 기반으로 한 이야기일지라도 우리를 제약한다는 것이다. 그래서 내가 요가 수행자이며 영적인 사람이라는 생각이 다시 거짓된 정체성이 되었고, 그런 정체성으로 인해 내가 채식도, 요가도, 명상도 하지 않는 다른 사람들보다 더 많이 안다고 생각했다. 어떤 이야기도 속박이고, 어떤 이야기도 허구적이며, 어떤 이야기도 우리를 아비디야에 가둔다. 자유에 이르는 유일한 이야기는 아무 이야기 없는 이야기다. 온종일 마음속에 일어나는 모든 이야기를 지켜보고 그것들과 동일시하지 않으면, 마음이 매우 고요해진다. 마음이 생각에 빠지지 않으면 생각은 마음속에 계속 머무를 수 없다. 그리고 생각은 이야기이며, 물론 자신에게 가장 하기 힘든 이야기는 우리는 몸이 아니라는 이야기다. 왜냐하면 거짓된 이야기는 대개 몸과의 동일시에서 나오기 때문이다.

영적 가르침을 전해 주는 힌두교 전통의 위대한 서사시들은 길고 정교하고 서로 엮여 있으며, 도덕적 딜레마가 많고 마음이 꽤 착한 악당도 많이 나오는 복잡한 이야기들로 채워져 있다. 그러므로 이야기 자체는 나쁜 게 아니며, 우리가 이야기들을 만들어 낸다는 것을 알아차리지 못할 때 그 이야기에 얽매이는 것이다. 이야기에 집착하는 것은 몽롱한 상태로 사는 것과 같고, 진정한 자기를 철저히 부정하는 것과 같다. 그러면 가슴 깊은 곳에서, 가장 숭고한 자기와 어긋나게 살고 있다고 느끼게 된다. 제임스 볼드윈은 이런 갈등으로 인한 고통을 인식하고 아비디야의 문제를 분명히 말했다. "자기의 이미지와 실제 자기가 충돌하는 것은 언제나 매우 고통스러운데, 여기에 대해 할 수 있는 일은 두 가지다. 하나는 그 충돌을 정면으로 마주하고 진정한 자기가 되고자 애쓰는 것이고, 다른 하나는 물러나서 자기가 생각하는 사람으로 남아 있으려 하는 것이다. 그런데 후자의 자기 이미지는 환상이며, 거기에 있으면 우리는 틀림없이 소멸할 것이다." 그런데 아스미타에 관한 로버트 스보보다 박사의 관점은 더 유연하고 매우 실용적이다. "건강한 자기 이야기를 지니는 것은 꼭 필요하다. 그리고 건강한 자기 이야기에서 가장 중요한 부분은 무엇이 삶의 의미를 주는지, 그리고 그 의미를 실현하기 위해 자기가 무엇을 하는지 이해하는 것이다."[2]

그런 의미에서 아스미타는 개인의 이야기하기(storytelling)를 통해 삶의 목적을 발견하고 자신이 그 목적에 따라 살고 있는지를 살펴보는 길이 될 수도 있다. 신경학자이자 심리학자인 빅터 프랭클은 홀로코스트에서 살아남은 사람이며, 수백만 부가 팔린 책 《죽음의 수용소에서》에서 건강한 자기 이야기를 만들어 내는 일에 관해 비슷한 관점을 말한다. 하지만 그의 관점이 다른 점은 '삶에' 의미가 있는 것이 아니라, 삶이 우리에게 어떤 것을 요구할 때 우리가 거기에 적절히 응답하면 삶'에서' 의미를 발견한다는 것이다. 그는 말한다. "인간은 추상적인 삶의 의미를 추구해서는 안 된다. …… 인간은 자기 삶의 의미가 무엇인지 묻지 말고, 오히려 삶의 의미가 무엇인지 질문받고 있는 사람이 바로 자기라는 것을 깨달아야 한다. 한마디로, 사람은 자기의 삶에게 질문을 받고 있으며, 오직 자기의 삶에 대답함으로써만 삶에 대답할 수 있다. …… 삶의 의미는 변하지만 결코 사라지지 않는다." 이것은 실로 아스미타를 대하는 아주 건강한 접근법이며, 세계가 변할 때 세계와 세계 안의 의미에 자연스럽게 반응하는, 자기중심적이지 않은 건강한 자기 이야기를 계발하는 접근법이다.

라가와 드웨샤

우리의 이야기들은 두 가지 기본 범주로 나뉜다: 좋아하는 것과 싫어하는 것.

선종의 3대조 승찬 대사는 〈신심명〉에서 이렇게 말했다.

좋아하거나 싫어하지 않는 사람에게는
지극한 도가 어렵지 않다.
좋아하는 것과 싫어하는 것이 없으면
모든 것이 밝고 명백해진다.
반면에 털끝만큼이라도 분별하면
하늘과 땅만큼 멀어진다.

진리를 보고자 하면

찬성하는 견해도 반대하는 견해도 가지지 마라.

좋아하는 것과 싫어하는 것을 분별하는 것이

마음의 병이다.

마음의 병이란 아비디야, 즉 자기가 누구인지 모르는 것이다. 우리의 견해는 아스미타 즉 거짓된 이야기이며, 아스미타는 우리가 좋아하고 싫어하는 것, 즉 라가(raga)와 드웨샤(dvesha)에 의해 정해진다.

라가와 드웨샤는 집착이다. 어떤 것을 좋아하면 우리는 그것을 좋아하는 데 집착하고, 어떤 것을 싫어하면 그것을 싫어하는 데 집착한다. 나는 커피를 좋아하고 녹차는 그리 좋아하지 않는다. 나는 요가를 좋아하고 권투는 좋아하지 않는다. 만일 어떤 것이 우리에게 즐거움을 준다면, 다른 것은 혐오감을 주거나 그것을 좋아하지 않는 데 대해 우월감을 느끼게 한다. 우리는 때로는 어떤 것을 싫어하는 마음을 누그러뜨리고 "이 노래/음식/사람은 나랑 잘 맞지 않아."라고 말한다. 하지만 이 말은 동시에 다른 것은 나와 잘 맞는다는 것을 암시한다. 우리는 좋아하는 것에 집착한다고 생각할 때가 많지만, 좋아하지 않는 것과 좋아하지 않기로 굳게 마음먹은 것도 실은 집착이다. 사실, 어떤 것이나 어떤 사람을 싫어하는 것이 실제로 우리에게 큰 즐거움을 줄 때도 있다! 그러므로 즐거움은 좋고 혐오는 나쁘다고 여기면 안 된다. 즐거움과 혐오 모두 거짓된 자아감을 만들어 내고 자기 이야기를 강화하는 방식에 집착하는 것이다.

이와 다른 길은 모든 것과 모든 사람에게 동등하고 분명하게 집착하겠다고 결심하는 것이다. 인도 남부에 사는 친구인 철학자 페루말 라주를 방문했을 때, 나는 지나가는 말로 무집착에 대해 말하면서 철학적인 체했다. 그러자 그가 웃으며 대답했다. "나는 집착하지 않는다는 것을 믿지 않아. 차라리 좋든 나쁘든 내가 신의 세계 안에서 보는 모든 것에 동등하게 집착하려 해." 나는 그의 말에 충격을 받았다. 그것은 그때까지 내가 요가 세계에서 들었던 모든 말과 반대였기 때문이다. 그는 선종 3대조의 말처럼, "좋아하는 것과 싫어하는 것이 없으면 모든 것이 밝고 명백해진다."고 말하는 것 같았다.

아비니베샤

우리의 참된 자기가 숨겨져 있는 다섯째 이유는 두려움 때문이다. 두려움은 아스미타에서 비롯되는데, 왜냐하면 자기가 누구인지 모르면, 바다에서 조난당한 사람이 통나무나 물이 새는 뗏목에 매달리듯이, 자기 이야기에 단단히 매달리게 되기 때문이다. 우리는 마음속 어딘가에서 "내 이야기가 내가 아니라면, 나는 누구라는 말인가?"라고 생각한다. 아비니베샤(abhinivesha)는 '죽음에 대한 두려움'으로 번역될 때가 많지만, 스와미 하리하라난다는 죽음은 궁극의 두려움이 아니라고 말한다. 왜냐하면 힌두교에서 삶과 죽음은 통합된 자연스러운 순환이기 때문이다. 죽음은 마지막이 아니다. 앞서 말했듯이, 삼스카라의 형태로 있는 우리의 해소되지 않은 모든 행위는 훗날 해소되기 위해 새로운 모습을 취할 것이기 때문이다. 그렇다면 정말로 태어나고 죽는 것은 아무것도 없으며, 모습이 변하는 본성이 있을 뿐이다. 우리가 두려워하는 것은 실제로는 죽음이 아니라, 죽음이 뜻하는 것, 즉 정체성의 소멸이다. 우리가 두려워하는 것은 삶과 죽음의 순환이 아니라 자아의 소멸이다. 삶과 죽음은 하나의 연속체이므로 두려울 것이 없다. 탄생과 죽음, 옴과 감은 영원히 연결되어 있기 때문이다. 하지만 소멸은 영원히 사라지는 것이다. 다시 돌아오지 못한다.

우리는 모두 자기가 존재한다는 것을 어느 정도 확신하며 아는데, 그 앎이 부정되면 당황하기 마련이다. 만일 내가 존재하지 않는다면, 나는 누구인가? 나는 어디에 있는가? 이 모든 것은 다 무엇이란 말인가? 커다란 꿈인가? 거대한 환영인가? 만일 그렇다면 사랑, 미움, 고통, 즐거움, 두려움, 집착, 질투, 동정심, 갈망, 희망, 확신, 혼란 등 그토록 많은 것을 느끼고 경험하는 것은 도대체 무엇을 위해서인가? 만일 그런 것들이 전부 꿈일 뿐이고 거대한 환영에 불과하다면, 이 모든 것이 무슨 의미가 있는가? 이것은 질문하고 숙고해야 하는 중요한 질문이다. 하지만 우리는 정확히 어디에서 이런 느낌, 생각, 감정들을 경험하는가?

우리는 그것을 마음의 영역에서 경험한다. 마음은 생각이 일어나는 곳이고, 모든 생각은 과거의 경험에 기반한다. 《요가 수트라》에 따르면, 경험의 핵심은 우리가 알아차리고 있음을 상기시켜 주는 것이다. 파탄잘리에 의하면, 세계는 우리의 지식과 해탈을 위해 존재한다. 이는 우리의 앎이 밖으로 나가 세계로 들어가서 지식과 경험을 얻고, 내면으로 들어가서 자기를 알게 되어 해탈에 이를 수 있다는 의미다. 그런데 우리가 만일 경험을 (변함없는 진정한 현실이라는 의미에서) 절대적으로 실제라고 여긴다면, 우리의 앎은 우리가 자신에게 들려주는 이야기 속에 빠져 길을 잃고 헤매게 된다. 이것이 문제다. 우리가 경험과 이야기는 늘 변한다는 것을 통찰하는 데 앎을 사용하면, 앎은 뒤돌아 자기를 보게 되고, 모든 이야기가 투사되는 마음의 스크린을 지나쳐, 자신이 이야기의 목격자임을 알게 된다.

요가는 본질적으로 자기 자신을 들여다보는 수행이다. 우리가 자신을 들여다보고 스스로 만들어 낸 이야기의 일시적인 성질을 깨닫지 못할 때, 아비디야와 아스미타는 가장 강해진다. '내가 있다'는 타고난 느낌과 이야기가 마치 하나인 것처럼 될 때, 우리가 정말 아는 것은 이야기밖에 없다! 그러므로 자기가 누구인지 모른다면, 이야기에 집착하게 되고, 그 집착 안에 두려움이 존재하게 된다. 왜냐하면 그 순간 나는 내 모든 이야기의 총합이며, 내 이야기가 사라지면 나도 더는 존재하지 않을 것이기 때문이다. 사람들이 소멸이라고 여기는 것은 바로 이것이다. 환생은 없고, 연속체도 없으며, 완전한 소멸만 있다. 그것을 생각하면 정말 두려워진다. 하지만 내면을 알아차리는 법을 배우면, 이야기의 장

악력이 느슨해지기 시작할 때 '내가 있다'는 의식이 이미 강해졌으므로 두려움이 발을 디딜 토대가 없다. 남아 있는 것은 전체성, 평화, 궁극의 앎이다. 순수한 '내가 있음'에는 일말의 두려움도 없다. 왜냐하면 두려움이라는 관념이나 생각이 있기 전에 존재는 존재했기 때문이다.

모든 시대에 모든 과학자, 철학자, 요가 수행자는 모든 경험이 투사되는 스크린을, 모든 기억이 저장되는 마음속의 장소를 찾아내려고 했다. 신경과학자들은 생각과 기억이란 뇌의 시냅스(신경세포 사이의 연결부)에서 신호가 일어나는 것이라고 주장한다. 요가 수행자들은 논리의 눈으로는 충분히 깊이 볼 수 없다고 주장했다. 왜냐하면 논리는 측정과 연관되며, 우리가 '그 모든 것을 이해하려고 하는' 일에 관해 이미 말하고 있는 이야기 안의 또 하나의 이야기지만, 모든 측정이 투사되는 스크린은 의식이며, 의식은 측정될 수 없기 때문이다. 의식은 한계 없는 존재다. 그것은 아무것도 부가되지 않는 존재다. 의식은 태어난 적도 없고, 죽지도 않으며, 그저 있는 존재일 뿐이다. 그 '있음'은 참된 우리 자신의 일부이고, '내가 존재한다'는 느낌, '내가 있다'는 느낌이다. 그것은 목적으로 가득하고 그 자체의 의미로 가득하며, 그 의미는 우리 모두를 포함한 장엄한 현현을 통해 표현된다. 그 느낌은 결코 파괴될 수 없으며 늘 우리 안에 있다. 그것은 빅터 프랭클과 다른 사람들이 홀로코스트에서 의지했고 살아남을 수 있게 해 준 느낌이다. 그것은 중국인들에게 붙잡혀 투옥된 티베트 승려들이 중국인에 대한 증오와 적대감의 악순환에 빠지지 않고, 여전히 그들에게 연민을 느끼기 위해 의지했던 연민의 느낌이다. 그것은 체포되고 투옥되고 정신적 외상을 입은 사람들이 존엄성을 잃지 않기 위해 의지하는 느낌이다. 그것은 존재다. 그것은 우리 개인이 아니라, 동시에 함께 우리 전체다.

화가 프란체스코 클레멘테는 클레샤를 불교의 체계에 따라 시적으로 흥미롭게 묘사했다. "어디에서부터 무지가 시작되었는지 모르지만, 우리에게는 수단이 있다. 무지를 끝낼 수 있는 교육이 있다. 무지가 생기는 이유는 욕망이다. 우리를 욕망에서 자유롭게 할 수 있는 교육이 있다. 욕망에서 벗어나는 것은 죽음의 두려움에서 벗어나는 것이고, 그렇게 교육받은 사람들의 조건은 자유의 조건이다. 이것이 기본이다."[3]

다섯 가지 클레샤는 내적인 앎을 가로막는 장애다. 장애를 제거하는 수단 즉 우파야(upaya)가 있는데, 그것을 크리야 요가라 하며, 이 장의 앞부분에서 말한 세 가지 수행이다. 첫째는 타파스로서 요가 자세와 프라나야마, 명상의 수련이다. 둘째는 스와디야야로서 경전을 낭송하거나 공부하는 것이다, 셋째는 이슈와라 프라니다나로서 유신론자는 신에게 내맡기고, 신을 믿지 않는 사람은 미지(未知)의 존재에게 내맡기는 것이다. 이것들이 위에서 클레멘테가 언급한 수단이다.

이 세 가지 수행은 의식의 장(場)을 가리는 장애를 얇아지게 하며, 그러면 앎의 빛이 장애를 뚫고 더 힘차고 밝게 빛난다. 그런데 그것은 간접적인 수련이라고 한다. 왜냐하면 그 수련은 생각의 뿌리에 직접 작용하지 않고, 깨어남에 도움이 되는 생각의 패턴을 만들어 내는 특정한 행위를 일으키고 뒷받침하기 때문이다. 다음 장에서는 이 세 가지 행위가 나타나는 곳인 야마(yama)와 니야마(niyama)를, 그리고 그 행위들 자체를 더 자세히 논의할 것이다.

7장

야마와 니야마

요가의 첫째 가지는 '자제'를 의미하는 야마(yama)이지만, 여기서는 셋째 가지인 아사나부터 논의하겠다. 왜냐하면 영적 수련을 시작하기에 가장 쉬운 곳이 몸이기 때문이다. 우리는 몸을 볼 수 있고, 몸의 모양을 바꿀 수 있고, 힘과 유연성이 금세 나아지는 것을 볼 수 있으며, 소화하고 잠을 잘 자는 등 몸의 기능을 개선할 수 있다. 몸의 모양이 바뀌면, 마음의 모양도 저절로 바뀌기 시작한다. 마음과 몸이 하나의 연속체이기 때문이다. 선 자세에서 발가락에 손을 갖다 대는 단순한 행위라도, 전에는 그렇게 하지 못했는데 이제 할 수 있게 되었다면, 자신의 잠재력에 대한 믿음에 영향을 준다. 우리는 점점 더 많은 것을 할 수 있게 된다. 몸의 능력이 향상되는 것과, 성장과 변화의 잠재력에 대한 믿음이 향상되는 것은 서로 영향을 미쳐 상승 작용을 일으킨다. 그런 자신감이 생기면 우리는 기분이 좋아져서 계속 하고, 더 하게 된다.

이와 더불어, 우리가 생각하는 과정의 특성이 자연히 변하기 시작한다. 아마 화가 덜 나고 좀 더 인내하게 될 것이다. 아마 조금 더 용서하게 되고, 모든 것과 모든 사람을 통제하려는 마음이 좀 더 느슨해질 것이다. 어떤 사람들은 지금 이 순간에 더욱 현존하는 것이 어떤지를 배우면서, 지나친 노력을 놓아 버리고 만족감을 느낄지도 모른다. 그러나 몸에서도 그렇듯이, 여기에도 넘어야 할 문턱이 있다. 요가 수련을 하다 보면 오금줄이나 골반이 자연스럽게 열리지 않거나, 다시 인내심이 무너지기 시작하는 지점에 도달한다. 거기서 더 나아가려면 더 노력해야 한다. 요가 수련을 하면 몸과 마음에, 그리고 스트레스를 다루는 능력에 어느 정도 유익한 효과를 금세 볼 수 있지만, 그 뒤로 한동안은 별다른 변화가 없을 것이며, 우리는 좀 더 노력해야 한다는 것을 알게 된다.

요가 수련의 초기에 보는 효과는 낮은 곳에 달린 과일을 따는 것과 비슷하다. 처음 몇 주나 몇 달 안에 변화를 볼 수 있다. 하지만 그 후 우리의 습관적 패턴을 더 깊은 수준까지 알아차리려면 여러 해 동안 꾸준히 수련해야 한다. 반복되는 행동 패턴을 뿌리 뽑으려면 더 노력해야 하고, 때때로 좌절감을 경험할 수도 있다. "왜 나는 아직도 어리석은 일에 인내심을 잃는 걸까?" "어째서 내 안에서 질투심이 불타오르지?" "나는 왜 아직도 사람이나 상황에 쉽게 좌절하는 거지?" 우리는 이런 식으로 의아해할지 모른다. 마음속에서 일어나는 일에 관심을 기울이고 민감하게 느끼는 데 익숙해지면, 뒤로 물러나서 자신을 바라보고 그 이유가 무엇인지 알아차리는 능력을 기를 수 있다. 아마도 피곤하거나 과로했거나 허기져서 인내심을 잃었을 것이다. 어쩌면 어떤 사람이 어떤 일을 당신이 바라는 대로 하지 않았거나, 당신의 말을 귀담아듣지 않았기 때문일지도 모른다. 우리는 이런 일을 통해 자기 자신을 관찰할 수 있다. 요가와 명상을 수련하면 우리가 어떻게 행동하고 반응하는지 분명히 볼 수 있고, 더 건설적인 방식으로 자연스럽게 반응할 수 있다.

우리는 대개 (성마름 같은) 우리의 약점을 건드리는 상황에서 잘못 반응하거나 필요 이상으로 심하게 반응하고는 너무 늦게 그것을 깨닫는다. 그런 일이 일어나기 전에 알아차릴 수는 없을까? 얼마 전에 음악가 로리 앤더슨이 그녀의 작고한 배우자인 음악가 루 리드에 대한 이야기를 해 주었다. 그는 매우 다정한 사람이었지만, 성미가 급하고 때로는 사나웠다. 간부전증으로 삶이 끝날 무렵, 그는 화가 나는 순간을 전보다 빨리 알아차리기 시작했고, 금방 사과했다. 그다음에는 분노가 폭발함과 동시에 사과했고, 나중에는 마침내 분노가 일어나기도 전에 사과하면서 "미안해요, 내가 거의 미쳤나 봐요."라고 말하곤 했다. 우리의 마음에 민감하고 섬세하게 주의를 기울이면, 그렇게 자기를 알아차리는 여행을 할 수 있다.

우리가 더 깊이 들어갈 준비가 되면, 요가 수련의 일반적인 다음 단계는 야마와 둘째 가지인 니야마(각각 5가지 하위 범주가 있다)가 된다. 그것들은 우리가 개인적 행위에 대해 일부러 설정한 경계선이다. 건강하고 목적의식이 있는 경계는 우리가 어디에 있는지 알려 준다. 자기가 어디에 있는지 알지 못하면, 유익하지 못한 상황 속에 빠져 버릴 수 있다. 영적 수련에서 자유는 제한하는 것으로 시작된다. 미국에서 사는 우리는 자유란 무엇이든 자기가 원하는 것을, 원하는 때에, 원하는 곳에서 할 수 있다는 뜻이라고 생각한다. 하지만 그것은 자유가 아니라 쾌락주의(hedonism)다. 요가에서 자유란 외부 행동이나 상황에 좌우되지 않으며, 원인 없는 내면의 행복인 참된 자기와 의식을 경험하는 것이다. 언제든 어떤 상황에서든 자기가 누구인지를 아는 행복이다.

나는 랍비 멘델 제이콥슨과 토라(Torah, 구약성서의 모세오경)를 함께 연구하던 중에 시간, 탄생, 죽음에 관해 토론했다. 멘델은 말하기를, 토라에 따르면, 우리는 한 번 태어나는 게 아니라 계속해서 태어나며, 끊임없는 탄생-죽음은 신이 우리를 제한하는 것으로서, 우리가 늘 새롭고 신선한 눈으로 볼 수 있게 하려는 것이라고 말했다. 그렇지 않으면 우리는 로봇 같은 사람이 될 것이다. 힌두교에서는 탄생과 죽음의 순환을 삼사라(samsara), 즉 허구적인 존재의 그물이라고 한다. 우리의 행위인 카르마는 우리가 계속 그 그물에 사로잡혀 있게 할 수도 있고, 거기서 벗어나게 할 수도 있다.

랍비 멘델은 신의 제한을 아름답게 비유했다. 그의 말에 따르면, 유대교 신비주의인 카발라(Kabbalah)에서는 비를 예로 들어 제한을 비유한다고 한다. 제한은 물을 빗방울들로 나누는데, 만일 제한이 없다면 비는 하나의 거대한 물방울, 대홍수, 한없는 물의 장벽이 되어 온 세상이 그 속에 잠기고 말 것이다. 신의 제한으로 인해 다양한 모습이 나타날 수 있고, 그런 다양성 때문에 마음이 새로워지고 열릴 수 있다. 매일 새로운 날의 신선함이 없다면, 우리는 지옥 같은 상자 속에서 살 것이다. 상자 속에서 살지 않는 것이 자유롭게 사는 것이다. 이렇게 제한은 우리를 자유로 인도하므로 존재에 반드시 필요하다.

5가지 야마는 경계선에 관한 요가의 개념을 말해 준다. 야마란 개인의 책임에 기반한 행위 규범과 관계 속에서 살아가는 법을 말한다. 마음과 가슴이 의식과 일치할 때 야마는, 디팩 초프라가 말하듯이, 깨어남에서 비롯되는 자연스러운 행동이다. 그때 야마는 진리의 자연스러운 표현이 된다. 그러나 야마가 자연스러워질 때까지는 야마를 수련하는 노력을 할 수 있다. 요가 자세에서 몸의 기능을 개선하려 노력하듯이, 야마를 수련하여 세상 사람들과의 상호 작용을 개선하려 노력할 수 있다.

첫째 야마는 아힘사(ahimsa)다. 앞서 말했듯이, 산스크리트 어에서 접두사 아(a)는 '반대' 혹은 '부재'를 뜻한다. 힘사(himsa)가 '해치다'라는 뜻이므로, 아힘사(ahimsa)는 흔히 해치는 것의 반대인 '비폭력'으로 번역된다. 더 깊은 의미의 아힘사는 우리 안에 해를 끼치려는 의도가 없음, 해를 끼치는 성향이 없음, 다른 사람에게 해를 끼칠 가능성이 없음을 뜻한다. 그런 수준의 친절함이 우리에게 체화되면, 우리와 함께 있는 사람은 평화로움을 느낀다. 설령 그 자리에 그가 미워하는 다른 사람이 함께 있어도 적대감이 중단될 것이다.[1] 가슴과 마음에 해를 끼치려는 성향이 전혀 없는 것이 진정한 자유며 모든 존재에 대한 사랑이다.

우리가 그런 수준이 되지 못한다면, 다른 방식으로 해 끼치지 않음을 실천할 수 있다. 동물에게 해를 덜 끼치는 음식을 먹고, 동물에게 해를 덜 끼치는 자원을 사용하기를 선택할 수 있다. 우리를 화나게 하는 사람, 우리가 나쁜 일이 일어나기를 바라는 사람을 선택해서 그 사람을 향해 친절한 생각을 보내는 수련을 할 수도 있다. 혹은 하루 한 시간씩 우리의 마음과 생각, 행동, 행위에 세심하게 관심을 기울여 아힘사를 수행할 수도 있다. 그렇게 짧은 시간이라도 우리 자신에 관해 많은 것을 배울 수 있다. 해를 끼치지 않는 아힘사는 친절함을 의미할 수도 있다. 자신과 다른 사람에 대해 해로운 생각을 하지 않을 때, 우리에게는 친절함과 자비심이 있다.

자극에 반응하는 성향이 우리 삶에서 추진력으로 작용하는데, 아힘사는 우리가 해를 끼치지 않으면서 자신과 주변 사람, 세상을 대할 수 있는 지침이다. 우리는 대개 무의식적으로 매일 해를 끼치는 행위를 한다. 자신의 외모에 불만을 느끼면 해로운 다이어트를 하거나 지나치게 운동할 수 있고, 수치심을 느끼거나 좌절할 수도 있다. 주변 사람과 상호 작용할 때 판단, 비난, 질투, 경쟁심을 경험할 수도 있고, 심지어 그들이 잘못되기를 바랄 수도 있다. 때로는 자신을 보호하기 위해 남을 해치거나 거짓말을 하기도 한다. 어떤 때는 쓸데없이 가혹한 말을 해서 자신의 마음도, 상대의 마음도 괴롭힌다. 아힘사가 첫째 야마인 까닭은 가장 중요하기 때문이다. 아힘사는 고요한 마음과 다정한 가슴의 기반이다. 다른 야마들의 씨앗의 바탕에는 해 끼치지 않음이 있으며, 이는 다른 클레샤들이 아비디야의 밭에서 자라는 것과 비슷하다.

둘째 야마인 사티야(satya)는 '정직'이다. 사티야는 진실을 말하는 것이지만, 해를 끼치거나 고통을 주지 않는 방식으로 상냥하게 말하는 진실함을 가리킬 수 있다. 이것이 진실에 대한 요가의 개념이다. 서양에서는 '무자비한 진실'을 더 좋아할 때가 많은데, 그런 방식이 늘 도움이 되는 것 같지는 않다. 초기 힌두교의 법률, 규범, 지시가 담긴 마누 법전(Manusmriti)에는 이렇게 쓰여 있다. "진실을 말하라. 진실을 상냥하게 말하라. 진실이지만 상냥하지 않은 말은 하지 마라. 상냥하지만 진실하지 않은 말은 하지 마라. 이것은 영원한 다르마다."[2] 진실을 말하는 것 자체만으로는 충분하지 않다. 우리가 말하는 진실은 다르마에 부합해야 하고, 개별적 선(善)이 아니라 공공선에 부합해야 한다. 사티야는 쉽지 않은 야마다. 공공의 선이 무엇인지 알기 어렵기 때문이다. 사티야에 관해 의문스러울 때 바른 견해를 얻으려면 다시 아힘사를 참고하는 것이 좋다. 자신에게 이렇게 물어 보라. "내가 지금 말하려는 진실은, 설령 냉정한 진실이라도, 해 끼침을 최소한으로 줄이거나 예방할 수 있는가?" 진실을 말하는 가장 중요한 방법은 상대가 정말로 들을 수 있게 말하는 것이다. 만일 우리가 어떤 말을 하는데 상대가 그것을 다른 의미로 들으면, 더 화가 날 수 있다. 그러므로 진실을 말하기의 일부, 정직함의 일부는 꼭 할 말을 하되 언어가 우리의 느낌을 전달하도록, 상대가 우리의 말을 이해하도록 말하는 것이다. 《요가 수트라》에 따르면, 그렇게 말할 때 우리의 말에 진실해지는 힘이 생길 것이다. 그런데 하리하라난다는 이렇게 덧붙인다. "하지만 요가 수행자들은 자신의 힘으로는 결실을 볼 수 없는 일을 어찌해 보려 하지 않는다." 이는 진실을 말하는 것뿐 아니라 분별 있게 말하는 것을 의미한다.[3] 그리고 경우에 따라서는 다른 사람들이 들을 수 없는 말을 하느니 차라리 침묵하는 편이 낫다.

셋째 야마인 아스테야(asteya)는 '훔치지 않음'이라는 뜻이다. 그러나 수련에서는 다른 사람의 것을 가질 필요가 없는 데서 비롯되는 만족을 의미한다. 스테야(steya)는 '훔치다'라는 뜻이고 아(a)는 '없음'을 뜻하므로 아스테야(astyea)는 남의 것을 훔칠 필요가 없는 것이다. 여기서 훔치는 것은 우리 것이 아닌 물건뿐만 아니라 다른 사람들의 생각, 아이디어, 꿈도 가리킨다. 우리는 남의 아이디어를 빌려 쓰다가 나중에는 그것을 자기의 아이디어라고 여기기 쉽다. 이를 방지하는 가장 쉬운 길은 다른 사람의 아이디어를 사용하자마자 그의 것임을 인정하는 것이다. 내면에서 완전히

만족하면, 내면에 있는 모든 풍요가 느껴진다.[4]

넷째 야마인 브라마차리야(brahmacharya)는 성적 책임과 정절이다. 승려에게는 금욕을 의미하고, 기혼자에게는 배우자에 대한 정절을 의미한다. 또 미혼자에게는 친밀한 사랑의 행위에 대한 책임을 의미한다. 브라마차리야는 요가 문헌에서 중요하게 다루는 주제다. 왜냐하면 성관계를 지나치게 많이 하거나 잘못된 방식으로 하거나 그릇된 상대와 하면 생명력을 잃는다고 하기 때문이다. 생명력이 쇠약해지기 시작하면 집중력도 쇠퇴한다.[5]

요가 수행자들은 감각이 외부로 향하는 것을 자제하고자 하는데, 그들에게는 성적 매력이 내면을 향한 집중에 방해가 된다. 왜냐하면 감각 자극에서 비롯되는 헛된 만족감에 취해 길을 잃기 쉽기 때문이다. 그들은 그런 충동을 자제하려 하며, 호흡, 몸, 마음 등 다른 것들도 다른 방식으로 자제하려 한다. 하지만 브라마차리야는 다른 자제들과 달리, 대인관계에서의 자제(야마)에 속한다. 다른 사람과 직접 몸으로 접촉하며 상호 작용하기 때문이다. 반면에 다른 자제들은 자기만 관련된다. 아힘사에도 사람들의 신체를 해치지 않는 것이 포함되지만, 말이나 다른 간접 행동으로도 해를 끼칠 수 있으므로 조금 다르다.

우리가 처한 삶의 단계나 따르는 길에 따라 성적 책임을 지면, 배우자와 배우자가 될 사람을 최대한 존중하게 되며, 욕망으로 다른 사람을 대상화하는 방식을 알아차리게 된다. 성적 책임을 지지 않으면, 그 반대 성향이 일어나서 이기적인 즐거움을 위해 다른 사람을 이용하게 된다. 문헌에서는 이따금 브라마차리야가 말, 생각, 행동에서 성적 활동을 적절히 자제하는 것이라고 말한다. 자신이 정직하게 지킬 수 있다고 생각하는 성적 책임의 수준을 정하는 것이 가장 좋다. 그러면 그것이 영적 성장과 삶을 뒷받침하고, 위선적으로 행동하지 않게 되며, 자신의 가장 높은 기대 수준과 거리가 먼 행동을 하지 않게 될 것이다.

다섯째 야마인 아파리그라하(aparigraha)는 다른 사람의 능력이나 소유물을 욕망하지 않을 때 생기는 자신감이다. 그 문자적 의미는 '두루 집착하지 않음'이며, 가끔 '지나치게 탐내지 않음'으로 번역하기도 하는데, 그러면 약간 성경의 분위기가 난다. 그라하(graha)는 '집착하다'라는 뜻이고 파리(pari)는 '두루'라는 뜻이며, 아(a)는 잘 알다시피 '반대되는'이라는 뜻이다. 이 의미를 합하면, 감각이 주위 어디서든 두루 지각하는 것들에 집착하지 않는 것이다. 연습을 해 보자. 어떤 대상을 바라보고, 단지 관찰하기만 하고, 마음이 그것에 어떻게 반응하는지 지켜보라. 모든 대상은 다른 사람의 마음이 만들어 낸 것이다. 우리는 그것을 쓸 수도 있고 쓰지 않을 수도 있지만, 매일 그것을 지나치게 중요하게 여긴다. 그래서 우리에게 필요한 것, 우리가 원하는 것, 행복이 나오는 근원을 알지 못하게 된다. 만일 행복이 대상에서 비롯된다고 생각한다면, 우리는 결코 만족하지 못할 것이다. 반대로, 만일 우리의 자연스러운 상태가 행복이고 자기 존재 안에서 행복을 찾을 수 있다고 생각한다면, 행복을 찾을 수 있다. 아파리그라하는 본질적으로 자기 아닌 물건이나 사람에게서 진실과 행복을 구하지 않는 것이다. 라다나트 스와미는 그것을 매우 간결하게 말했다. "깨어난 사회에서는 사람들이 물건을 이용하고 사람을 사랑합니다. 하지만 오늘날 사회에서 우리는 사람을 이용하고 물건을 사랑합니다." 우리는 아파리그라하를 통해 이 방정식을 정반대로 바꾸려 한다.[6]

우리는 위에서 말한 개념들을 삶의 다양한 측면에 적용할 수 있고, 자기 자신과 삶에서 만나는 사람들에게 적용할 수 있다. 어떤 야마는 다른 야마보다 더 가슴에 와 닿을 수 있다. 만일 당신이 야마에 속하는 것 중에서 작은 것 하나―예를 들어, 자신에게 정직하기, 자신을 표현하기, 물건들과의 관계를 바꾸기 등―를 선택해서 실천한다면, 다른 많은 것도 자리 잡을 수 있을 것이다. 삶의 한 측면을 바로잡으면, 닫힌 것 같던 다른 측면들도 열리는 경우가 아주 많다.

니야마에도 5가지가 있으며, 니야마는 내면의 삶에 책임이 있는 영역을 정리한다.

첫째 니야마인 샤우차(shaucha)는 깨끗함이다. 그것은 마음의 깨끗함(친절한 기질을 의미)과 몸의 깨끗함(필요할 때 목욕하고 몸을 청결히 유지한다는 의미)을 가리킨다.[7] 그런데 과거에 인도에서 요가 수행자는 매일 몸을 씻어도 몸은 끊임없이 생기는 불결함의 근원임을 인식하며, 그러므로 자신의 몸에 대해서 또 남의 몸과 접촉하는 데 대한 혐오를 길렀다. 하지만 현대에는 그렇게까지

할 필요가 없을 것이다. 신체 접촉과 치유의 손길을 통한 정서적 유대가 인간의 발달에 중요한 역할을 하기 때문이다. 《요가 수트라》에서는 깨끗함에 관해 몇 구절을 덧붙이며, 요가 수행자가 마음을 깨끗이 정화하면 가슴이 순수해지며 마음의 지복이 뒤따른다고 말한다. 이렇게 내면의 지복을 느끼면, 마음이 집중되어 감각 기관들이 내면으로 향하게 된다. 그러면 붓디(buddhi)가 강해지고 참된 자기를 깨달을 수 있게 된다.

정화해야 하는 마음의 특성을 6가지 독이라고 하며, 욕망, 화, 망상, 탐욕, 오만, 질투다. 마음과 가슴에 6가지 독이 없으면 영혼의 평안함이 찾아오고, 마음의 사트바(sattva)적인 천성이 우세해진다. 마음이 맑아지며, 깊이 성찰하고 자연스럽게 반응하고 행복해지는 능력을 얻는다.

둘째 니야마인 산토샤(santosha)는 만족이다. 이것은 외부 상황에 좌우되지 않는 행복인 마음의 근본적인 특성을 가리킨다. 만족이란 이득을 보든 손해를 보든, 칭찬을 받든 비난을 받든, 행복하고 만족스러운 마음을 유지하는 것이다. 만족이란 고르고 안정된 마음의 특성이다. 이와 반대로, 기복이 심한 마음 상태는 운이 좋을 때는 행복할 수 있지만, 상황이 힘들고 원하는 걸 얻지 못할 때는 행복하지 못하다.[8]

다음 세 가지 니야마인 타파스, 스와디야야, 이슈와라 프라니다나는 모두 합해서 '크리야 요가(kriya yoga)'라고 하며, 클레샤(장애)를 줄이는 간접적인 행동이다. 무지의 장막을 제거하는 가장 직접적인 길은 자기 내면의 존재를 직접 경험하는 것이다. 이런 경험은 사마디 상태에서 일어난다. 아직 그런 수준의 경험을 할 준비가 안 된 사람은 간접적인 방법으로 수련할 수 있다. 그러면 마침내 참된 자기를 직접 경험할 수 있는 준비가 된다.

셋째 니야마이자 크리야 요가의 첫째인 타파스(tapas)는 훈련이다. 어느 정도 힘겨운 수련을 매일 훈련하는 것이다. 이때 하는 수련은 명상, 아사나, 프라나야마, 찬팅 등이다. 약간의 스트레스가 우리의 수행 수준을 향상할 수 있듯이, 훈련에서 생기는 얼마간의 마찰은 우리의 성장을 촉진한다. 타파스의 문자적 의미는 '열을 가하다' '요리하다'이다. 타파스는 긍정적 스트레스이며, 우리의 내면과 외면에서 회복력과 힘을 기르는 데 도움이 된다. 타파스는 에너지를 만들어 내며 녹초가 되게 하지 않는다. 그러므로 만일 수련할 때 많이 피곤하다면 너무 심하게 수련하고 있음을 뜻하고, 그러면 성장이 아니라 만성 염증을 일으킬 것이다. 스와미 하리하라난다는 《요가 수트라》에 관한 주석에서 "일시적 즐거움을 주지만, 그로 인한 어려움을 겪게 하는" 행동을 그만두는 것이 타파스라고 말한다. 그러므로 타파스는 신체 활동의 요소가 있지만, 어떤 행위를 하지 않기 위해 저항하는 수련도 포함한다. 타파스의 신체 활동은 마음의 평형 상태 즉 마음의 안정에 이르게 한다.[9] 일시적 즐거움에 저항하는 수련은 의지력을 키우고, "지금 이 물건이나 경험이 내게 정말 필요한가?" "이것은 지속적인 행복을 주는가, 아니면 일시적인 행복에 불과하므로 결국 실망하게 될 것인가?"라는 질문을 할 여지를 준다. 검소한 생활을 하면 불순함의 장막이 걷힌다. 그것은 우리의 마음과 시야를 가리던 것이 치워져서 우리가 더 명쾌해지고 어디로 가야 하는지 알 수 있게 됨을 의미한다.

넷째 니야마인 스와디야야(svadhyaya)는 만트라를 낭송하거나 성스러운 문헌을 연구하는 것이다. sva는 '자신의'를, adhyaya는 '장(章)'을 뜻한다. 따라서 svadhyaya는 자기, 참된 자기, 혹은 자기 앎에 관한 장을 연구하는 것이다. 자기 앎에 관한 장들이란《베다》와《우파니샤드》등 해탈과 다르마, 철학에 관한 힌두교의 문헌들을 가리킨다. 각 브라만 가문은 그들의 계보와 연관된《베다》의 부분을 가지고 있으며, 그 부분의 만트라를 낭송하는 것을 '스와디야야'라고 한다. 어원별 구분은 sva-adi-ayana이며 '자기 자신을 향해 길을 걷는다'는 뜻이다. 음절 '옴(om)'을 찬팅하는 것도 스와디야야 수련이다. 오늘날에는 스와디야야를 '스스로 하는 공부 혹은 조사'로 번역하는데, 과거의 요가 문헌에서는 그런 번역을 볼 수 없다.《요가 수트라》에 따르면, 만트라를 암송하고 문헌을 연구하면 우리의 마음이 우리가 헌신하는 신성이나 의식 수준과 합일된다.[10]

다섯째 니야마인 이슈와라 프라니다나(Ishvara pranidhana)는 신에게 내맡김 혹은 헌신이다. 신을 믿지 않는 사람이라면 미지의 존재에게 내맡기는 것이다. 내맡김이란 우리의 모든 행위의 결과를 신(혹은 그 미지의 존재를 무엇이라 보든 그 존재)에게 내맡기는 것이다. 우리의 모든 행위의 결과를 신(혹은 미지의 존재)이라는 개념에 바치는 이유는 우리의 행동의 결과가 어떻게 될지 정말로 알지 못하기 때문이다. 설령 우리가 일부 결과는 잘 예상할 수 있다 해도, 우리의 행위가 우리 자신뿐만 아니라 주위 사람들에게 어떤 영향을 주는지, 그물망처럼 복잡한 그 관계를 모두 알 수는 없다. 행위와 행위의 결과는 독립된 개인인 자기에게만 영향을 주는 것이 아니다. 우리의 행동은 다른 사람들에게도, 우리가 사는 환경과 상황에도 영향을 준다. 그러므로 옳은 행위를 하려 하고, 그 행위로 인해 일어날 일은 알지 못한다는 마음으로 행위의 결과를 바치는 편이 낫다. 신을 믿는 사람이라면, 신이 모든 것의 행위자이며 자신은 신의 도구일 뿐이라고 느낄 수 있으며, 자신이 최고선(最高善)과 동조되게 하겠다고 생각할 수 있다. 내맡긴다는 개념은 우리가 하는 모든 것이 신의 뜻이라는 의미가 아니며, 우리가 하는 모든 것에 신의 가치가 있다는 의미다.

만일 당신이 신을 믿지 않는다면, 자기 행위의 결과를 미지의 존재 혹은 우주에 바침으로써 내맡기는 수행을 해 보라. 현실이 무엇인지, 자연이 무엇인지, 우주가 어디에서 나왔는지 정말로 알지 못한다는 생각으로 그렇게 해 보라. 우리는 모르는 것이 너무 많다. 예를 들어, 우주의 96퍼센트를 이루고 있는 암흑 물질과 에너지가 무엇인지 모른다. 우리는 알려진 우주에서도 단 1퍼센트도 안 되는 곳에서 살고 있고, 그렇게 적은 비율조차 상상하기 어려울 만큼 광대하며 거대한 불가사의다. 우리가 아는 것은 아주 조금밖에 안 된다.

《요가 수트라》에 따르면, 신에게 헌신하는 것은 사마디―순수 의식에 완전히 몰입됨―에 직접 이르게 하는 가장 중요한 니야마다.[11] 하지만 다른 야마와 니야마를 모두 충실히 따를 때만 사마디에 이를 수 있다고 한다!

야마와 니야마는 모두 열 가지며, 기독교의 십계명과 비교되기도 한다. 그러나 십계명은 신의 말씀이고 계율이며, 우리가 따라야 할 말씀을 신이 모세에게 준 것이다. 요가에는 신이 준 도덕 계율이 없다. 야마와 니야마는 요가 수행자와 현자들이 전해 준 가르침이다. 그들은 수련하면서 그 효능을 발견했고, 명상 속에서 스스로 그것을 깊이 경험했다. 최초의 요가 수행자들이 점점 더 높은 수준의 깨달음을 얻었을 때, 그들의 영혼은 행위 속에서 자연스럽게 야마와 니야마의 형태로 표현되었으며, 그들은 그것을 전해 주었다. 하지만 야마와 계율 모두 윤리적 성격이며, 우리가 세상에서 모든 행위로 타고난 선함을 표현하고, 예의 바르고 명예롭고 친절하고 진실하게 행동하도록 권한다. 한마디로, 인간 행위의 가장 수준 높은 특성을 나타내는 모든 기준을 따르도록 권하는 것이다. 야마와 계율은 우리가 어떻게 하면 이 세상에서 배려하고 보살피며 정직하게 살 수 있는지를 보여 준다. 또한 우리가 세상에서 어떻게 사는지에 대해 자신에게 얼마나 정직한지를 보고 점검하는 성찰의 지점이기도 하다. 요가는 본질적으로 우리가 어떻게 살고 있는지를 점검하는 길이다. 상업적 요가 산업은 요가를 (보완하는 상품들을 갖춘) 하나의 '라이프 스타일(life style)'로 판매하려 했다(실제로 성공했다). 그러나 우리가 원하는 것은 (또 하나의 사탕발림, 또 하나의 요가복, 또 하나의 투사된 이미지에 불과한) 하나의 라이프 스타일이 아니라, 더욱 의식하는 '삶의 방식' 혹은 '삶의 길'이다. 야마와 니야마는 명상해야 하는, 의식하며 행동해야 하는 지점을 제공하여 그렇게 하도록 도와준다. 우리는 새로운 거짓 정체성을 얻으려는 게 아니라, 삶의 방식을 점검하기를 원한다.

계율이 야마 및 니야마와 다른 점이 하나 더 있다. 요가에는 카르마(karma) 즉 행위의 개념이 있다. 그것은 우리가 어떤 행위를 하는지에 따라 삶의 결과가 결정된다는 것이다. 최종 판결은 신이 내리는 것이 아니고, 우리의 행위가 스스로 판단할 것이며, 결국 삶의 판단과 그 결과가 되는 것은 우리의 행위다. 《요가 수트라》에 신 즉 이슈와라(Ishvara)가 나오지만, 신은 선택 사항이다. 신을 믿을 수도 있고 믿지 않을 수도 있으며, 요가에서 중요한 점은 마음이 고요하고 안정되게 하는 데 도움이 된다면 무슨 도구라도 사용하는 것이다. 마음을 안정시키는 데 신을 믿는 것이 도움이 된다면, 그 믿음을 삶과 수행에 적용해야 한다. 반대로, 신을 믿는 것이 마음을 안정시키는 데 도움이 되지 않는다면, 신에 대한 믿음을 고민할 필요가 없다. 이것은 요가가 탁월한 또 하나의 분야다. 즉, 요가는 영적, 종교적 믿음에 상관없이 불가지론, 무신론, 범신론, 다신론, 택일신론(많은 신 중에서 한 신을 선택해서 믿는 신앙―옮긴이), 유일신론에 상관없이 모든 사람에게 열려 있는 것이다. 당신의 신앙이 마음을 고요하게 하고 다스리는 데 도움이 되고, 타고난 내면의 선함을 경험하고 모든 사람을 사랑하는 데 도움이 된다면, 당신은 옳은 길을 가고 있다. 만일 당신의 신앙이 다른 사람들과 멀어지게 하고 싸움, 분노, 폭력, 비난, 독선을 일으킨다면, 그것은 요가가 아니다.

크리야 요가

앞서 말했듯이 타파스, 스와디야야, 이슈와라 프라니다나를 합해서 '크리야 요가'라고 한다. 크리야 요가는 요가 상태 즉 마음의 평형에 이르도록 준비하는 행위다. 그것은 이 마음 상태에 '간접적으로' 이르게 하는 행위로 여겨진다. 다시 말해, 생각의 씨앗 자체를 뿌리 뽑는 수단은 아니지만, 자세나 호흡 수련, 만트라 찬팅, 투사한 생각과 욕망을 마음속으로 신에게 바치기 같은 보조적인 방법을 통해서 마음을 고요하고 깨끗하고 맑게 하여 앎(awareness)이 내면으로 향하게 하는 것이다. 타파스는 몸으로 하는 행위와 연관되고, 스와디야야는 말로 하는 행위, 이슈와라 프라니다나는 마음으로 하는 행위와 연관된다. 크리야 요가는 수련을 시작하는 단계에서 하는 기본적인 방식이다. 명상의 후기 단계는 생각의 근원을 직접 뿌리 뽑는 수행이다. 이와 달리 크리야 요가라는 준비 단계의 수행은, 우리가 의도적인 행동과 말, 생각을 점차 알아차리게 되면, 대응하는 대신에 반응하는 법을, 행동과 말과 생각

을 이용하여 성찰하고 지켜보는 법을 점점 더 통찰할 수 있게 한
다.

　정리하면 다음과 같다.

- 야마는 대인관계에서 상호 작용할 때 책임지고 선택해야 하
  는 것이다. 그것은 친절함, 정직, 훔치지 않음, 성적 책임, 집
  착하지 않음이라는 지침이다.
- 니야마는 신체 훈련과 정신 훈련을 위해 선택하는 것이다.
  니야마에는 깨끗함, 만족, 크리야 요가(수련, 찬팅, 공부), 헌
  신이 있다.
- 신에 대한 헌신은 선택 사항이지만 도움이 된다.
- 요가에서 자기가 누구인지를 더 잘 알게 하고 마음의 장애를
  줄여 주는 행위는 수련, 공부, 헌신이다.

8장

내적 에너지

내면의 앎과 평화를 찾아 더 깊이 들어가면 미묘한 층들을 통과하게 된다. 우리의 정신은 복잡하고 우리가 경험한 기쁨, 성공, 실패, 사랑, 트라우마, 다툼의 기억을 담고 있다. 그런 경험과 연관된 몸의 느낌도 신경계와 근육 조직에 저장된다. 요가 자세를 수련하다 보면 감정이 풀려나고 오래된 기억이 떠오르는 것을 경험하는 사람이 많다. 그 이유는 매우 단순하다. 몸이 기억하기 때문이며, 때로는 마음보다 훨씬 더 생생하게 기억하기 때문이다. 많은 사람이 경험하는 트라우마와 낮은 강도의 지속적인 스트레스는 우리를 몸의 감각으로부터 단절시킨다. 베셀 반 데어 콜크는 그의 훌륭한 책《몸은 기억한다》에서 이렇게 말한다.

우리는 자기 몸과 접촉하고 본능적인 부분까지 깊이 자신과 연결될 때만 내가 누구인지, 내가 얼마나 중요한 존재이고 가치 있는 존재인지 다시 느낄 수 있다. 감정인지 불능증, 해리, 특정 기억 상실 같은 문제는 모두 어딘가에 집중하고, 무엇을 느끼는지 알고, 자신을 보호하는 행동을 할 수 있게 하는 뇌 구조와 연관된다. 이 중요한 뇌 구조가 피할 수 없는 충격을 받으면 혼란과 불안이 일어나고 정서적으로 분리될 수 있다. 유체 이탈 경험, 즉 멀리 떨어져서 자기를 바라보는 듯한 느낌이 함께 일어나기도 한다. 다시 말해, 트라우마는 '나 아닌 다른 사람' 혹은 '아무도 아닌 사람'처럼 느끼게 한다. 트라우마를 극복하려면 '자기의 몸', '참된 자기'와 다시 접촉하도록 도움을 받아야 한다.[1]

모든 사람이 저마다 어느 수준의 트라우마를 경험했지만, 모두 정신적 외상을 입는 것은 아니다. 어떤 이들은 내적인 회복력을 지니고 있어서 트라우마 경험을 그냥 지나치거나 그 경험으로 성장한다. 하지만 어떤 수준의 트라우마도 신경계에 남아 있어서 거의 모든 사람에서 일정 수준의 기능장애를 일으킨다. 그러므로 자기 몸과 다시 접촉하게 될 때 신경계의 기능을 재조정하여 자기 자신과 다시 접촉하는 여정을 시작하게 된다. 바로 그런 기제에 의해 강한 자아감이 형성될 수 있으며, 이렇게 말할 수 있다. "이게 나다. 나는 이렇게 생각한다. 나는 이렇게 느낀다. 나는 이것을 원한다. 나는 이것이 필요하다." 그리스어 사이키(psyche)는 우리의 마음이나 마음의 감정 상태를 가리킬 때 자주 사용하는 말인데, 흥미롭게도 사실은 '영혼' 혹은 '영'을 의미하며, 더욱 인상적인 것은 '생명의 호흡'을 의미한다는 것이다.

요가 자세의 수련은 우리가 거주하는 몸과의 연결을 회복하는 아주 효과적인 방법이지만, 신경계를 회복시켜 균형을 이루는 과정을 심화하는 생리학적 기전은 호흡이다. 호흡하기에는 '반다(bandha)'라는 통합 기법이 있는데, 이 기법은 호흡의 힘을 강화할 수 있다. 지금까지 빈야사라는 실용적인 기법, 아사나라는 정적인 자세, 그리고 트리스타나라는 아사나의 구성 요소에 관해 말했다. 트리스타나에는 아사나, 호흡, 드리쉬티가 있다. 호흡하기에는 반다가 있다. 반다는 '잠금' 혹은 '묶음'이라는 뜻이다. 요가 자세를 수련할 때 이용하는 가장 중요한 잠금 두 가지는 물라 반다(mula bandha, 뿌리 잠금)와 웃디야나 반다(uddiyana bandha, 날아오르는 잠금)이다. 프라나야마와 일부 아사나에서 사용되는 셋째 잠금은 잘란다라 반다(jalandhara bandha, 턱 잠금)이다. 잘라(jala)는 '그물 혹은 망'이라는 뜻이고 다라(dhara)는 '붙잡는다'는 뜻이다.

우리는 4장과 5장에서 몸을 가뿐하게 하는 아사나에 관해 말했다. 아사나에서 반다와 호흡을 이용하면 몸을 가뿐하게 하는 데 도움이 된다. 가뿐함이란 반드시 마르고 여윈 몸을 의미하는 게 아니다. 어떤 사람들은 몸이 매우 말랐는데도 그들의 다리를 들어 주거나 자세를 도와주다 보면 사실은 몸이 무거웠다. 반면에 몸이 큰 사람들이 가볍고 유연하게 느껴질 수도 있다. 요가 수련의 내적인 활동이 그런 효과를 일으킨다. 그것이 요가가 외적인 몸의 형태를 만드는 게 목표인 보디빌딩과 다른 점이다. 실제로 역도와 운동으로 매우 발달된 근육을 가지고 있는 사람의 몸은 뻣뻣하고 무거울 때가 많고, 그로 인해 내적인 힘이 부족한 경우가 많을 것이다. 파타비 조이스는 요가는 내면의 운동이라고 말했다. 그것은 요가를 할 때 내면의 힘, 내면의 정화, 내면의 아름다움(선한 마음, 친절함, 자비심 등)이 계발된다는 뜻이다. 요가 수련의 부산물로 몸이 탄탄해질 수도 있지만, 그것은 최종 목표가 아니다. 탄탄한 몸은 주로 좋은 삶의 질을 얻는 데 유용하지만, 행복과 자존감, 자기의 본성에 대한 통찰을 보장하지는 않는다.

반다를 근육 수축이라고 설명하기도 하지만, 기능적으로 호흡의 통합적이고 미묘한 측면으로 이해해야 한다. 골반바닥과 배속의 어떤 근육들을 이용하면, 길고 부드럽고 제어된 들숨과 안정되고 부드러운 날숨을 쉬는 데 도움이 된다. 호흡이 차분하고 잘 조절되면, 마음도 그렇게 되기 때문이다. 반다는 호흡 과정뿐만 아니라 내부의 힘과 몸의 가뿐함에도 도움이 된다.

반다는 몸을 가뿐하게 하는 것 외에 다른 몇 가지 목적에도 도움을 준다. 라자스와 타마스는 몸에서 복강(태양) 신경총과 생식기 및 배설 기관 사이에 집중되어 있다. 균형이 무너지면 라자스는 동요하게 하고, 타마스는 무거워지게 한다. 예를 들어, 소화 기능이 부진할 때는 배 속이 무겁거나 불편하게 느껴질 텐데, 이것이 타마스의 불균형이다. 생각으로라도 성적으로 흥분하면 그 느낌을 생식기 부위에서 느낄 텐데, 그것은 라자스의 활성화다. 반다는 호흡과 함께 이루어지므로, 공기라는 원소가 안정되게 돕는다. 우리가 불안해하거나 너무 많은 생각을 하거나 염려할 때, 바타(vata) 즉 바람 혹은 공기의 불균형이 일어난다. 마음은 공기처럼 움직인다. 마음은 공기처럼 어디에나 있지만 어디로 갈지 알수 없다. 또 마음은 바람처럼 예측할 수 없다. 우리는 바깥의 기온과 날씨가 어떨지 대충 알 수 있지만, 때로는 급작스레 변해서 바람이 어디로 불지, 기온이 순간순간 어떻게 변할지 확실히 알수는 없다. 요가에서 일종의 바람인 호흡을 안정되게 조절하는 것이 중요한 이유는 그 때문이다. 호흡 조절은 마음의 바람과 기온을 안정시키는 데 도움이 된다.

타마스 때문에 배설 기관이 둔해지고 소화와 배설이 제대로 이루어지지 않으면, 소화 기관과 배설 기관에 병이 생길 수 있다. 과민 대장 증후군, 변비, 신장 기능장애 등이 그런 질병이다. 라자스가 우세하면 산만해지고 화를 잘 내고 섹스에 탐닉하며 충동적으로 행동하기 쉽다. 요가의 목표 중 하나는 라자스와 타마스의 균형을 회복하고 사트바 상태로 조화를 이루게 하는 것이다. 그리고 반다는 그것을 뒷받침하는 내적 기제다.

먼저 물라 반다를 살펴보자. 물라(mula)는 '근원' '기원' '기반' '토대' '최초의'라는 뜻이고, 물라 반다(mula bandha)는 '뿌리 깊은 잠금'이라는 뜻이다. 물라 반다는 마치 장 운동에 저항하거나 케겔 운동을 하듯이 내항문 괄약근을 들어 올려서 시행한다. 케겔 운동은 출산을 준비하거나 방광 문제를 해결하기 위해 골반바닥근육을 강화하는 운동이다. 물라 반다는 척추를 곧게 세워 유지하고, 아사나를 할 때 아래 척추를 보호하고, 아랫배와 항문에 모이는 타마스를 줄여서 몸이 가뿐해지도록 돕는다. 또한 매우 깊이 있는 하부 골반바닥근육을 강화하여 아랫배를 튼튼하게 한다. 항문 괄약근을 의식적으로 긴장시키면 건강한 장 기능을 유지하는 데도 도움이 된다. 왜냐하면 모든 근육처럼 우리가 나이를 먹으면 항문 괄약근도 힘과 탄력이 약해지는데, 건강한 배설을 위해 그 근육이 필요하기 때문이다. 당신은 물라 반다가 회음부 바닥을 들어 올리는 것이라는 이야기를 들었을지 모른다. 물라 반다를 할 때 회음부가 연관될 수도 있지만, 물라 반다는 구체적으로 여자든 남자든 내항문 괄약근을 들어 올리는 것이다. 그것을 가장 쉽게 찾을 수 있는 것은 느리고 의식적으로 들이쉬는 숨이 끝날 때인데, 어떤 이들은 내쉬는 숨이 끝날 때 더 쉽게 찾는다.

오랫동안 물라 반다를 유지하기는 매우 어렵다. 내항문 괄약근은 불수의근이기 때문이다.[2] 그래서 이 근육은 계속 수축한 상태로 있으며 교감 신경계의 지배를 받는다. 교감 신경계는 다른 무엇보다 활성화, 활동, 근육 조임을 담당한다. 부교감 신경계는 이완, 성장과 회복, 소화와 배설을 담당한다. 배변할 때는 부교감 신경계의 작용으로 항문 괄약근이 이완된다. 이완하라는 신호는 시상하부에서 시작되어 부교감 신경계를 통해 전달된다.[3] 내항문 괄약근은 뇌줄기(뇌간)와 자율 신경계에 의해 조절되며, 자율 신경계는 우리가 살아 있을 수 있도록 심장 박동과 호흡처럼 신체 기관이 자율적으로 기능하게 하는 신경계의 일부다. 이 점에 관해서는 다음에 더 자세히 다룰 것이다. 지금은 자율 신경 기능을 잠시만 통제할 수 있다는 것만 알면 된다. 잠시만 심장 박동을 늦출 수 있고, 잠시만 호흡을 제어할 수 있듯이. 예를 들어, 잠잘 때는 호흡 속도를 제어할 수 없다. 우리 대신 신경계가 호흡을 제어한다. 우리가 자율 신경계를 제어하거나 변화시키려 할 때, 그것은 본질적으로 신경계를 해킹해서 의도적으로 그 안에 새로운 기능을 입력하는 것이다. 그러면 신경계의 기본 운영체계가 변화되어, 우리는 보통 때처럼 완전히 자동조종 모드로 사는 것이 아니라 몸이 작동하는 기전과 기능에 관여할 수 있게 된다. 그 결과, 신체와 미묘한 몸이 정보를 처리하고 받아들이는 과정이 변하며, 우리가 여기 있는 이유를 더 깊이 통찰하게 된다. 자동조종 모드에 따라 살 때는 우리가 왜 여기 있는지, 혹은 우리의 목적이 무엇인지 질문하지 않는다.

물라 반다와 웃디야나 반다를 수련하는 법

연습해 보자. 똑바로 앉아서 부드럽고 편하게 숨을 들이쉰다. 들숨이 끝날 때 잠시 멈추고, 배변을 참듯이 항문 괄약근을 들어 올린다. 숨을 내쉬기 시작할 때도 계속 그렇게 들어 올린 채로 있어서, 날숨이 부드럽게 이어지도록 돕는다. 이렇게 하면 척추를 곧게 세운 채로 있는 데도 도움이 된다. 날숨이 끝날 때쯤 물라 반다가 조금 느슨해진 것을 알 수도 있는데, 그건 정상이다. 처음에는 숨을 내쉬는 동안 계속 항문 괄약근을 들어 올리고 있지 않아도 되고, 숨을 내쉬기 시작할 때까지만 하면 된다. 그다음 숨을 들이쉰 뒤 다시 항문 괄약근을 들어 올린다. 호흡할 때 항문 괄약근을 들어 올리는 동작에 익숙해진 후에는 아사나를 수련할 때도 그렇게 할 수 있다. 그러면 그것이 요가를 할 때 취하는 여러 가지 몸의 위치와 자세를 어떻게 지지해 주는지 느끼게 될 것이다.

물라 반다를 수련하는 동안 날숨이 끝날 때 아랫배의 근육이 저절로 안으로 들어가는 것을 알 수도 있다. 이것은 웃디야나 반다, 즉 배꼽에서 5센티미터 아래 양쪽에 있는 하복근이 가볍게 수축하는 것이다. 배꼽 부위와 배꼽 윗부위가 단단해지면 안 된다. 만일 호흡하지 않으면서 웃디야나 반다가 어디인지 찾으려 하면, 처음에는 찾기가 좀 까다롭다. 웃디야나 반다의 위치를 찾는 한 가지 방법은 다음과 같다. 궁둥이뼈 앞쪽에 돌출된 부분을 만져 보라. 이어서 몸 중심 쪽으로 5센티미터 정도 손가락을 이동한다. 숨을 내쉬고 아랫배가 안쪽으로 조금 수축할 때, 손가락이 자연히 들어가는 부위가 느껴질 것이다. 거기가 웃디야나 반다가 있는 곳이다. 숨을 들이쉬어 배가 부풀어 오르게 한 뒤, 천천히 숨을 내쉬면서 손가락이 있는 곳을 누르면, 웃디야나 반다를 느낄 수 있다. 웃디야나 반다는 몸을 가뿐하고 강하게 해 준다. 소화의 불을 강화해 준다고도 한다. 물라 반다와 웃디야나 반다는 호흡의 기능이며, 호흡과 분리되어 있지 않다.

물라 반다와 웃디야나 반다는 거의 모든 아사나에서 할 수 있으며, 어떤 아사나에서는 다른 아사나보다 하기 쉽다. 예를 들어, 다운독(아래를 바라보는 개) 자세는 후굴 자세보다 웃디야나 반다를 하기가 쉽다. 전굴 자세인 파스치마따아사나와 나비 자세라고도 하는 밧다코나아사나는 물라 반다를 위한 중요한 자세다. 특히 역자세(거꾸로 서는 자세)에서는 허리와 아랫배, 배설 기관을 정화하는 데 두 가지 반다가 대단히 중요하다.

아사나를 하는 동안 생각날 때마다 두 가지 반다를 시도해 보라. 반다는 미묘하며, 오래 수련해도 왔다 갔다 할 수 있다. 그러니 너무 집착하지 말고 그저 수련하는 동안 생각날 때마다 해 보라. 그러다 보면 차차 반다 덕분에 몸이 가뿐해지고 마음이 안정될 것이다. 하루 종일 물라 반다를 하려고 애쓸 필요는 없다. 의식적이고 안정된 호흡 패턴과 분리된 채 그렇게 하면 교감 신경계가 악화하고 마음과 몸이 긴장될 것이다.

잘란다라 반다는 '그물이나 망을 붙잡기'라는 뜻이며, 척추를 곧게 하고 턱을 앞으로 내밀었다가 아래로 내릴 때 이루어진다. 잠금은 빗장뼈(쇄골) 사이, 복장뼈(흉골) 바로 위에 있다. 확신하지는 못해도 내가 추측하기로는, 붙잡는 '망'이란 목구멍의 그 부위를 지나는 미주 신경의 큰 다발을 가리키는 것인지도 모른다. 잘란다라 반다는 미주 신경을 조절하며, 요가 수행자들에 따르면 대인관계의 표현에 관련된 목 차크라를 자극하거나 정화한다고 한다. 또한 이 부위의 미주 신경은 혈압을 조절하는 압수용기에 영향을 주며, 경동맥을 감싸고 있다.[3] 같은 부위에 있는 말초 화학수용기는 호흡 조절과 뇌로의 산소 공급을 감시하는 데 관여한다.[4] 요가 수행자들이 잘란다라 반다를 쓰는 데는 그런 이유도 있었을지 모른다. 왜냐하면 대개 호흡을 멈추고 있는 동안 이 반다를 쓰기 때문이다. 숨을 멈추고 있다가 숨을 쉴 때가 되면 몸은 뇌로 구조 요청 신호를 보내기 시작한다. 하지만 숨을 멈추고 있는 동안 잘란다라 반다를 쓰면 뇌로 보내는 구조 신호가 지연되므로 긴 시간 동안 호흡 정지가 일어날 수 있다. 게다가 미주 신경은 눈돌림신경(동안 신경)을 통해 얼굴 표정 특히 눈꼬리와 연관되고, 후두를 통해 어조로 나타나는 감정 표현과 연관된다. 목 차크라가 자기표현을 정화한다는 요가 수행자들의 말이 타당할지도 모른다. 왜냐하면 그 부위를 자극하는 것이 감정 표현과 연관되어 있다는 신경학적 근거가 있기 때문이다. 목구멍 즉 비슛디(vishuddhi) 차크라의 다른 기능은 몸에 들어와 허파로 오는 공기를 정화해서 공기를 호흡으로 변화시키는 것이다.

허밍처럼 선율이 있고 기분 좋은 발성법, '옴(om)' 찬팅, 웃자이(ujjayi) 프라나야마와 브라마리(brahmari) 프라나야마는 미주 신경을 조절하는 데 도움이 된다. 2010년 네팔 카트만두에 있는 네팔 의과대학교에서 이루어진 연구에 따르면, 브라마리 프라나야마를 5분 동안 수련하면 심박수를 줄이고 수축기 혈압을 낮추는 효과가 있으며, 특히 확장기 혈압을 낮추는 효과가 가장 현저했다. 확장기 혈압이란 심장이 박동과 박동 사이에서 쉴 때 동맥에서 측정하는 혈압이다. 그것은 심장이 혈액으로 채워지고 산소를 얻는 때다. 혈압이 높으면 산소 흡수가 감소하고, 그에 따라 세포에서 필수 영양소를 빼앗게 된다. 동맥혈압이 심하게 높으면 혈관 벽에 지방과 플라크가 쌓여 동맥이 좁아질 수 있고, 때로는 심장으로 가는 혈류를 막을 수 있다. 그 결과 심장의 산소가 결핍되면 심장 근육이 죽어서 소위 심장마비가 일어난다.

어떤 수련이든 혈액 순환, 혈액과 세포로의 산소 공급, 심장 박동이 건강하게 일어나게 한다면, 우리의 삶을 연장하고 최대로 증대하도록 돕는다. 요가 수련은 모두 그런 효과가 있다. 요가는 단지 몸을 건강하게 해 주는 하나의 수련이 아니라 자세, 호흡, 반다, 긍정적 감정(감사, 인정하기, 겸손) 등 여러 수련이 결합된 것이다. 그 결과 전반적으로 건강해지고 삶의 질이 높아지고 장수하게 된다.

물라 반다와 마음

아디 샹카라차리야가 쓴 것으로 여겨지는 요가 문헌인 《아파록샤누부티(Aparokshanubhuti)》 14절에 이렇게 쓰여 있다.

안물람 사르바부타남 안물람 치타반다남 |
물라반다 사다 세이보 요기야사우 라자요기남 ||

ΙΙΙΗΙ

모든 존재(즉 순수 의식)의 뿌리(물라)는 마음(생각의 장) 제어의 뿌리이며, 그것을 물라 반다라 한다. 라자 요가 수행자는 항상 그것에 적응해야 한다. 그것을 수련하는 데 그들이 적임이기 때문이다.

이것은 무슨 의미인가? 물라(mula)는 '근원' 혹은 '기원'이라는 뜻이고, 물라 반다(mula bandha)는 '뿌리 깊은'이라는 뜻이며, 근육의 수축 이상의 것을 가리킨다. 정신에서 가장 뿌리 깊은 부분은 생존하려는 충동이다. 생존 본능은 신경계에 심겨 있고, 평생 매일 하루 24시간 쉼 없이 작동한다. 그것은 우리의 수명이 끝날 즈음 몸과의 미묘한 연관성이 사라지기 시작할 때까지, 몸의 기능을 유지하는 생존 기능의 지배력이 약해지기 시작할 때까지 멈추지 않는다. 생존 기능에는 심장 박동, 호흡, 혈압, 소화, 수면, 유성 생식 등이 있다. 이런 기능들은 주로 뇌줄기(뇌간)에 있는 자율 신경계가 조절한다. 뇌줄기는 뇌의 뿌리이자 중추신경계로 가는 관문이다. 뇌줄기는 몸과 뇌 사이에 있고, 신경 메시지를 양방향으로 전달한다. 요가 수행자들이 하는 많은 수련(자세와 호흡 수련, 단식, 금욕, 수면 억제)의 목표는 생존 기능을 초월하는 것이다. '생존 기능'이라는 말이 그 역할을 설명하고 있다. 단 몇 분만이라도 호흡을 정지하거나 심장이 멈추면, 음식을 소화할 수 없으면, 곧 우리는 살지 못하게 될 것이다. 그런 기능이 우리를 살아 있게 해 주기 때문이다. 그렇다면 요가 수행자들은 어째서 생존 기능을 방해하려 하는가? 왜냐하면 생존 기능이 아스미타(asmita), 즉 우리가 자신에 관해 말하는 이야기와 밀접한 연관이 있기 때문이다. 생리 기능은 마음만큼이나 아상(我相, I-ness)에 집착한다. 반면에 초월이라는 개념은 더 깊은 수준에서 자기가 누구인지를 알기 위해서 자아의 밖으로 나가는 것을 의미한다. 초월은 현실 도피가 아니라 그 반대다. 그런 자율적인 생리 과정은 나를 살아 있게 해 주면서, 또한 나를 하나의 이야기에 묶여 있게 한다. 하지만 그런 이야기 너머의 나는 누구인가? 매일 잠시 호흡을 제어한다면 어떤 일이 일어나는가? 만일 어떤 의도를 가지고 의식적으로 심장 박동을 늦출 수 있다면, 음식과 섹스에 대한 욕망이나 필요를 제어한다면, 무슨 일이 일어나는가? 그때 나는 누구인가? 야마를 내적인 자유의 토대가 되는 건전한 한계를 설정하는 제어라고 여기는 것과 마찬가지로, 뇌줄기의 기능을 조절하려는 수련도 제어하는 수련이다.

우리의 많은 걱정과 모든 집착의 뿌리는 생존 기능이다. 앞 장에서 논의한 것처럼, 집착은 허구의 자아의식, 내가 누구라는 진

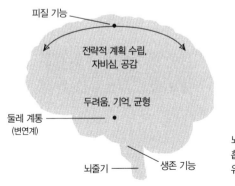

피질 기능

전략적 계획 수립,
자비심, 공감

두려움, 기억, 균형

둘레 계통
(변연계)

뇌줄기 ── 생존 기능

뇌줄기의 생존 기능에는 호흡, 심장 박동, 혈압, 소화, 유성 생식, 수면 등이 있다.

정한 앎을 찾는 대신 자기에 관해 말하는 이야기에서 비롯된다. 걱정, 두려움, 집착은 많은 생각 패턴을 발생시킨다. 그런 패턴들은 낮에는 마음을 채우고 밤에는 꿈을 채운다. 그리고 부정적이고 반복되는 생각 패턴, 마음이 꾸며내는 시나리오가 있다. 상상 속의 논쟁, 상상 속의 재난 시나리오, 상상 속의 낭만적 사랑 등이 있다. 이런 패턴들은 생존 기능에 뿌리박고 있다. 왜냐하면 우리가 붙잡고 놓지 않으려는 것, 잃지 않으려는 것은 거짓되고 제한된 자아의식이기 때문이다. 그것이 우리를 가장 속박하고, 우리의 가장 큰 정체성이며, 우리가 가장 집착하는 것이다. 만일 나는 내가 나라고 생각하는 것이 아니라면, 나는 누구인가? 그때 무엇이 남는가?

요가에서는 그때 남는 것이 순수 의식이라고 한다. 순수 의식은 어느 장소에 있는 게 아니라 늘 현존하며 어디에나 있는 존재다. 만일 개인적인 이야기를 자기라고 여긴다면, 우리는 늘 현존하며 어디에나 있는 존재일 수 없다. 우리는 마음을 두는 곳에만 존재할 뿐이다. 마음은 단지 생각의 장(場)에 불과하다. 마음은 이미지, 느낌, 관념, 환상을 담지만, 앎(awareness)은 담지 못한다. 왜냐하면 앎은 어떤 것을 경험할 수 있게 하는 빛이기 때문이다. 우리가 아는 것이 마음뿐일 때 마음이 문제가 된다. 마음속에서 일어나는 모든 것이 진실이고 실재한다고 믿을 때 큰 문제가 생긴다. 반면에 마음을 본래 용도로 사용할 때, 마음은 더이상 문제가 아니며 단순히 도구가 된다. 마음은 소통하고, 말을 만들고, 행동을 지시하고, 발상을 구체화하는 데 유용하다. 마음은 발상을 말로 바꾼 뒤, 손가락으로 컴퓨터 자판을 눌러 글자를 입력하게 하는 데 유용하다. 컴퓨터도 누군가의 마음과 상상이 물질적으로 구현된 것이다.

그런데 마음은 존재하는 것을 아는 데는 유용하지 않다. 왜냐하면 '존재하는 것'은 생각이 아니라 경험이기 때문이다. 마음은 경험을 반영할 수는 있지만, 경험을 만들어 낼 수는 없다. 마음이 만들어 내는 경험은 제한적이다. 마음이 어떤 경험을 반영할 때는 마음의 능력보다 더 큰 것에 대한 경험이다. 그래서 마음을 사트바(sattva)라고 하는데, 마음이 순수하고 조화로워서가 아니라 마음의 뿌리에 반영하는 능력이 있기 때문이다. 마음은 자신도 반영하고 다른 것도 반영한다. 달이 바닷물 위에 반사하듯이. 해는 달에 빛을 비추고, 달은 그 빛을 바닷물 위에 반사하며, 우리는 그 빛을 보고 감동한다. 우리는 그 달빛에 심미적으로 반응하며, 달빛이 아름답다거나 마음을 차분하게 해 준다거나 시적이라거나 밝다고 느낀다. "아, 저건 대단히 멀리 있는 태양의 빛이 엄청나게 빠른 광속으로 수백만 킬로미터를 가로지르며, 소행성들과 우주 먼지에 빛의 입자를 반사한 뒤, 우리의 작은 행성에 있는 물 위에 무작위적인 패턴으로 내려온 거야. 우리가 해변에서 어느 쪽으로 걸어가든지 그 빛의 패턴은 묘하게 우리를 따라다니지." 우리는 바닷물 위에 비친 달빛을 보면서 이렇게 생각하지 않는다. "아, 오늘 밤 바닷물 위의 달빛은 참으로 아름답구나!"라고 생각한다.

앞에서 말한 끓는 물의 비유와 물 분자의 속도 이야기와 비슷하게, 달빛의 비유는 우리가 감각을 통해 경험하는 것이 전부가 아님을 알려 준다. 그것은 우리가 현실을 지각한 것일 뿐이지 온전한 현실이 아니다. 명상 전통에서는 경험이나 경험과 연관된 감각을 실재라고 여기지 않고, 경험이 일어나는 장(場)인 앎을 이해하려 한다. 몸에서는 생리적 과정이 바닷물 위에 반사되는 달과 비슷하다는 것을 알 수 있다. 의식은 지성, 마음, 신경계, 전체 생리 현상을 통해 자기를 반영한다. 요가 수행자들에 따르면, 우리 몸의 생물학적 구성은 의식이 자기를 알기 위한 수단으로 삼기 위해 스스로 나타낸 것이다. 의식하면서 요가를 수련하고 앎을 적용하면 우리 몸의 뇌줄기에 있는 생존 기능을 제어할 수 있다.

우리는 생존 기능(즉 자율 신경 기능)을 매개로 뇌줄기에서부터 마음을 제어하기 시작하는데, 진화 과정에서 뇌의 가장 오래된 부위인 뇌줄기에 마음의 뿌리가 있기 때문이다. 뇌줄기는 호흡, 심장 박동 및 다른 자율 신경계의 생존 기능을 통해 우리를 살아 있게 하며, 살아 있는 존재로서 우리의 정체성은 무의식적인 수준에서 생존 기능과 완전히 엮여 있으며 동일시되어 있다. 무의식적인 생존 기능은 생각의 뿌리, 즉 "이 몸이 곧 나다."라는 생각이 있는 곳이다. 우리의 다른 모든 생각, 자기 자신과 자기 존재에 관한 생각과 관념은 모두 이 뿌리 생각에서 비롯된다. 앞의 인용문에서 샹카라차리야는 마음을 제어하는 진정한 상향식 접근법(말장난이 아니다)에서 참된 물라 반다는 항문 괄약근을 제어하는 것이 아니라 마음의 뿌리를 제어하는 것(citta bandha)이라고 말한다. 그가 이런 말을 한 이유가 있다. 당시 일부 요가 수행자들은 물라 반다, 복잡한 요가 자세, 오랫동안 숨 참기를 포함하여 엄격한 고행을 했지만, 그런 방식으로는 해탈에 이르기 어렵고, 단지 몸을 미화하고 몸으로 하는 극단적인 묘기 능력만 늘기 때문이다. 붓다는 보리수 아래에 앉아 깨달았음을 얻었는데, 그 전에 요가 구루의 지도에 따라 고행을 했지만 몸만 혹사할 뿐 영적으로는 진보하지 못한다는 것을 깨닫고 결국 그만두었다. 마음의 뿌리를 제어하는 것은 우리의 이야기가 시작되는 곳과 생리적으로 연관된 곳을 제어하는 것이며, 그곳은 바로 뇌줄기에 있다. 고도의 생각은 뇌의 둘레 계통(변연계)과 전전두엽 피질에서 일어나지만, 뇌줄기에서 일어나는 생존 수준의 자기 정체성이 없으면 고도의 뇌 기능도 일어나지 않을 것이다.

물라 반다와 자율 신경계

비록 샹카라차리야가 참된 물라 반다는 항문 괄약근을 조이는 게 아니라 마음의 뿌리를 제어하는 것이라고 말했지만, 항문 괄약근과 뇌줄기 사이에는 해부학적으로 직접 연관성이 있다. 몸의 모든 부위는 다른 모든 부위와 끊임없이 소통하고 있다. 항문 괄약근에서 끝나는 신경도, 장으로부터 항문까지 뻗은 연속된 신경 연결을 거쳐 이어지는 미주 신경 말단을 통해 심박수와 연관된다. 미주 신경(11장에서 더 자세히 다룬다)은 무수한 기능을 담당하는데, 그중 하나는 기본적인 생존 기능인 심박수를 느리게 조절하는 것이다. 만일 미주 신경이 없다면 심박수는 분당 90~100회를 유지할 것이다. 미주 신경의 브레이크 기전(미주 신경 브레이크)이 심박수를 분당 약 65~70회로 낮추고 활동량에 따라 심박수가 변동하도록 허용한다. '심박 변이'라고 하는 이런 변동은 신경계가 건강하게 기능하는 것을 나타내는 지표다. 그런데 미주 신경을 자극하는 것이 위험할 때도 있다. 예를 들어, 위장병학자들은 어린아이의 경우는 항문을 확장할 때 서맥(심박수가 느려져 위험하다)을 일으킬 수 있으므로 주의해야 한다는 것을 안다. 아기나 어린아이를 마취하기 위해 삽관할 때도 마찬가지다. 튜브를 목 안에 넣으려고 후두개를 움직일 때도 심장이 서맥에 빠질 수 있기 때문이다.

항문 괄약근과 후두개에 영향을 주면 심장 박동을 늦출 수 있다는 사실이 흥미롭다. 요가 수행자들은 물라 반다로 항문 괄약근을 조절하고 잘란다라 반다로 후두개를 제어함으로써 의식적으로 심장 박동을 늦출 수 있고, 심박이 느려지면 그것과 상관관계가 있는 감정적, 정신적 효과가 일어난다는 것을 알았다. 의식적으로 심장 박동을 늦추면, 미주 신경 브레이크가 작동하고, 마음이 깊이 고요해지며 집중되고 내면을 향한다. 그러면 마음의 장(場)에서 우리가 원하는 생각 패턴을 선택하여 조사할 수 있다.

심지어 아무 생각도 하지 않는 생각 패턴까지 선택할 수 있다. 신체 수련과 정신적, 감정적 효과는 직접 연관이 있다. 요가 수행자들은 이런 생리 원리의 상관관계를 이해하여 영적 발전에 활용한 것 같다. 그들은 몸을 당연하게 여기지 않았고, 영적 탐구와 이해를 위한 출발점, 실재와 본성, 의식을 조사하는 출발점으로 여겼다.

아사나, 프라나야마, 반다 등 요가의 신체 수련을 하면 의식과 개인의 생명 활동이 만나는 곳을 알아볼 수 있다. 의식이 내 안에 있는 곳을 어떻게 찾을 수 있을까? 우리는 의식이 어떤 곳에 있다는 생각으로 출발하며, 처음에는 실제로 그렇다. 의식은 몸과 연관되어 있기 때문이다. 우리가 기본적으로 몸을 자신이라고 여기거나 그렇게 느낄 때, 삶은 나 자신이라고 믿는 몸을 중심으로 이루어지고, 다른 몸들은 자신과 분리된 것으로 여긴다. 다른 사람들의 몸을 '남'이라고 여길 때, 우리는 자신을 대상화하듯이 다른 사람들도 대상화한다. 그때 다른 사람들의 몸은 경쟁과 즐거움의 근원, 혹은 정복의 대상이 될 수 있다. 우리의 마음과 신경계 그리고 아마도 목적의식은 그런 분리감에 포함되고, 그 뒤 우리가 자신의 몸과 연관 짓는 즐거움이나 욕망(나쁜 것은 아니지만 아마도 삶의 목적이 되기에는 충분하지 못한 음식, 섹스, 쇼핑 같은)을 위한 수단이 된다. 외면적으로만 살면 내면의 삶을 계발하지 못한다. 우리는 흔히 내면의 삶을 계발할 필요가 있다고 여길 때 요가나 명상을 수련하고 싶은 마음이 생긴다. 아사나를 수련하면 몸을 더 잘 알아차리게 되며, 새로운 방식으로 몸을 경험할 수 있고, 생각, 감정, 견해가 저장되는 곳을 느낄 수 있다. 그 후 몸과 신경계가 열리면 우리를 꽉 붙잡고 있던 것들에서 풀려날 수 있다. 이런 일이 일어날 때 우리의 의식이 확장된다. 풀려나면 자연히 확장되기 때문이다. 그리고 우리 안에서 저절로 자비심, 공감, 이해, 용서가 나타난다. 그것들은 개별적인 몸에 국한된 자기중심성을 벗어난 마음의 특성이기 때문이다. 그럴 때 우리는 주변 세계, 주변 사람과 더 깊이 연결된다. 이것이 개인의 몸에 국한되지 않은 의식의 경험이며, 그때 우리의 범위는 자신의 필요 너머로, 자기 몸 너머로 확장된다. 우리는 개인의 몸과 마음에 고정되고 국한된 의식의 경험을 벗어나, 확장된 또는 무한히 연결된 의식의 경험으로 나아갈 수 있다. 요가에서는 그에 대한 생물학적 토대가 있고, 우리 몸의 목적은 그런 경험을 하는 것이라고 말한다. 요가의 관점에 따르면, 무엇이든 삶의 목적을 이루기 위해 사용할 매체가 있어야 하므로 몸이 존재한다. 따라서 모든 몸은 신성하다. 한 사람 한 사람의 존재 이유를 이루기 위해 몸이 존재하기 때문이다.

9장

{ 호흡, 프라나, 마음 }

거의 모든 명상적, 종교적 수련의 뿌리에는 호흡과 영(靈)의 연관성이 있다. 성경에도 영으로서의 호흡에 대한 구절이 있다.

주 하나님이 흙으로 사람을 지으시고, 그의 코에 생명의 기운을 불어넣으시니, 사람이 생명체가 되었다.
_창세기 2:7

우주와 그 안에 있는 모든 것을 창조하신 하나님께서는 하늘과 땅의 주님이시므로, 사람의 손으로 지은 신전에 거하지 않으십니다. 또 하나님께서는 무슨 부족한 것이라도 있어서 사람의 손으로 섬김을 받으시는 것이 아닙니다. 그분은 모든 사람에게 생명과 호흡과 모든 것을 주시는 분이십니다.

_사도행전 17:24-25

나는 지금 진지하게 말하고 있습니다. 나는 진실을 말하려고 합니다. 하나님의 영이 나를 만드시고, 전능하신 분의 입김이 내게 생명을 주셨습니다.

_욥기 33:3-4

'호흡'은 산스크리트 어로 프라나(prana)다. 호흡은《우파니샤드》와《바가바드 기타》를 비롯한 요가 문헌과 철학서에서 매우 중요한 위치를 차지한다. 프라나에는 많은 의미가 있다. 산스크리트 어 어원으로 문자적 의미를 살펴보면, pr는 '이전에 오는 것'이고 ana는 '호흡'이다. 호흡 이전에 오는 것은 삶의 욕구다. 삶의 욕구가 어디에서 오는지, 우리 안에서 어떻게 일어나는지 우리는 모른다. 실로 호흡은 우리 존재의 가장 신비한 측면이다. 호흡 활동은 기압으로 설명할 수 있지만, 호흡이 우리를 살게 하고 호흡이 떠나면 우리가 죽게 되는 것은 어떻게 설명할 수 있을까?

다시《찬도기야 우파니샤드》를 살펴보면, 프라나가 마음보다 위대하고, 원소들보다 위대하고, 희망이나 성찰보다 위대하며, 우리가 인간으로서 가지고 있는 모든 힘 가운데 최고인 이유를 설명하는 이야기가 있다. 두 사람이 나누는 대화 형식의 이 이야기에서 현인 나라다가 "우주에서 가장 위대한 것은 무엇입니까? 저는 많은 것을 연구했지만 궁극의 진리를 밝혀내지 못했습니다."
라고 묻자, 구루인 사낫쿠마르는 나란다가 배운 것은 이름들일
뿐이라고 대답한다.

"말이 이름보다 위대하다. 말을 통해 이해하기 때문이다.
마음이 말보다 위대하다. 마음에 자아가 담기기 때문이다.
의지가 마음보다 위대하다. 의지로 인해 모든 것이 존재하기 때
문이다.
지성이 의지보다 위대하다. 이름, 말, 마음, 의지의 토대가 지성
에 있기 때문이다.
명상이 지성보다 위대하다. 명상은 고요이기 때문이다.
이해가 명상보다 위대하다. 명상하려면 이해가 필요하기 때문
이다.
힘이 이해보다 위대하다. 모든 것은 힘을 통해 안정되기 때문이
다.
음식이 힘보다 위대하다. 음식이 없으면 우리는 안정될 수 없고,
보고 듣고 성찰하고 이해할 수 없기 때문이다.
물이 음식보다 위대하다. 물이 없으면 음식과 모든 것이 자랄
수 없기 때문이다.
불이 물보다 위대하다. 물보다 먼저 불이 열과 번개로 나타나기
때문이다.
공간이 불보다 위대하다. 모든 것은 공간에만 존재하기 때문이

다.

기억이 공간보다 위대하다. 기억을 통해 인식할 수 있기 때문이다.

열망이 기억보다 위대하다. 열망에 의해 기억의 불길이 일어나기 때문이다.

프라나가 열망보다 위대하다. 프라나로 인해 영이 몸에 살기 때문이다."

프라나보다 위대한 것은 없다. 수레바퀴의 바퀴살이 바퀴통에 붙어 있듯이, 모든 것은 프라나에 붙어 있다. 프라나가 공기에 생명력을 주고 모든 살아 있는 것에 생기를 준다. 사낫쿠마르가 계속 말한다.

"프라나는 아버지고, 프라나는 어머니고, 프라나는 형제며, 프라나는 자매이고, 프라나는 교사이며, 프라나는 브라마나(진리를 아는 자)다."

생기를 주는 프라나의 힘은 위에 열거한 모든 것의 토대이고, 프라나를 숭배하는 자와 프라나를 알게 되는 자는 그밖에 알아야 할 모든 것을 안다.

같은 《우파니샤드》의 뒷부분에[2]는 감각 기관들이 서로 자기가 최고라고 다투는 이야기가 나온다. 마음을 비롯한 각 기관이 다른 기관들에 도전하기 위해 일 년 동안 몸을 떠나지만, 어느 하나의 감각 기관이 없어도 생명은 지속되고 남은 감각 기관들은 적응한다. 그런데 마지막에 모든 감각 기관이 마치 증발하는 것처럼 힘이 줄어드는 것을 느끼기 시작할 때, 프라나가 물러나고 있는 것을 알아차린다. 프라나가 말한다. "너희가 존재하는 것은 나의 힘 때문이고, 내가 떠나면 너희는 사라진다. 나는 호흡, 에너지, 주의, 앎의 근본적인 힘이며, 감각 기관들을 활동하게 하는 힘이다." 모든 감각 기관이 프라나에게 절하고 말한다. "실로 당신이 우리 중 최고입니다. 제발 떠나지 마십시오. 당신이 떠나면 우리는 소멸하고 말 것입니다!"

프라나는 긴밀하게 결합시키는 근본 기제이며, 우리를 하나로 엮고 우리의 유기체와 정체성을 시간, 장소, 형태에 밀착시키는 접착제다. 프라나는 개성과 이야기라는 허구적인 성질에 우리를 붙잡아 매지만, 또한 우리를 내면의 앎과 동일시하게 함으로써 모든 일시적 동일시에서 벗어나게 할 수도 있다.

《타이티리야 우파니샤드》는 (앞에서 말한) 다섯 가지 몸을 처음으로 설명한 문헌이다. 각 몸은 다섯 부분을 가지고 있으며, 마치 새와 같다고 한다. 새는 머리, 몸통, 두 날개, 꼬리를 가지고 있는데, 이 다섯 부위는 하나의 전체로서 서로 잘 들어맞고 함께 협업한다. '마야(maya)'라는 말은 그런 몸의 각 부위를 가리킬 때 사용되며, '안개' 혹은 '구름'을 의미한다. 몸들은 서로 분리된 별개의 실체가 아니라, 하나의 전체를 이루는 구성 요소들이다.

오래전 아내, 딸과 함께 처음으로 그리스를 여행했는데, 그때 많은 그리스정교 교회의 입구에 있던, 날아 내려오는 비둘기 상이 인상적이었다. 비둘기 상은 동방정교회에서 성령 혹은 호흡을 나타내기 위해 사용하는 이미지인데,《우파니샤드》에서는 그것과 똑같은 이미지를 5중 몸의 분리할 수 없는 성질과 그 몸들을 연결하는 프라나를 나타내는 데 사용한다. 성령 혹은 호흡이 몸속으로 내려와서 우리를 속세의 존재에 묶는다. 이 모델에서 5중의 몸은 의식을 담는 그릇이다. 요가의 기능을 붓디(buddhi) 즉 지성의 수준에서 설명하는데,《우파니샤드》에는 이렇게 쓰여 있다.

확신(슈랏다)은 그의 머리고,
우주적 정의(르탐)는 그의 오른쪽 날개이고,
진실(사티얌)은 그의 왼쪽 날개이며,
요가는 그의 몸통이고,
우주적 지성, 보편적 '나' 의식(마하트)은 그의 버팀대다.[3]

여기서 요가는 결합하는 힘이다. 요가는 보편적인 '나'를 개별의식의 가장 높은 표현(진실, 믿음, 확신, 그리고 자연의 조화로운 균형인 르탐(rtam)과 정렬)과 연결하고, 그 기반이자 토대인 우주적 지성과 연결한다. 이 초기《우파니샤드》들에 나온 요가는 명백히 표현하고 가르침을 주기보다는 훨씬 시적으로 표현하고 통찰을 이끌어 내는 방식이다. 하지만 여기에서 직접 드러낸 표현은 요가가 지성의 힘을 이용하고, 지성을 그 기반인 아난다마야

(anandamaya) 즉 지복의 몸에 연결한다는 것이다. 순수 존재에 가장 가까이 있는 몸이자 지성의 토대인 지복의 몸은 무엇인가?

사랑(프리얌)은 그의 머리고,

기쁨(모다)은 그의 오른쪽 날개이고,

즐거움(프라모다)는 그의 왼쪽 날개이며,

지복(아난다)은 그의 몸통이고,

의식(브라마)은 그의 토대다.

여기서는 의식이 모든 다른 몸을 포함한 모든 것의 토대라고 말한다. 순수 의식과 그다음에 있는 몸인 지성의 몸 사이에 놓인 장막은 얇다. 그리고 지성의 장막을 꿰뚫어 볼 수 있게 돕는 것은 바로 사랑이다. 《우파니샤드》에서는 강한 힘이나 복잡한 요가 자세, 지적인 성취를 통해서는, 그리고 억지로는 내면의 자기를 경험할 수 없으며, 사랑을 통해서만 존재와 연결의 지복을 가리는 장막을 꿰뚫어 볼 수 있다고 한다.

호흡과 마음

실로 프라나와 앎은 서로 연결되어 있다. 프라나는 우리가 앎을 향하는 곳으로 흐르고, 앎도 프라나가 흐르는 곳으로 향한다. 특히 프라나야마 같은 수행은 프라나와 앎, 즉 호흡과 앎을 결합시킨다. 그러면 호흡이 매우 가늘어지고 미묘해지며 느려지고, 마음도 매우 고요해진다. 생각, 기억 등 마음의 내용물이 매우 고요해지는 것이다. 요가에 따르면, 호흡이 앎과 관계없이 이루어지면 생각이 일어나지만, 호흡과 앎이 조화로우면 산만한 생각이 제어될 수 있다. 호흡이 가장 중요하게 여겨지는 이유는 호흡으로 마음을 제어할 수 있기 때문이다. 《하타 프라디피카》에 잘 알려진 구절이 있다.

> 호흡이 움직일 때 마음도 움직인다.
> 호흡이 고요할 때 마음도 고요하다.
> 그러므로 요가 수행자는 호흡을 제어하여 안정을 이룬다.[4]

고요하고 느린 호흡은 마음과 감정의 상태와 직접 연관된다. 사실 최근의 연구에 따르면, 호흡 주기와 주의 집중력이 서로 연관된다.[5] 어떤 사람이 흥분하거나 화나 있거나 공황 상태에 빠져 있으면, 대개 그에게 심호흡을 하라고 말한다. 아무리 흥분했어도 깊이 숨 쉬면 차분해진다는 것을 우리는 본능적으로 안다. 그 이유는 흥분한 상태일 때는 호흡이 변해서 고르지 못하거나 숨이 멈추어져 있기 때문이다. 요가의 이면에 있는 기본적인 목표는 마음을 고요하게 하는 것이고, 요가 수행자들은 호흡과 다양한 호흡 수련을 이용해서 마음을 고요하게 했다. 티베트의 승려와 요가 수행자들을 연구한 결과, 정상 호흡 속도가 분당 15~18회인데 비해, 명상 상태에 들어가면 호흡 양상이 저절로 느리고 차분하게 변해서 분당 5~7회로 줄었다.[6] 차분하게 호흡하면 마음이 고요해지고, 마음이 고요해지면 호흡이 차분해진다. 하지만 처음에는 호흡을 조절하는 편이 마음을 고요하게 하는 것보다 훨씬 수월하다. 호흡을 의도적으로 바꾸기가 더 쉽기 때문이다. 우리는 호흡을 느낄 수 있고, 의식할 수 있고, 어떻게 호흡할지 어느 정도 신체적으로 제어할 수 있다. 반면에 마음은 볼 수 없고, 어디 있는지 알 수도 없으며, 우리의 의지나 바람에 어긋나게 제멋대로 움직일 때가 많다. 요가 수행자들은 몸과 호흡처럼 제어할 수단이 있는 것을 먼저 다루고, 거기서부터 차차 더 깊이 들어가라고 권했다.

이렇게 호흡과 마음의 연관성을 탐구하면, 요가의 근본 기제가 무엇인지 잘 알게 되고, 요가가 다른 많은 다른 문제에 도움이 되는 이유를 알 수 있다. 마지막 장에서는 호흡과 신경계의 신경생리적 기전을 살펴보고, 호흡이 마음 및 감정과 어떻게 연관되는지를 과학적 관점으로 자세히 논의할 것이다. 그것은 약간 복잡하지만, 의식 상태가 몸의 생리 작용의 본질적인 부분임을 이해하는 데 핵심이 된다. 요가 수행자들은 이런 의문을 가졌다. 우리가 원하는 더 높은 의식 상태에 들어가기 위해서 생리 기능을 이용할 수 있지 않을까? 다음 장에서는 요가 수련이 생리 기능을 어떻게 변화시키는지, 그리고 그런 변화를 건강하고 균형 잡힌 방식으로 뒷받침하기 위해 우리가 할 수 있는 일에 관한 유용한 팁을 소개할 것이다.

10장
{ 수련에 관한 조언 }

우리가 실천하는 것이
다음에 우리가 어떤 사람이 될지 결정한다.

_ 조셉 골드스타인

요가 수련을 하게 되었더라도 늘 원하는 만큼 규칙적으로 꾸준하고 성실하게 수련하지는 않을 수 있는데, 그러면 두 가지 일이 생길 수 있다.

- 실망하고 포기할 수 있다.
- 지나치게 열심히 수련한 뒤, 의욕을 유지하지 못해서 수련하다가 하지 않기를 반복한 다음, 결국 수련을 그만둘 수 있다.

《바가바드 기타》는 꾸준하고 성실하게, 그리고 가장 중요하게는, 효과적으로 요가를 수련하기 위한 간단한 방식을 알려 준다.

육타하라 비하라시야 육타체슈타시야 카라마수
육타 스와프나 아바보다시야 요가 바바티 두카하하

⁝⁝⁝⁝⁝

알맞게 먹고, 알맞게 즐기고, 알맞게 일하고, 알맞게 자는 사람은
요가로 괴로움을 없앨 수 있다.[1]

2,500년 전에도 알맞게 하는 것이 행복한 삶의 열쇠였던 것 같다. 과거에는 쏟아져 나오는 신기술도, 스트레스를 주는 도시 생활 등도 없었기에 삶이 더 쉬웠을 것으로 생각하기 쉽지만, 사실은 그렇지 않았다. 사람들이 있는 한 스트레스가 있었고, 특히 도시 생활은 스트레스가 더 심했다. 이 장에서는 꾸준하고 알맞고 효과적으로 요가를 수련하고, 또 요가 수련에 보탬이 되는 건강한 생활 방식을 계발하는 데 도움이 되는 몇 가지 기본 제안과 아이디어를 살펴볼 것이다. 건강한 생활 방식에 관해서는 무엇을 어떻게 먹을 것인지, 어떻게 잠을 푹 잘 것인지, 긴장을 풀고 삶을 즐기려면 무엇을 할 것인지 등을 살펴볼 것이다.

요가 수련에는 훈련이 필요하며, 훈련이 없으면 발전이 더디거나 전혀 발전하지 못한다는 것을 우리는 안다. 그런데 위 구절에서는 알맞게 하고 삶을 즐길 필요도 있다고 말하는 점이 흥미롭다. 훈련은 경직된 태도를 의미하는 게 아니며, 우리가 하는 일이 전념해야 할 만큼 중요하다는 사실을 아는 것이다. 그 점을 인식하면, 여느 관계와 마찬가지로 어느 정도로 전념할지를 선택하게 된다. 수련하기로 선택한 것을 더 많이 즐길수록 실제로 수련

할 가능성이 더 크다. 우리의 수련은 우리가 열중할 수 있는 것이어야 한다. 때로는 수련이 힘겹고 어렵겠지만, 수련을 통해 몸과 마음뿐만 아니라 눈에 보이지 않는 자신의 일부 즉 자기의 본질을 보살폈다는 기쁨이나 성취감, 만족감을 느껴야 한다. 그러므로 요가는 훈련이지만, 우리는 또한 이 수련을 좋아해야 한다. 수련을 좋아하면 훈련되기 위해 노력할 때도 더 부드럽고 다정하게 할 수 있을 것이다. 그러면 우리 자신이 그렇게 부드럽고 다정해질 것이다.

요가 수련에 관한 조언

1. 얼마나 자주 수련하고 싶은지 정한다. 일주일에 2번 수련할지, 3번, 4번, 5번 수련할지는 자신이 결정할 일이다. 일주일에 하루라도 실제로 수련한다면 괜찮다. 시간이 지나면서 수련 횟수를 바꿀 수 있다. 요가 수련을 처음 시작할 때는 매일 수련이 버거울지 모르지만, 얼마 후에는 매일 아침에 일어나서 요가를 하는 게 제2의 천성이 될 것이다.

2. 수련할 요일들을 정한 뒤, 잘 지키려 노력하여 꾸준히 이어지게 한다. 매일 수련한다면 일주일에 적어도 하루는 수련을 쉰다.

3. 매일 같은 시간에 수련할 수 있는지 보라. 이는 새로운 내적 리듬을 형성하는 데 매우 중요하고, 새로운 습관으로 자리 잡게 하는 데도 도움이 된다.

4. 혼자 요가 수업에 가는 게 힘들면 친구를 데려가거나, 수련을 삶의 일부로 삼는 데 관심이 있는 사람을 찾아보라. 공동체— 산스크리트 어로는 상가(sangha)라고 한다—는 꾸준히 수련하는 데 도움이 된다. 우리의 상가는 영적인 도반이 된다.

5. 수련할 때마다 감사하고 무언의 감사를 드린다. 수련할 때마다 자신을 축하한다. 수련이 끝나면 자신이 노력한 것을 되새겨 보고 그 느낌이 자신에게 스며들게 한다. 그렇게 하면 수련이 장기 기억에 심기고, 의식적인 마음의 바탕을 이루는 특성의 일부가 될 것이다.

6. 요가 수련이 자신에게 좋다는 것을 알아차린다. 수련 시간은 자기의 생각, 몸, 호흡과 함께하고, 능력을 키울 잠재력과 함께하며, 시간을 들일 필요가 있는 모든 것과 함께하는 시간이다.

7. 만일 강박적으로 수련에 집착하고 있다면, 좀 물러나라. 실제 수련할 때 자신을 누그러뜨릴 수 없다면, 잠시 수련을 쉬거나 훈련 기준을 조금 완화할 필요가 있을지 모른다. 초콜릿을 조금 먹거나 영화를 보러 가거나 늦잠을 자 보라. 수련에 지나치게 몰두하면 오래된 패턴을 강화하게 된다. 동시에, 게을러지지 않게 경계해야 한다. 하루쯤 수련을 하지 않는 건 괜찮지만, 하루가 이틀이 되고 사흘이 되고 더 길어질 수 있으니 주의하는 게 좋다.

8. 요가 수련으로 내면에서 활력이 생겨야 한다. 기력이 고갈되

는 게 아니라 에너지가 충전되는 방식으로 수련하도록 해 보라.

9. 요가 수련으로 에너지를 충전하기는 그리 어렵지 않지만, 에너지를 낭비하지 않기는 어려울 수 있다. 생활 방식을 바꾸고 중독 경향이 있는지 살펴보면, 새로 찾은 에너지의 낭비를 방지하는 데 많은 도움이 된다.

《바가바드 기타》에서 크리슈나는 세 가지 수련에 관해 말한다. 처음에는 독약 같지만 끝에는 감로수나 기쁨으로 가득한 수련은 사트바(sattva)적인 수련이다. 처음에는 감로수 같지만 끝에는 독약 같은 수련은 라자스(rajas)적인 수련이다. 처음이나 끝이나 독약 같은 수련은 타마스(tamas)적인 수련이다. 자신이 하는 수련이 모두 첫째 범주에 드는지 확인해 보라. 물론 어느 정도 시간이 흐른 뒤에는 수련이 처음에도 끝에도 기쁨이 될 수 있다. 하지만 수련이 그저 몹시 어렵기만 할 때도 있다. 그래도 괜찮다. 그리고, 그 때문에 수련이라고 하는 것이다. 오늘 수련이 아무리 힘들었어도 우리는 내일 일어나서 다시 수련해야 한다.

요가와 삶을 즐기는 것은 서로 배타적인 것이 아니다. 친구와 사귀고, 취미 생활을 하고, 새로운 것을 배우는 것은 중요하다. 그런 일들은 감정적으로도 생리적으로도 좋고, 새로운 것을 계속 배울 때 뇌 구조가 변한다. 그러면 나이가 들어도 뇌에서 새로운 뉴런이 생기며, 우리는 활발하고 명석할 수 있다. 영적 수련을 시작할 때도 친구와 함께 지내고, 새로운 것을 배우고, 음악과 미술과 문학을 즐기며, 자연에서 시간을 보내는 행동을 하찮게 여기면 안 된다. 이런 행동이 중요한 이유는 매일 잠시라도 마음 밖으로 나와 문제를 잊게 해 주기 때문이다.

삶을 즐기는 것은 때로는 삶의 어려운 문제에서 물러난다는 것을 의미하기도 하는데, 문제를 회피하기 위해 물러나는 것이 아니라, 삶에 골치 아픈 문제들만 있는 게 아님을 기억하는 방식으로 그리하는 것이다. 나는 잠시 문제를 잊고 즐기고 싶을 때 주로 음악을 듣는다. 음악은 뇌에 좋은 영향을 미치고 다른 사람들과 감정을 나누게 하는 등 여러 가지 면에서 좋다. 음악은 독특하게 인간적이다. 바람, 비, 바다, 별들이 모두 자신의 교향곡을 만들어 내지만, 인간이 만든 음악은 우리가 서로를 위해 음악을 만든다는 점에서 독특하다. 비는 땅에 후두두 내리면서 노래를 만들고, 땅은 비를 흡수하며, 나중에는 열에너지가 빗물을 증발시켜 구름으로 돌려보낸다. 그런데 그런 빗소리를 음미하는 것은 누구인가? 흙인가? 나무인가? 구름이 빗소리를 즐기는가? 아니면 빗소리를, 비의 노래를 듣고, 그것을 음악으로, 서정시로 바꾸고, 감정을 고양시키는 '사랑은 비를 타고(Singing in the Rain)' 같은 영화나 수백만 명이 즐기는 록 그룹 레드 제플린의 'The Rain Song' 같은 노래로 만드는 것은 단지 인간의 귀인가?

음식에 관해서

아사나와 프라나야마를 수련하는 목적 중 하나는 소화 기능의 향상이다. 소화가 잘되면 몸 건강, 감정 건강이 좋아진다. 장의 신경계가 장 기능을 뇌의 감정 중추, 인지 중추와 연관시키기 때문이다.[2] 요가에서는 불 원소가 소화를 관장하며, 음식을 소화하는 일과 삶의 경험을 소화하는 일을 담당한다. 음식을 소화할 수 있으면, 몸이 영양분을 흡수하고 필요한 에너지를 얻어서 하고 싶은 일을 할 수 있다. 음식을 제대로 소화하지 못하면 설사, 치질, 두통, 무기력 등 많은 문제가 생길 수 있다. 건강하지 못한 음식은 실제로 위산 역류, 과민 대장 증후군 같은 소화 장애를 일으킬 수 있다(소화 장애는 스트레스로 인해 일어날 수 있는데, 스트레스란 삶의 경험을 다루거나 '소화'하지 못하는 것이다). 장에 있는 미생물 무리는 우리가 먹은 음식의 변화와 스트레스 수준에 아주 빨리 반응하며,[3] 실제로 하나의 원인으로서 혈관 기능 장애와 일부 암 등 여러 질병의 요인으로서 연관이 있는 것으로 밝혀졌다.[4] 일반적인 소화 불량도 일상생활에 문제가 될 수 있다. 경험을 소화한다는 것은 삶에서 일어나는 일을 다룰 수 있다는 뜻이다. 일상생활의 압력을 다룰 여력이 없으면 스트레스가 쌓이기 시작하고, 우리는 '스트레스를 받는다'. 그것은 일종의 소화 불량이고, 모두가 알듯이, 스트레스를 받으면 우리는 맛있지만 영양가 없는 음식을 먹는 데서 위안을 찾는다. 요가의 의미가 '관계'임을 떠올려 보면, 요가 자세, 호흡, 수면, 명상, 행위와 더불어 음식도 관계의 방정식에 추가할 수 있다. 음식과 새로운 관계를 이루려 할 때는 어떤 음식을 먹어야 하는지만이 아니라 어떻게, 언제 먹으면 좋은지에 관해서도 간단한 설명을 들으면 도움이 될 것이다. 그중 몇 가지를 소개한다.

언제 먹을까

요가 수련은 빈속에 하는 것이 중요하다. 배 속에 음식이나 음료가 들어 있으면 비틀기, 전굴(앞으로 굽히기), 후굴(뒤로 젖히기)을 할 때 불편할 수 있다. 식사하고 3~4시간 후에 수련하는 것이 좋지만, 소량의 과일이나 에너지바 정도는 한 시간 전에 먹어도 된다. 커피나 차는 30분~1시간 전까지 마셔도 괜찮다.

운동과 소화는 두 가지 다른 대사 과정이고 수면과 소화도 마찬가지다. 그러므로 잠들기 2~3시간 전부터는 음식을 먹지 않는 게 좋다. 휴식과 소화는 부교감 신경계의 기능이므로, 과식하면 졸음이 온다는 것을 알 수 있다. 오후에 할 일이 많을 때는 가벼운 식사를 하면 더 또렷한 정신으로 일할 수 있다. 잠들기 전에 음식을 많이 먹으면 신경계가 수면보다 소화에 집중하게 되므로 깊고 편안한 잠을 자지 못한다.

무엇을 먹을까

요가 문헌들은 음식을 세 가지 구나의 범주로 분류한다.

사트바적인 음식은 활력, 에너지, 원기, 건강, 기쁨, 건강한 식욕을 증진한다. 그런 음식은 신선하고 보기도 좋다. 과일, 견과류, 채소, 콩류, 곡물을 재료로 하여, 양념을 조금만 넣고, 맛있고, 소화가 잘되고, 달콤하고, 너무 기름지지 않고, 신선하게 조리한다. 예를 들어, 감자칩은 맛있지만 사트바적인 음식이 아니다. 섬유질이 많고 신선하게 조리할 수 있는 음식을 찾아보라.

라자스로 분류되는 음식은 쓰고, 시고, 지나치게 짜고, 자극이 강하고, 얼얼하게 맵고, 마르고, 뜨거운 음식이다. 요가 문헌에 따르면, 그런 음식은 고통, 슬픔, 질병을 일으키는 성질이 있다. 매운 음식은 이따금 먹는 것은 괜찮지만 주된 음식으로 삼지는 말아야 한다. 식사할 때마다 매워서 눈물 콧물을 흘리고 머리가 어질어질하다면 몸에 좋은 음식을 먹는 게 아니다. 그런 음식을 많이 먹으면 영적 수련에 방해가 된다고 한다. 마음이 지나치게 활발해지기 때문이다. 또한 소화 기관에도 좋지 못하고, 나중에는 위벽의 내피에 손상을 줄 수 있다.

타마스적인 음식은 신선하지 않고, 맛없고, 냄새가 나고, 오래되고, 요리한 뒤 하루 이상 되었고, 썩은 음식이다. 보통 이런 음식은 모두 피해야 한다. 여기에 기름에 튀긴 음식이 포함되는데, 가게에서 파는 음식은 이미 여러 번 끓인 기름에 튀기는 경우가 많다. 타마스적인 음식을 먹으면 몸이 무거워지고, 소화가 안 되며, 게을러진다. 뉴욕시의 리틀 이탈리아 지역의 거리 장터를 걸어 보면 타마스적인 음식의 예를 아주 많이 볼 수 있다. 지방과 탄수화물, 가공 설탕이 많은 음식은 아주 조금만 먹어야 한다. 하지만 전혀 먹지 않는 게 더 좋다. 그런 음식은 혈액의 건강에 해롭고, 그 음식의 영향에 장내 미생물 무리가 즉각 반응하기 때문이다.

장의 내부에 막을 형성하는 미생물 무리는 피부와 구강과 질에서 발견되는 세균들로 이루어져 있다. 예전에는 인간의 세포가 1퍼센트라면 미생물 균체가 99퍼센트일 정도로 이 세균들이 인간의 유전형질보다 훨씬 더 많을 것으로 추정했다. 그런 생각은 1977년에 이루어진 연구에 따른 것이었다. 그러나 새로 계산해 보니 미생물 무리의 숫자는 대략 인체의 세포 수와 비슷하고 연구자에 따라 37조~40조 개에 이른다고 한다.[5] 하지만 그렇다고 해서 미생물 무리의 중요성이 줄지는 않는다. 미생물 무리는 매우 적응을 잘하고, 우리가 먹는 음식에 따라 빠르게 변할 수 있다.[6] 미생물 무리가 건강하면 면역계가 강하고, 몸의 염증 수준이 낮으며, 소화가 잘된다. 섬유질이 적은 음식, 스트레스, 분노, 그리고 지방과 탄수화물이 많은 건강하지 못한 음식 같은 해로운 영향에 노출된 미생물 무리는 심장병, 소화 장애, 염증, 정신 질환과 상관관계가 있는 것으로 밝혀졌다.[7]

현재 미생물 무리는 매우 큰 관심을 받고 있고 지난 몇 년간 출간된 많은 책에서 그에 대한 더 많은 정보를 찾아볼 수 있다. 그 중 디팩 초프라와 루돌프 탄지(알츠하이머병을 일으키는 3개의 유전자를 발견했다)의 《슈퍼 유전자》와 앨러나 콜렌의 《10퍼센트 인간》이 있다. 콜렌은 진화생물학자이며 열대우림에서 박쥐를 연구하다가 진드기에 물린 뒤 미생물 무리라는 미지의 세계에 발을 들여놓았다. 그녀는 미생물 무리와 인간이 어떻게 수만 년 동안 함께 진화했는지, 그리고 장 안의 미생물 무리 환경이 소화뿐만 아니라 몸의 건강과 정신의 건강에 어떤 영향을 미치는지를 논의한다. 우리 몸 안에 약 1.4킬로그램의 미생물이 있다는 사실에 익숙해질 가치가 있다. 그것은 뇌의 무게와 비슷하다.

장과 척수에는 독립적인 신경망이 있다. 이 두 환경인 뇌와 (미생물 무리를 담고 있는) 장은 우리가 (우리도 그 일부인) 환경과 연관되는 방식에, 그리고 우리의 환경이 다시 우리의 모습을 형성하는 방식에 매우 활발히 참여한다. 뇌 기능은 단지 감각 기관으로 들어오는 정보에 의해서만 이루어지는 게 아니라, 미생물 무리가 미주 신경을 거쳐 뇌에 올려 보내는 메시지의 영향도 받는다. 사실, 이것이 건강한 음식을 먹어야 하는 가장 중요한 이유다. 우리가 섭취한 음식이 뇌로 전해지는 메시지를 결정하고, 정서 기능과 인지 기능에 영향을 주기 때문이다. 건강하지 못한 음식을 먹거나 건강하더라도 소화가 잘되지 않는 음식을 먹으면, 원기가 약해지고 우울, 심장병, 인지력 저하가 일어날 수 있다. 피망은 비타민 C와 항산화제가 풍부하고 건강한 음식에 곁들여 먹기 좋다. 그런데 무슨 이유 때문인지 나의 소화계는 피망을 처리할수 없어서 피망을 먹을 때마다 소화가 안 된다. 이처럼 일반적으로 건강한 음식이라고 해도 모든 개인에게 좋지는 않을 수 있다. 《아유르베다》에서는 활력 넘치는 건강을 주는 것은 우리가 먹는 음식이 아니라 소화할 수 있는 음식이라고 말한다. 다양한 음식으로 실험해 보고, 자신의 소화계에 일어나는 효과를 관찰하고, 필요하면 음식에 대한 조언을 구하는 것이 좋다.

한때 유행하는 다이어트 요법은 일부 사람은 몰라도 모든 사람에게 효과가 있지는 않다. 소화는 개인마다 다른 경험이고 어떤 음식이 자신과 맞는지 이리저리 시험해 보아야 할 때도 있다. 식단을 조금만 바꾸어도 전반적인 행복감이 상당히 개선될 수 있다. 예를 들어, 밀, 유제품, 가공 설탕 같이 소화하기 힘든 음식을 끊으면 즉각 소화, 배설, 활력 수준, 기분이 변하는 사람이 많다. 요가 학생들이 단지 설탕이나 밀 같은 음식만 먹지 않아도 몸에 큰 변화가 생기고 요가 수련으로 얻는 기쁨의 수준도 훨씬 높아지는 경우를 많이 목격했다. 그런 변화는 개인에 따라 다르게 나타나며, 한 사람에게 효과가 있는 것이 다른 사람에게는 효과가 없을 수도 있다. 하지만 대다수 사람은 음식을 조금만 바꾸어도 큰 변화가 일어날 수 있다. 이 모든 것은 '장-뇌 축(gut-brain axis)'의 영향을 받는 영역이며, 그 체계의 놀라운 점은 긍정적인 변화에 매우 빨리 반응할 수 있다는 것이다.

어떻게 먹을까

흔히 말하는 기본적인 제안들은 다음과 같다.

- 앉아서 먹는다.

- 정해진 시간에 먹는다.

- 천천히 먹는다.

- 가능하면 친구나 가족과 함께 식사한다.

- 음식에 감사하고, 음식이 제공하는 영양분에 마음속으로 감사하며 먹는다.

- 음식을 낭비하지 않는다.

- 맛을 음미하면서 천천히 먹는다. 맛을 즐기고 음식을 마련한 사람에게 감사하면 소화가 잘된다.

매일 먹는 음식을 살펴보고, 각 음식이 어느 구나의 범주에 해당하는지 알아보라. 사트바적인 음식을 더 많이 먹는 게 좋다. 차, 커피, 향신료, 초콜릿, 설탕 등 라자스적인 음식은 조금 먹는 건 괜찮지만, 되도록 적게 먹어야 한다. 예를 들어, 하루에 커피 여섯 잔은 너무 많다. 타마스적인 음식은 특별한 경우 말고는 피하는 게 좋다. 분명히 좋지 않기 때문이다.

채식은 확실히 건강, 원기, 정신력에 좋다. 하지만 모든 사람에게 좋은 건 아니며, 적어도 즉시 좋지는 않다. 어떤 음식을 언제 먹을지 분별하는 법을 배우되, 엄격한 식사 규칙은 피한다. 그것은 지키기도 어렵고, 경직된 이념에 갇힐 수도 있기 때문이다. 물론, 어떤 건강 문제는 잘 조절된 식이요법이 필요하며 특정한 음식을 피해야 한다.

수면

음식, 놀이, 일, 수면이 균형을 이루면, 마음이 더 맑아지며 삶의 목적과 방향을 의식하고 자기 자신이 누구인지 감지하기가 더 수월해진다. 절제란 승려처럼 살거나, 행동 하나하나를 끊임없이 점검하는 것이 아님을 이해하는 것이 중요하다. 절제란 양극단에 치우치지 않고, 방향타를 바로잡아야 할 때 세심하게 알아차리고 조정하며, 그럴 수 있는 수단을 가지고 있다는 뜻이다. 삶을 즐기는 것이 중요하지만, 일과 수면, 음식과 요가를 즐기는 것도 중요하다. 앞에서 음식을 구나와 관련 지어 살펴보았으니, 이제 구나를 수면과 관련 지어 살펴보자. 가장 잘 쉬었다고 느끼는 데 도움이 되는 지침이나 제안을 발견할 수 있을 것이다.

사트바적 수면은 꿈으로 방해받지 않고, 충분한 시간 동안 깊이 자는 것이다. 크리슈나마차리야는 생각을 멈추는 밤에 잠이 온다고 말한다. 생각이 많을수록 잠들기가 더 어렵다는 것은 누구나 안다. 교감 신경계가 흥분되어 있으면 마음도 더 많이 활동한다. 매일 하는 요가 수련, 특히 매일 하는 공명 호흡(부록 A), 명상, 수련을 끝낼 때 하는 깊은 이완 휴식은 교감 신경계 기능을 하향 조정하고 부교감 신경계 기능을 자극하는 훈련이 된다. 그러므로 그것을 의식적인 휴식이라고 한다. 밤에 자려고 누웠는데 생각이 멈추지 않으면, 다음 문장을 가만히 상기해 보라. 점점 생각을 줄이고, 몸 스캔(부록 D)이나 의식적인 이완 휴식 같은 도구를 이용해서 잠이 몸의 어디에 있는지 느끼고 자신을 그곳으로

가라앉게 하면 잠이 올 것이다.

　일반적으로 적절한 수면 시간은 7~8시간이라고 한다. 신체 조직과 근육, 특히 면역계와 마찬가지로 뇌는 매일 밤 회복하는 데 그만큼의 시간이 필요하다. 뇌에는 신경 아교 세포의 특별한 체계인 글림프 시스템(glympathic system)이 있는데, 생각으로 인해 하루 내내 뇌에 쌓인 노폐물을 청소한다. 그렇다. 생각은 실제로 뇌에 물질적인 노폐물을 남기고, 매일 밤 뇌에서 청소하지 않으면 플라크 같은 물질로 변한다.[8]

　꿈이 없는 잠이나 기분 좋은 꿈을 꾸는 잠은 늘 즐거운 경험이며, 특히 깨어날 때 그렇다. 그런데 대다수 사람이 그런 경험을 하는 경우는 드물다. 꿈의 이론 중 하나에 따르면, 꿈이란 우리가 하루 동안 한 경험―우리가 동화(소화)하지 못한, 표현하거나 받아들이지 못한 경험―이 스스로 해소되는 과정이다. 꿈은 무의식의 마음이 그런 경험을 이해하도록 꿈이라는 환경에서 재연한다. 파탄잘리는 무의식적인 생각 패턴과 의식적인 생각 패턴이 서로 동화되는 데 도움이 되도록 꿈의 내용에 관해 명상해 보라고 제안했다. 그러면 마음이 고요해지고 통합하는 데 도움이 된다.[9]

　라자스는 '활동적이고 열정적이고 원기왕성한' 구나다. 우리가 지나치게 흥분하거나, 카페인, 설탕을 너무 많이 섭취하거나, 너무 많은 자극을 받으면, 특히 컴퓨터, 텔레비전, 스마트폰을 과도하게 사용하면, 라자스가 잠에 반영된다. 라자스적 수면은 자꾸

뒤척이고, 자주 깨며, 어지러운 꿈을 많이 꾸거나 아예 잠들지 못한다. (불면증은 라자스적인 경우도 있고 타마스적인 경우도 있다. 불면증은 가장 불쾌한 수면 장애 중 하나다.)

라자스적인 수면을 바로잡으려면 몇 가지 규칙이 필요하다. 잠들기 전에 미리 컴퓨터를 끄고, 커피와 차를 줄이고, 저녁에는 화나고 괴롭고 스트레스 받는 일을 피한다. 명상, 몸 스캔, 몇 가지 이완 자세를 하면 신경계가 안정되고 생각이 가라앉아서 잠이 오는 데 도움이 된다. 며칠 동안 잠을 편히 못 잤다면, 그렇게 해도 신경계가 적응하고 몸이 따라오는 데 시간이 걸리지만, 그런 것이 습관이 되도록 단련하면 대단히 큰 효과를 볼 것이다. 나는 매일 몇 분씩만 공명 호흡을 해도 수면이 개선되었고 훨씬 빨리 잠들 수 있었다. 잠들지 않는 밤에만 이런 방법을 쓰는 게 아니라, 평소에 매일 연습해야 한다. 그래야 신경계가 새로운 리듬에 점차 적응하기 때문이다. 잠을 잘 자는 법을 배우는 것도 수련이다.

나도 많은 사람처럼 스마트폰과 컴퓨터를 많이 사용하는데, 그때 들어오는 자극이 상당히 많다. 나는 공명 호흡 덕분에 신경계 중에서 휴식을 담당하는 부교감 신경계와 접촉하게 되었다. 그래서 잠자려고 누우면 훨씬 쉽게 잠들게 된다. 마치 호흡 수련 덕분에 베개에 머리를 대자마자 의식적으로 부교감 신경을 활성화하는 법을 배운 것 같고, 신경계는 어느 방향으로 가야 하는지 이미 알고 있는 것 같다. 많은 사람이 쉽게 잠들지 못해 불안해지는데, 특히 침대에 누워서 잠들려고 애쓸 때 그렇다. 부교감 신경계를 활성화하면 차분해지고 불안감이 줄어든다. 불안감을 없애려 하는 것은 거의 효과가 없으므로, 그보다는 근본적인 수면 기전인 부교감 신경계를 활성화하는 법을 찾는 게 더 수월하다. 다시 말하지만, 수면을 촉진하는 방법들은 잠들지 못하는 밤에만 하는 것보다 평소 습관이 되게 할 때 효과가 가장 좋다. 두통이 생길 때 아스피린을 먹는 것과는 다르다. 잠잘 시간이 되었다는 것을 신경계가 알도록 훈련해야 하고, 그러려면 매일 밤 잠들도록 준비하는 일정한 과정을 지켜야 한다. 그러면 몸, 신경계, 마음이 우리가 침대에 누울 때 무엇을 해야 하는지 알게 될 것이다.

우울, 과로, 트라우마(정신적 외상), 나쁜 생활 방식은 타마스적 수면으로 이어질 수 있다. 타마스적 수면은 몹시 피곤해서 잠들기조차 어려운 것이 특징이다. 너무 피곤해서 잠도 잘 오지 않는 경험을 한 사람이 많은데, 그것은 끔찍한 느낌이다. 우울해서 타마스적 수면을 하게 되면 며칠 동안 침대에서 나오지 못하면서도 전혀 쉬지 않은 것 같다. 이런 수면은 더 깊은 심리적 문제나 생리적 문제의 증상일 때도 있고, 전문의의 진찰을 받아야 할 경우도 있다. 증상이 심하지 않고 단지 만성 과로인 경우는 생활 방식을 조정하고 내적 성찰을 하면, 계속해서 녹초가 되지 않는 쪽으로 방향이 바뀔 수 있다. 우리의 생활 방식은 대개 자신이 선택하는 것임을 잊지 말아야 한다. 어려운 환경에서 생활하더라도 긍정적인 변화로 이어질 수 있는 방식을 선택할 수 있다. 사소한 것을 바꾸어도 큰 변화를 가져올 수 있다.

라자스적 수면과 타마스적 수면의 문제를 해결하기 위한 열쇠는 내적 성찰이다. 따뜻한 물에 목욕하기, 에센셜 오일(방향유), 밤에 컴퓨터를 사용하지 않기 같은 것이 잠드는 데 도움이 되지만, 가장 중요한 것은 자신을 자극하는 게 무엇인지, 또 건강하지도 않고 유익하지도 않은 줄 알면서도 그런 것을 계속하는 이유가 무엇인지를 이해하는 것이다. 영적 수련에서 정말로 가장 어려운 것은 자신에게 왜 그런 습관이 있는지, 그런 습관을 되풀이하는 이유는 무엇인지를 잘 살펴보는 것이다. 약간의 자기 정직도 많은 도움이 되며, 요가를 수련하고 삶과 일, 수면을 즐기는 방식에 의해 우리의 성품 또는 개성이 드러난다. 그중 하나가 균형을 잃을 때 그것에 조금 주의를 기울이면, 자신의 어느 부분이 바뀌어야 하는지, 어느 부분에서 더 성장하고 변해야 하는지 알게 될 것이다. 수련은 우리가 들여다보는 거울이다. 우리의 성품은 수련을 통해 드러난다. 우리는 눈에 보이는 것을 늘 좋아하지는 않지만, 긍정적인 사고방식을 가지면 조금 노력할 수 있고, 그러면 곧 긍정적인 변화가 일어나기 시작할 것이다. 그게 필요한 전부다. 약간의 꾸준함, 약간의 노력, 약간의 정직함만 있으면 점차 크게 성장하고 변화될 수 있을 것이다.

11장

{ 신경계에 대한 동양과 서양의 관점 }

이 마지막 장에서는 호흡과 신경계가 그토록 중요한 이유를 살펴볼 것이다. 이는 복잡한 주제이지만 요가의 효과를 이해하는 데 핵심이 된다. 신경계는 대단히 복잡하므로 개괄적으로 설명할 것이고, 요가 용어와 과학 용어로 신경계의 기능과 과정에 대한 일반적인 개념을 말할 것이다. 신경계의 해부학에 관해 조금 말하겠지만, 주로 의식하는 호흡과 다른 수련을 하면 신경계가 감독하는 과정에 어떤 영향을 주는지 논의할 것이다.

이 장에서는 아래와 같은 내용을 다룬다.

- 프라나 체계와 나디 체계의 개요
- 신경계의 개요

- 자율 신경계 중 교감 신경계와 부교감 신경계(미주 신경 포함)
- 뇌줄기(뇌간)의 기능
- 뇌에서 클레샤가 존재하는 곳
- 뇌와 신경계 기능을 조화롭게 하는 요가 수행자들의 네 가지 수련.

호흡은 우리가 존재하는 데 꼭 필요하지만, 우리는 거의 신경 쓰지 않다가 호흡이 부족해지기 시작하면 그제야 호흡을 의식한다. 사실 그것은 내부든 외부든 우리 몸의 거의 모든 부위에 대해서도 마찬가지다. 몸에 이상이 생기기 전에는 몸이 잘 기능하는지 그렇지 않은지를 그다지 생각하지 않는다. 머리카락, 얼굴, 몸매는 신경 쓰지만, 실제로 우리를 살아 있게 하는 것, 혹은 간, 신장, 심박 변이도 같이 삶의 질에 정말 중요한 것에는 관심을 두지 않는다. 우리 몸은 품질보증서나 교체 일정이 있는 것도 아니고, 큰 고장이 일어났을 때 버리고 새 제품으로 대체해서 다시 시작할 수 있는 것도 아니다. 건강이나 수명은 조금만 꾸준히 관리해 주어도 큰 도움이 된다.

우리 몸은 스스로 바로잡고 치유하는 굉장한 능력이 있다. 고대의 요가 수행자들은 호흡 수련을 강조했다. 왜냐하면 몸의 내적 균형과 자동교정 메커니즘인 항상성(homeostasis)은 신경계에서 이루어지는데, 호흡이 신경계에 매우 큰 영향을 미치기 때문이다. 그들은 자세를 비롯한 다른 수련과 별도로 호흡 수련을 한 것이 아니므로, 그런 수련들이 함께 작용하여 신경계의 많은 리듬에 어떤 영향을 주는지 살펴보겠다. 그런데 의식적인 호흡은 자율적인 또는 자동적인 신체 리듬을 균형 잡고, 그 리듬을 매일 조금씩 조정하거나 균형을 잃을 때 바로잡는 기술을 얻기에 가장 쉬운 방법 중 하나다. 신경계는 세포 환경의 활동 대부분을, 모든 생리 과정을, 그리고 주변 세계에 대한 감정적 반응을 조정한다. 그러므로 신경계를 강화하고 균형 잡는 것이 몸과 감정을 건강하게 하는 데 핵심 요소다. 항상성이란 신경계의 반응성을 통해 환경의 변화에 몸이 적응하는 과정이며, 몸이 외부 환경의 요구와 협력하여 혈압, 체온, 가스 교환, 혈액 pH(수소이온 농도 지수)의 안정성을 유지하는 기전이다. 항상성은 수백만 년의 진화 과정을 거쳐 발달했다. 몸은 균형 상태를 이루고 항상성을 유지하는 데 막대한 대사 에너지를 소비한다는 점을 주목해야 한다.

요가에서는 우리가 사는 집인 몸을 보살피는 것이 우리의 기본

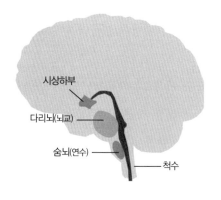

시상하부

다리뇌(뇌교)

숨뇌(연수)

척수

항상성은 복잡한 피드백 기전을 통해 조절되는데, 주요 조절 중추는 시상하부이고 그것은 숨뇌에 작용한다.

책임이라고 여긴다. 우리가 할 일은 몸을 내적, 외적으로 깨끗하게 하고, 잘 기능하고 잘 회복되게 하는 것이다. 《다르마 샤스트라》에 따르면, 우리의 첫째 다르마 즉 임무는 몸을 잘 보살피는 것이다.[1] 매일 조금씩 유지 관리하면 몸과 몸 안의 모든 것이 더 오래 지속되고 더 잘 기능하여, 우리가 가족을 돌보고 사회에 기여하고 더 만족스러운 생활을 하게 해 준다.

신경계를 조절하고 항상성을 이루는 능력은 회복력에서 큰 비중을 차지한다. 회복력이란 일상생활에서 겪는 어려움과 질병, 피로, 감정적 스트레스, 트라우마를 극복하여 다시 회복하는 능력이다. 이 책에서 지금까지 다룬 모든 수련은 회복력을 키우는 데 도움이 되고, 우리가 매일 균형 잡히고 활력을 느끼는 데 도움이 된다. 위에 언급한 스트레스 요인들로 몸의 체계가 피로해지고 회복 시간이 길어지면, 그것은 우리가 한동안 쉬면서 몸의 체계가 회복될 시간을 주어야 한다는 뜻일 수 있다. 요가 수련의 다양한 메커니즘을 자세히 살펴보면, 핵심 공통점은 신경계를 더 잘 조절하는 능력을 계발하는 것이며, 이 능력은 주로 아사나와 프라나야마 같은 수련을 통해 일어난다.

5중의 프라나

요가의 관점에서 신경계에 관한 논의는 프라나(prana)로 시작한다. 왜냐하면 요가에서 프라나는 신경계에서 발생하는 모든 다양한 과정을 일으키는 주요 동력이기 때문이다. 프라나는 느슨하게 정의하면 '숨'과 '생명 에너지'를 의미한다. 요가 문헌에서 프라나는 흔히, 일반적으로 호흡과 같은 것으로 여겨진다. 호흡이 생명을 유지하기 때문이며, 그러므로 호흡은 생명의 힘 혹은 생명 에너지고, 프라나와 그 반대 방향으로 움직이는 아파나(apana)는 들숨과 날숨을 가리키는 것으로 사용된다. 프라나는 하나인 것으로 여겨지지만, 그것이 수행하는 일에 따라 여러 이름으로 불린다. 나는 한 사람이지만, 딸에게는 아빠이고, 아내에게는 남편이고, 부모에게는 아들이며, 학생들에게는 선생이고, 나의 선생님들에게는 학생인 것과 같다. 산스크리트 어로 다섯 가지 프라나의 이름은 각각 프라나(prana), 아파나(apana), 사마나(samana), 비야나(vyana), 우다나(udana)이다. 과학적 용어로 말하자면, 신경계는 뉴런 사이에서 전기 메시지를 일으키고, 그것을 시냅스를 통해 다른 뉴런에 보내서 몸이 다양한 활동을 하도록 지시한다. 요가의 용어로 말하면, 전기 시냅스는 다섯 가지 프라나와 연관되며, 뉴런에 해당하는 해부학적 구조는 나디(nadi) 체계 안에 있다. 산스크리트 어로 다섯 가지 프라나를 '다섯 가지 바람(판차 바유)'이라고 한다. 이 다섯 프라나는 서로 어울려 매우 다양한 기능을 한다. 일반적으로 프라나의 주요 기능은 다음과 같다.

1. 프라나는 들어오는 자양분을 담당한다.
2. 아파나는 나가는 노폐물을 담당한다.
3. 사마나는 자양분의 소화를 담당한다.

4. 비야나는 소화된 물질을 온몸에 보내는 일을 담당한다.

5. 우다나는 외부로의 표출을 담당한다.

이 다섯 과정은 다양한 신경계와 생리 기능을 경유해서, 우리와 세계 사이에 이루어지는 모든 상호 작용에 적용된다. 예를 들어, 호흡 과정에 적용하면 다음과 같이 구분된다.

1. 프라나는 들숨을 담당한다.

2. 아파나는 날숨을 담당한다.

3. 사마나는 허파에서 이루어지는 가스 교환을 담당한다.

4. 비야나는 몸의 모든 세포에 산소를 보내는 일을 담당한다.

5. 우다나는 말로 표현하기, 혹은 날숨 외에 공기가 외부로 움직이는 일(트림, 재채기 등)을 제어한다.

또 식사에 적용하면 다음과 같다.

1. 프라나는 섭취다.

2. 아파나는 노폐물의 배출이다.

3. 사마나는 소화와 흡수다.

4. 비야나는 자양분을 온몸에 보내는 것이다.

5. 우다나는 음식에서 얻은 에너지를 이용하여 행동하고 세계를 지각하는 것이다.

감각 기관을 통한 경험에 적용하면 다음과 같다.

1. 프라나는 들어오는 경험이다.
2. 아파나는 마음속에 있던 경험이 놓여나는 것이다.
3. 사마나는 긍정적 경험과 부정적 경험을 모두 소화하는 것이다.
4. 비야나는 경험을 감정, 느낌, 기억으로서 신체에 흡수하는 것이다.
5. 우다나는 우리가 어떤 경험을 동화하거나 흡수하는 방식에 반응하여 세상에서 행동하는 것이다.

호흡, 소화, 배설, 감각 경험, 세상에 참여하는 것 등은 신경계가 감독하는 기능 중 일부다. 그리고 위에서 말한 것들은 다섯 가지 프라나가 작용해서 그런 기능을 감독하는 예다. 더 포괄적으로 보면, 프라나는 호흡과 에너지뿐만 아니라 자양분 공급, 흡수, 배설, 배분, 표현과 관련된다. 신경계는 바로 그 과정들을 조절한다.

나디

다섯 프라나는 나디를 통해 작용한다(혹은 움직인다). 산스크리트어 나디(nadi)는 '피리, 관, 혹은 강'을 뜻한다. 세 가지 유형의 나디가 있다.

1. 쉬라: 혈관

2. 다미니: 신경계의 가지들

3. 나디: 눈에 보이지 않는 에너지의 경로들

요가 문헌에 따르면 72,000개의 나디가 있다고 하는데, 이는 상징적인 숫자다. 72는 황도 십이궁에 첫 여섯 차크라를 곱한 값이라고도 하며, 인간의 경험, 성장, 감정의 모든 영역을 나타낸다. 또 1,000은 그런 것이 대단히 많다는 의미다. 일부 문헌에서는 척추의 좌우에 각각 72,000개의 나디가 있다고 한다. 그중 열 개의 나디가 특히 주목할 만하다. 그것들은 배꼽 아래에 있는 칸다스타나(kandasthana)에서 시작하여 각각 아래의 부위에서 끝난다.

- 좌우 콧구멍
- 귀
- 눈
- 생식기
- 항문
- 발가락
- 혀끝
- 그리고 각 나디마다 음식을 흡수하고 배설을 조절한다.

서양의학의 신경계 기능의 묘사와 나디들을 통해 움직이는 프라나 사이에는 연관성이 있는 것 같다. 나디들은 소화, 배설, 유성 생식 등 자율 신경 기능과 더불어 중추신경계와 감각 기관의 말초 작용과 관련된다. 또한 속귀와 체성(體性) 신경계의 기능인 평형감과도 연관된다. 요가 수행자에게는 이 열 가지 중 세 가지가 가장 중요하다. 그것은 이다(ida, 열을 식히는), 핑갈라(pingala, 열을 가하는), 수슘나(sushumna, 단일성)다. 이것을 수리야 나디(태양), 찬드라 나디(달), 브라마 나디(순수 의식)라고도 한다.

프라나야마 같은 의식하는 호흡 수련은 이다와 핑갈라의 에너지 측면을 자극하고 균형 잡는다. 우리가 호흡을 통해 자신의 내부 세계와 연결되고, 서로 내적으로 연결되면, 우리가 사는 세계, 사랑하는 사람들, 직장 동료들, 비명을 지르고 싶게 하는 정치인들에게 더욱 균형 잡히고 알맞게 반응하면서 행동하기가 수월해진다. 주변 세계, 사람들과 균형을 이루며 살려면 신경계가 균형 잡혀야 하는데, 우리는 의도적으로 신경계의 균형을 향상할 수 있다. 의식적이고 안정된 호흡과 좌우 콧구멍으로 번갈아 호흡하기(부록 B에서 실습한다)는 몸 내부의 생리적 균형을 기르는 방법이며 강력한 자기 조절 수단이다. 더 깊은 수준에서 이다 나디와 핑갈라 나디는 오고 가는 이원성 의식을 나타낸다. 이원성은 의식의 세 가지 변하는 상태—깨어 있음, 꿈, 깊은 잠—와 동의어이며, 우리는 매일 그 상태를 경험한다. 우리의 정체성은 그렇게 변하는 상태 속에서, 부단히 변하는 수많은 지각, 이야기, 꿈, 악몽, 투사들 속에서 길을 잃는다. 수슘나 나디는 우리가 국소적이지 않고 서로 연결된 의식을, 순수 존재를 경험할 때—이다와 핑갈라 사이에서 앞뒤로 움직이는 에너지가 완전히 조화로워질 때—가질 수 있는 정체성을 나타낸다.

이다(달) 나디는 왼쪽 콧구멍에서 끝나고, 핑갈라(태양) 나디는 오른쪽 콧구멍에서 끝난다. 두 나디는 모든 상대되는 것들의 짝을 나타내며, 서로 반대라기보다는 아래와 같이 서로 보완하는 짝으로 볼 수 있다.

- 남성과 여성
- 태양과 달
- 논리와 직관
- 뜨거움과 차가움
- 생각과 느낌
- 들숨과 날숨
- 코르티솔과 도파민
- 아드레날린과 세로토닌
- 대응과 반응
- 교감 신경계와 부교감 신경계

요가 수행자들은 자세를 수련하고 좌우 콧구멍 번갈아 호흡(교호 호흡), 한쪽 콧구멍 호흡 같은 다양한 호흡법을 수련하여 이런 짝들을 균형 잡으려 했다. 호흡에서 한쪽 콧구멍이 우세한 호흡은 1시간 30분~3시간마다 저절로 번갈아 바뀌는데, 하루 이내 주기의 리듬(ultradian rhythm)으로 반복해서 나타나는 몸의 리듬이다. 혈액 순환, 맥박, 심장 박동, 호르몬 분비, 눈 깜박임도 하루 이내 리듬이다. 이와 달리 24시간 주기 리듬(circadian rhythm. 라틴어 circa는 '쯤', diem은 '하루'라는 뜻이다)은 잠 깨고 잠드는 주기 같이 24시간마다 일어나는 주기다. 한쪽 콧구멍이 우세한 호흡의 주기는 자율 신경계의 코 점막 신경 분포, 그리고 뇌 반구의 우세와 관련된다. 뇌 반구 우세의 경우, 콧구멍은 반대쪽 뇌 반구와 관련된다. 즉, 우뇌는 왼쪽 콧구멍과 연관되고, 좌뇌는 오른쪽 콧구멍과 연관된다.[2]

몸의 좌우도 반대쪽 뇌 반구와 관련된다. 우뇌가 몸의 왼쪽을 제어하고 좌뇌가 몸의 오른쪽을 제어한다. 그러므로 콧구멍에서 호흡의 흐름으로 뇌 기능에 영향을 주는 것은 요가 수행자가 말하는 이다와 핑갈라의 개념과 완전히 들어맞는다. 대중적인 심리학에서는 뇌 반구에 대한 고정 관념에 따라 우뇌가 우세한 사람은 더 예술가적이고 좌뇌가 우세한 사람은 더 지적이라고 한다. 그런 주장이 대체로 틀렸다는 것은 널리 밝혀졌지만, 어떤 기능은 뇌의 한쪽 반구가 다른 쪽보다 더 많이 제어할 것이다. 예를 들어, 좌뇌는 언어 처리와 연관되고, 우뇌는 감각 경험의 해석과 더 많이 연관된다. 좌뇌가 논리적이고 우뇌가 경험적이라는 생각은, 그 정도로 단순하지는 않지만, 어느 정도 사실이다. 좌뇌와 우뇌는 특정한 기능을 하지만, 또한 꽤 공통적으로 기능하고, 좌우

뇌를 연결하고 뉴런들이 밀집한 부위인 뇌들보(뇌량)를 통해 소통한다. 예를 들어, 뇌가 수학 연산을 해석하는 것은 좌뇌와 우뇌에서 모두 일어나지만, 구구단을 암기하는 것은 좌뇌에서 일어나고, 대상의 양을 추정하는 것은 우뇌에서 일어난다. 둘 다 수학 연산이지만 연산의 특성에 따라 다른 관점이 필요하기 때문이다. 특성화된 기능은 (수학 같은) 정보 자체가 무엇인지보다는 뇌가 정보를 해석하는 방식에 더 많이 관련된다.[3]

스트레스, 피로, 어떤 생활 방식 때문에 몸의 리듬(소화와 배설 같은 리듬도 포함해서)이 깨질 수 있다. 이때 좌우 콧구멍으로 번갈아 호흡하면 이 특정한 하루 이내 리듬이 조화와 균형을 이룰 수 있다. 좌우 콧구멍으로 번갈아 하는 호흡은 요가 자세를 수련할 때 몸의 좌우를 모두 스트레칭하는 것과 비슷하다고 생각할 수 있다. 양쪽 몸을 모두 스트레칭하고 강화하면 수월하게 기능하고 환경에 잘 적응할 수 있다. 그렇게 할 때 몸이 조화롭고 균형 잡힌 것을 느낄 수 있다. 실제로 그것을 느끼려면 좌뇌와 우뇌가 잘 기능해야 하는데, 한 번에 한쪽 콧구멍으로 호흡하면, 한 번에 한쪽 뇌에 집중함으로써 전체 뇌의 기능성이 향상된다. 그것은 마치 몸의 좌우를 모두 강화하여 몸이 하나의 전체로서 더 효과적으로 기능하게 만드는 것과 비슷하다.

한쪽 콧구멍 호흡에 대한 몇몇 흥미로운 연구에 따르면, 오른쪽 콧구멍 호흡은 인지 능력을 향상시키고 왼쪽 콧구멍 호흡은 공간 지각력, 즉 주변과의 관계에서 자기가 어디 있는지 아는 능력을 향상시킨다.[4] 공간 지각력 덕분에 밤에 불 꺼진 방에서 움직여도 여기저기 부딪히지 않을 수 있고, 길을 걸어갈 때 다른 사람들이나 건물 모서리에 부딪히지 않는다. 뇌는 좌뇌와 우뇌가 정보를 함께 처리하지만, 이런 연구를 보면 여전히 좌뇌가 언어, 수학 — 논리적, 순차적, 합리적, 분석적, 객관적인 일 — 과 연관되고, 부분들을 살펴봄으로써 대상을 조사하는 방식과 연관된다고 생각된다. 우뇌는 시, 음악처럼 덜 인지적이고 더 연상적인 일과 연관되고, 직관적, 전체적, 주관적인 일, 혹은 부분보다 전체를 고려하는 일과 연관된다.

신경해부학자 질 볼트 테일러는 그녀의 책 《나는 내가 죽었다고 생각했습니다》에서 좌뇌가 어떻게 생각하고 걷기와 말하기를 통제하는지, 그리고 우뇌가 어떻게 느끼고 창조적이며, 모든 것을 (하나의 의식 안에 살아 있는) 하나의 전체로 보는지, 모든 것을 마치 "하나의 공동 마음을 공유하는 몇 조 개의 세포"인 듯 보는지를 자세히 묘사한다. 좌뇌는 모든 것을 설명하려는 경향이 있는 반면에, 우뇌는 모든 것이 존재하도록 허용하거나 아마도 음악, 미술, 춤, 시를 통해 표현한다. 요가 수행자들이 가르쳐 주었듯이 한 번에 한쪽 콧구멍으로 호흡하고, 좌우 콧구멍으로 번갈아 호흡하면, 좌뇌와 우뇌의 기능에 접근하고, 호흡으로 좌우뇌에 영향을 미치거나 균형 잡을 수 있다. 코 점막의 신경 분포에 대해서는 자율 신경계에 관한 부분에서 말하겠다.

그런데 불행히도 나디는 에너지가 잘 흐를 수 있는 항상 매끈

한 관이 아니다. 예를 들어, 쉬라(shira)처럼 눈으로 볼 수 있는 나디인 동맥은 지방과 콜레스테롤로 막힐 수 있다. 눈으로 볼 수 없는 미묘한 나디는 심리적 문제나 정서적 문제로 막힐 수 있고, 다섯 가지 프라나 중 어느 것의 흐름이 방해받을 수 있으며, 그러면 몸에 문제가 생길 수 있다. 스트레스나 불안(환경 하중에 대한 심리적 반응)을 느낄 때는 근육이 수축되고, 그 결과 목과 등이 아프거나 두통이 생길 수 있는데, 이것이 그런 예다. 서구의 과학자들은 미묘한 나디에 해당하는 조직을 발견하지 못했는데, 일부 과학자는 미묘한 나디가 결합 조직이나 간질액에 있을 수 있다는 가설을 세웠다.

뉴욕대학교 랑곤 헬스 메디컬 센터의 닐 티스 박사는 최근에 새로 발견한 것을 발표했다. 이제까지 몸에서 치밀 결합 조직이라고 여겼던 곳이 "서로 연관되고 체액으로 채워진 칸"이고, 간질(間質)이라고 하는 이곳이 사실은 서로 연관되어서 온몸에 퍼져 있는 기관이며, 몸의 모든 부위와 소통하는 능력이 있다고 한다. 이는 소화관과 허파와 비뇨기계, 주위의 동맥과 정맥의 '내피', 그리고 근육 사이의 근막까지 모두 하나의 신체 기관으로서 서로 연관되어 있음을 의미한다. 티스 박사는 "그 공간에 있는 콜라겐 다발들은 주위 기관과 근육들의 움직임에 따라 구부러지면서 전류를 발생시키는 것 같고, 침술 같은 치료에서 어떤 역할을 할 수도 있다."는 가설을 제시한다.[5]

침술은 이와 가장 가까운 체계이며, 눈에 보이지 않는 통로들

의 망을 이용해서 몸의 여러 부위로 에너지를 보내고 육체적 과
정, 감정, 정신 상태에 영향을 준다고 설명된다.[6] 이는 나디의 개
념과 매우 비슷하고, 더 정확히 말하면 온몸에 자양분과 메시지
를 보내는 비야나 바유(vyana vayu)의 개념에 매우 가깝다. 비야나
바유는 신체 기관이 발산하고 혈류를 통해 전해지는 파동을 전달
한다. 아유르베다 의사나 한의사가 진맥을 해서 신체 기관과 에
너지의 균형이나 불균형을 진단할 때는 그런 비야나 바유를 느끼
고 해석하는 것이다. 티스 박사의 발견은 암 같은 질병이 그런 체
액으로 채워진 공간을 통해 퍼질 가능성과, 그 공간이 진단 도구
로 사용될 가능성을 시사한다. 그런데 그 발견은 몸이 다른 부위
들과 소통하는 여러 경로를 이해하는 흥미로운 방향을 가리키고,
아마도 나디 체계와의 다른 상관관계를 나타낸다.

그란티: 묶는 매듭

요가 문헌들에 따르면, 우리 몸에는 72,000개의 나디가 있고, 그
안에는 매듭이 있다. 요가의 역할 중 하나는 그 매듭들을 푸는 것
이다. 나디 안에 있는 매듭을 '그란티(granthi)'라고 한다. 그 문자
적 의미는 '매듭'이다. 요가의 지혜에 따르면, 나디 체계 안에 있
는 많은 매듭 중 세 가지 주요 매듭인 그란티 트라야(granthi traya)
는 우리를 제한된 정체성 인식에 속박한다.

1. 브라마 그란티는 우리를 생존 기능에 얽맨다.

2. 비슈누 그란티는 우리를 감정적 유대감에 얽맨다.

3. 쉬바 그란티는 우리를 지성에 얽매거나 제한된 영적 정체성에 얽맨다.

우리는 이 세 가지 상태로 인해 제한된 존재에 묶여 있고, 그 매듭을 풀면 자유로워진다. 그 매듭들이 풀리면 프라나가 모든 나디 안에서 장애물에 방해받지 않고 자유로이 흐르고 수슘나라는 중앙의 기둥으로 향할 수 있다. 그때 우리는 이원성 의식—호흡의 들어옴과 나감, 뜨거움과 차가움, 옳고 그름, 남성과 여성—으로부터 단일의식으로 이동하며, 거기에서는 호흡이 내적으로 변한다. 파타비 조이스는 세 그란티가 꼬리뼈들 사이에 있으며, 물라 반다를 통해 꼬리뼈들이 느슨해지고 매듭들이 풀린다고 말했다. 다른 요가 문헌에 따르면, 브라마 그란티는 항문 부근의 물라다라 차크라(muladhara chakra)에 있고, 비슈누 그란티는 가슴 센터의 아나하타(anahata) 차크라에 있으며, 쉬바 그란티는 눈썹 사이의 아갸(ajna) 차크라에 있다. 그란티들은 눈에 보이지 않지만 위치, 감정, 심리적 요소와 관련이 있다. 그런 속성의 이면에는 우리가 생존에 필요한 것, 감정적 집착, 지적 성취를 통해 제한된 자아의식에 묶여 있다는 개념이 있다. 이것은 아스미타(asmita)의 토대가 나디 체계에 있다고 여기는 또 하나의 관점이다. 우리가 자신에 관해 하는 이야기에 자기를 얽매는 것이 카르마이며, 그런 카르마가 신체적, 정신적, 정서적으로 표출된 것이 그란티다.

우리의 이야기는 대개 다음과 같이 분류할 수 있다.

- 충분한 돈을 벌지 못함, 반려자를 만나지 못함, 늙어 감에 대한 염려를 비롯한 생존에 대한 두려움은 브라마 그란티다.
- 권력, 인정받기, 정서적 집착에 대한 욕구는 비슈누 그란티다.
- 지적 자만, 지식, 영적 우월감, 독선은 쉬바 그란티다.

나디를 정화하면 우리를 얽매고 있던 매듭들이 풀리고, 그러면 자유를 얻는다. 이는 요가 수행자들이 신경계에 관해 간결하게 말하는 방식 중 하나다. 즉, 신경계를 나디와 그란티의 체계로 설명하며, 이 체계는 프라나로 힘을 얻는다고 말하는 것이다. 차크라(chakra) 체계에 관해서는 아직 다루지 않았다. 왜냐하면 차크라는 대개 몸 안의 기관 및 내분비 체계와 관련되는데, 지금은 주로 자율 신경계와 뇌줄기(뇌간)에 집중해서 논의하고 있기 때문이다. 내가 참고한 대다수 요가 문헌에서는 차크라에 관해 거의 언급하지 않는다. 대개 물라다라, 비슛디, 사하스라라(각각 첫째, 다섯째, 일곱째 차크라) 등 많아야 두세 가지 차크라를 말할 뿐이다.

이제 서양 의학에서 말하는 신경계를 대충 살펴보면서 어떤 연관성이 있는지 한번 찾아보자.

신경계란 무엇인가?

신경계는 우리 몸을 이루는 주요 소통망이다.[7] 신경계에는 수십억 개의 신경세포가 있으며, 심장 박동 같은 자율 기능, 근육의 움직임을 의식적으로 통제하는 능력, 감각 기관들로부터 들어오는 다양한 신호의 통합 등 광범위한 신체 활동을 조정한다. 사실 기원전 1~5세기 사이에 쓰인 《카타 우파니샤드》에서 처음으로 요가에 관해 말한 것이 감각 기관의 '제어' 혹은 '정화'다.

탐 요감 이티 마니얀테 스티람 인드리야 다라남

요가는 감각 기관을 꾸준히 안정시키는 것이라고 여겨진다.[8]

이는 주로 감각 기관이 포함된 신경계가 세계에 관한 경험을 쌓기 위해 감각 기관을 통해 받은 데이터를 구성하고 처리하기 때문이다. 시각을 예로 들어 보자. 나무, 사람, 물건, 동물 등 우리가 세상에서 보는 것들은 광자로서 우리 눈에 들어온다. 그 광자들은 각막의 굴곡에 따라 굴절되어 거꾸로 된 상으로 망막에 들어온다. 망막이 받은 신호는 시신경을 통해 뇌로 보내지고, 뇌는 들어오는 데이터를 거꾸로가 아닌 본래 세상의 이미지로 재현한다. 모든 감각 기관은 들어오는 정보를 받아서 경험으로 전환하지만, 우리가 그 경험을 현실로 여기는 지각은 의식과 뇌 사이의 조금 이해된 관계에서 일어난다. 경험의 지각은 감각 기관과 뇌에 의해 수정되는데, 우리는 그것을 현실로 오해한다. 그것은 실제로는 수정된 정보이며, 우리는 그것을 고양이나 초파리처럼 지각하지 않고 독특한 인간의 방식으로 지각한다.

각 신경계는 들어오는 데이터와 내부의 정보를 처리해서, 뇌가 이해할 수 있는 신호로 바꾼다. 일부 데이터는 (장에서 뇌로 보내는 메시지처럼) 내부 장기로부터 오고, 일부 데이터는 (외부의 온도를 감지하거나 밤이 되어 잘 시간을 아는 것처럼) 외부에서 온다.

여기서 '각 신경계'라고 말하는 까닭은 단지 하나의 신경계만 있는 것이 아니기 때문이다. 이 장에서 가장 중요한 주제이자 요가 수행자들의 주된 관심사는 자율 신경계다. 자율 신경계는 호흡, 심박수, 혈압, 소화, 수면, 체온 등 몸의 자율 기능을 조절한다. 몸의 주요 신경계를 개괄하면 다음과 같다.

- 중추신경계는 뇌와 척수다. 뇌는 모든 자율 신경 기능, 균형감, 감정 중추, 인지 능력 등 헤아릴 수 없이 많은 과정을 감독한다. 언어의 생산과 사용, 기억의 저장, 두려움이나 사랑의 경험, 심장 박동과 호흡 같은 많은 자율 기능 및 움직임 같은 의식적 기능의 지시 등 이 모든 일이 뇌에서 일어난다. 척수는 뇌로부터 말초 신경계로 메시지를 전달하고, 말초 신경계로부터 뇌로 메시지를 전달하는 중계 체계다.

- 말초 신경계는 뇌와 척수를 제외한 모든 신경계 조직이다. 이것은 자율 신경계와 체성(體性) 신경계로 구분된다. 체성

신경계는 신장수용기, 반사, 사지 굽히기와 펴기 등 몸의 움직임을 수의적으로 제어하는 일을 담당한다. 예를 들어, 반사 작용은 정보를 다시 뇌로 보낼 필요가 없다. 오늘날 아사나 수련에 관한 대화의 많은 부분이, 그리고 '요가 해부학' 책과 수련 강좌에서 주로 가르치는 것이 체성 신경계의 기능이다. 말초 신경계의 다른 가지는 자율 신경계라고 하며, 교감 신경계와 부교감 신경계의 두 가지로 이루어져 있다. 그중 부교감 신경계가 이 장의 주제다. 교감 신경계는 심박수, 혈압, 체온, 소화, 유성 생식 등 몸의 모든 자율적 기능을 감독한다. 이다와 핑갈라는 자율 신경계의 두 상보적 가지의 기능과 연관된다.

● 장 신경계는 장의 내피에 들어 있다. 장 신경계는 독립적인 신경계이지만, 자율 신경계의 일부로 간주되며 동시에 이른바 '장-뇌 축'이라는 복잡한 소통망의 일부다. 장-뇌 축을 통해 장 신경계(혹은 미생물 무리)는 뇌(중추신경계)와 상호 작용한다. 로마 사피엔자 대학의 과학자인 마릴라 카라보티는 장-뇌 축에 관해 광범위한 연구를 했고, 장-뇌 축이 "뇌의 정서 중추 및 인지 중추를 말초 장 기능"과 연관시키며 말초 장 기능은 기분, 소화 건강, 고도의 인지 기능에 깊은 영향을 준다는 것을 밝혀냈다. 장-뇌 축은 위장관 항상성에도 일정한 역할을 한다.[9]

● 앞의 세 가지 주요 신경계 외에 심장을 비롯한 특정 신체 기
관에 하위 신경망이 있다. 그것은 치밀한 뉴런들의 네트워크
이며 뇌와 상관없이 메시지를 보내고 호르몬을 분비할 수 있
다. 다른 신경계에 비해 이에 관한 연구는 많지 않다. 심장에
는 교감 신경과 부교감 신경이 분포하고 뇌와 독립적으로 작
용하게 하는 지지 세포들이 있다. 실제로 동방결절의 심박조
율기 세포들은 심장이 박동하도록 전기 자극을 만들어 내는
데, 뇌로부터 메시지를 받지 않고 스스로 펄스를 일으킨다.

다양한 신경계에 관해 생각하는 한 가지 방법은 몸의 모든 부
분, 몸의 모든 행동, 몸으로 들어오고 나가는 모든 음식과 정보,
떠오르는 모든 생각을 한 다발의 과정으로 연관시키는 거대한 연
결망으로 여기는 것이다. 생각하고 감정을 느끼는 것은 뇌에서
뉴런들이 발화하는(신경 신호를 일으키는) 패턴으로 반영된다. 그
리고 심장 박동과 호흡 같은 생존 기능은 낮과 밤, 지나가는 세
월, 계절의 변화, 우리가 이루는 관계들을 안내해 주는 과정이고
활동이며, (더 중요하게는) 리듬이다. 우리는 깨어 있는 상태의 리
듬, 허기와 소화의 리듬에 따라 살아간다. 호흡의 리듬은 한쪽 콧
구멍에서 반대 콧구멍으로 변하고, 호흡과 심장 박동의 리듬은
활동과 감정에 따라 변한다. 뇌파 양상은 의식 상태에 따라 오르
내린다.

이 모든 리듬은 신경계에서 일어나는데, 신경계는 요가의 근본

적인 기전들, 요가가 강력한 효과를 발휘하게 하는 그런 기전들 대부분이 일어나는 곳이기도 하다. 신경은 아기 때부터 성인기까지 우리가 겪는 경험의 종류에 따라 메시지를 보내고, 호르몬을 분비하고, 새로운 신경의 연결을 형성한다. 신경들은 실로 우리 내면의 사회적 연결망이다. 요가 수련은 몸의 움직임과 호흡, 집중된 알아차림을 통해 우리 리듬성의 본체인 중추신경계에 직접 접근함으로써 그런 리듬들이 조화로워지고 균형 잡히도록 돕는다. 요가의 생활 방식에 따라 살면, 요가 수련으로 생기는 확장된 알아차림이 신경계 안에 스스로를 연결하기 시작한다. 그때 우리는 새롭고 조화로운 리듬을 만들어 내고, 아마도 균형을 잃었을 리듬에 동시성을 만들어 낸다.

신경과학자 브루스 립턴 박사는 그의 책《믿음의 생물학(The Biology of Belief)》에서 신경계를 간결하게 정의한다. 나는 신경계의 상호연관된 성질과 목적을 묘사하려 할 때 그의 말을 자주 언급한다. "신경계의 기능은 환경을 지각하고, 우리의 광대한 세포 공동체에 있는 모든 세포의 행위를 조정하는 것이다."[10] 이렇게 신경계는 지각하고 조정하고 소통한다.

우리의 세포 공동체는 몸과 그 안의 모든 것으로서 모두 약 37조 2천억 개에 달하는 세포로 이루어진다. 이 모든 세포가 서로 소통하고 협력하기 위해 셀 수 없이 많은 조정이 일어난다. 우리가 사는 세계의 무한한 복잡성에 신경계가 반응하여 일어나는 무수한 몸의 조정은 말할 것도 없다. 우리는 낮과 밤, 소리, 온도뿐

만 아니라 중력, 지구의 자전, 주변 공간과 몸의 관계에도 반응해
야 한다. 예를 들어, 속귀(내이)와 달팽이관은 우리가 소리를 듣
고 몸의 균형을 잡는 데 필요한 놀라운 도구다. 달팽이관은 관
절과 근육에 있는 균형 수용기와 어울려 이른바 자기 수용 감각
(proprioception)을 만들어 낸다. 자기 수용 감각이란 우리의 몸이
눈으로 보지 않고도 팔다리가 서로에 대해 어디에 있는지 아는
것이다. 만일 한 걸음 내디딜 때마다 다리가 바른 방향으로 가고
있는지 확인하기 위해 눈으로 다리를 보아야만 한다면 어떨까?
음주 운전 테스트를 할 때 눈을 감은 채 팔을 양옆으로 뻗었다가
손가락 끝으로 코를 만지게 하는 것은 자기 수용 감각을 시험하
는 것이다. 술을 마시면 자기 수용 감각이 손상되기 때문이다. 아
사나는 자기 수용 감각을 강화한다. 색다른 자세와 각도로 몸을
움직임으로써 몸이 공간의 어디에 있는지, 팔다리가 서로에 대해
어디에 있는지에 대한 내적 감각을 알아차리거나 발달시키도록
도와주기 때문이다.

속귀도 지구 중심부의 중력 없는 상태를 따르므로, 지구가 자
전해도 우리는 넘어지지 않는다.[11] 태양경배 자세처럼 위아래로
움직이면 달팽이관을 자극하여 균형감을 자극하게 된다. 시상하
부에 있는 시교차상 핵은 수면 각성 주기와 24시간 주기 리듬을
조율하고, 달과 태양의 움직임을 따른다. 그래서 우리는 대략 하
루 24시간의 주기에 따라 살고 있다. 우리가 하루 24시간씩 평생
일어나는, 거의 무한한 주변 세계와의 상호 작용을 조정할 수 있

는 것은 기적이나 다름없다. 아마도 그렇기 때문에 버크민스터 풀러가 "나는 명사가 아니라 동사다!"라고 외쳤을 것이다.[12]

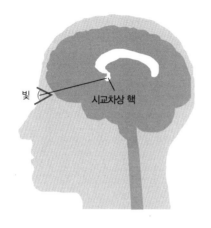

빛

시교차상 핵

시교차상 핵은 시신경들이 교차하는 곳 부근에 있는 시상하부의 위에 있다. 그것은 하루 24시간 주기를 제어하고, 몸에서 24시간 주기인 많은 것을 조절한다.

우리는 우주의 활동에 참여하는 한 다발의 과정들이지만, 어쨌든 자기가 분리된 별개의 개인이라고 여기고, 우리가 경험하는 과정들은 자신에게만 제한된다고 생각한다. 이것은 자신이 분리되어 있다는 큰 착각이다. 사실 우리는 서로 연결되고, 영향을 주고받고, 변화를 촉진할 수 있는, 번성하는 전체성의 모임이다. 우리의 신경계와 마음은 반응하고 대응하며 수용한다. 세포들은 서로 연결됨을 위한 생물학적 토대다. 신경계와 세포들은 지구와 하늘의 움직임을 따르고, 그 안에서 우리가 균형을 유지하도록 도와준다.

자율 신경계:교감 신경계와 부교감 신경계(미주 신경)

중추신경계의 기능이 고도의 뇌 기능과 뇌줄기의 기능을 감독하는 것이라면, 자율 신경계의 특징은 주로 생존 기능이며 3억 2천만 년 동안 우리 안에서 진화했다. 생존 기능이 일어나는 곳인 뇌줄기는 글자 그대로 수백만 년간의 생존에 기반한 진화와 우리를 연관시키며, 그런 생존 형질의 단편들이 우리 안에 아직도 많이 남아 있다. 생존하려는 충동은 심장 박동, 음식의 소화, 유성 생식, 위험을 느끼고 반응하는 능력을 통해 나타나며, 고도의 뇌 기능은 우리가 교제하고, 사랑하고, 경청하고, 자기 말을 듣게 하려하고, 계획하고, 꿈꾸고, 상상하고, 창조하는 충동을 반영한다.

자율 신경계는 생존 기능을 조절한다. 우리가 일부러 생각하지 않아도 생존 기능은 몸 안에서 저절로 일어난다. 가만히 있을 때는 자신이 의식적으로 심장을 분당 65~72회씩 박동시키고, 일어나서 운동할 때는 자신이 의식적으로 심장을 더 빨리 뛰게 하면서 온종일 살아가는 상황을 상상할 수 있는가? 게다가 심장을 뛰게 하는 동시에 숨을 들이쉬고 내쉬기를 잊지 말아야 한다면? 그뿐 아니라 의식적으로 음식을 소화해야 하고, 외부 환경에 맞추어 체온을 조절해야 하고, 임신했을 때 자궁 안에 있는 태아가 발육하는 단계를 하나하나 일부러 진행해야 한다면? 우리는 그중 하나조차 할 수 없다. 특히 우리는 '잠'이라는 것을 자야 하기 때문이며, 잠을 잘 때는 아무것도 의식적으로 통제할 수 없고 생각조차 할 수 없다. 그러므로 자율 신경계는 정말로 우리의 생명을 유지하는 원동력이다. 이렇게 놀라운 자율 신경계가 없다면 우리는 살아갈 수 없다.

앞에서 말했듯이, 자율 신경계에는 교감 신경계와 부교감 신경계라는 두 가지 상보적인 메커니즘이 있다. 자율 신경계를 자세히 알려고 하면 매우 복잡하지만, 여러 신경 가지들의 기본 기능을 설명하는 것은 비교적 단순하다. 요가 수련을 할 때 아마도 가장 큰 영향을 받는 것이 자율 신경계인 이유를 이해할 수 있도록 충분히 설명해 보겠다.

가장 단순하게 보자면, 교감 신경계는 아침에 일어날 때, 운동할 때, 스트레스를 받을 때처럼 우리가 활동할 때 작용한다. 교감 신경계가 매일 하는 일 중 하나는 신체 기관 사이의 소통을 조정함으로써 몸의 항상성 기능을 유지하는 것이다. 교감 신경계에서 '교감(sympathetic)'이라는 말은 '부분들 사이의 연결'이라는 뜻이며, 갈렌(129~200년)이라는 의사가 중추신경계가 심장, 허파, 소화 기관 등 몸 안의 기관들과 소통하는 것을 설명하기 위해 처음 사용했다.[13] 부교감 신경계는 우리가 쉬고 잠자고 소화할 때, 혹은 알아차림 명상이나 이완 기법을 쓸 때 작용한다. 호흡의 속도는 교감 신경계와 부교감 신경계의 균형과 연관된다. 교감 신경계는 자동차의 가속 페달과 같고, 부교감 신경계 특히 그 가지인 미주 신경은 자동차의 브레이크와 같다. 실제로 미주 신경의 기전을 '미주 신경 브레이크'라고 부른다. 건강한 성인에게 교감 신경의 활성을 제한하여 심박수를 분당 평균 65~72회로 느리게 하는 것이 바로 미주 신경 브레이크다. 가속 페달과 브레이크의 교대가 호흡마다 심장박동이 빨라지고 느려지게 한다. 숨을 들이쉴 때는 미주 신경 브레이크가 알맞게 풀려서 심장 박동이 조금 빨라지고, 숨을 내쉴 때는 미주 신경 브레이크가 작동하여 심장 박동이 느려진다.

미주 신경 브레이크는 그런 식으로 교감 신경의 빠르게 움직이는 과정을 느리게 하는 매우 중요한 조절기 역할을 한다. 호흡 속도를 늦추면 미주 신경 브레이크가 강화되어 불안, 스트레스, 염증이 감소한다(이 장의 뒷부분에서 이 과정을 더 자세히 다룬다). 스트레스, 분노, 질병 등 더 많은 에너지 방출이 필요한 활동을 하면 호흡 속도가 빨라진다. 생체 자기제어(바이오피드백) 연구자이자 심리학자인 리처드 게버츠 박사에 따르면, 분노와 불안은 미주 신경 브레이크를 중단시키고, 친절함과 인정과 감사는 미주 신경 브레이크를 강화한다.

우리가 위험을 느껴서 각성 상태나 과다 각성 상태가 되면, 교감 신경계가 '투쟁-도피(fight or flight)' 반응이라고 알려진 고속 기어 상태가 된다. 이렇게 주로 과다 각성 상태에서 일어나는 투쟁-도피 반응이 교감 신경계의 주요 기능이기는 하지만, 교감 신경계가 하는 일은 그것만이 아니다. 교감 신경계는 위험이 있든 없든 상관없이 온종일 매 순간 작동한다. 교감 신경계가 '투쟁-도피' 반응을 한다고 말하는 이유 중 하나는 뇌가 이른바 '부정 편향(negativity bias)'으로 배우게 되어 있기 때문이다. 즉, 뇌는 긍정적인 경험보다 위험하고 부정적인 경험으로부터 더 빨리 배우도록 진화했다. 그래서 위험을 명확히 의식하기 전에도 고속 기어 상태로 들어갈 수 있다. 릭 핸슨 박사는 내게 보낸 이메일에서 이렇게 말했다. "일반적으로 뇌는 긍정적 정보와 경험보다 부정적 정보와 경험을 더 빨리 기록합니다. 실제로는 긍정적 경험이 부정적 경험보다 더 많이 일어날지도 모르지만, 대개 부정적 경험이 더 큰 영향을 줍니다." 예를 들어, 같은 날에 어떤 이가 우리에게 무례해 보이는 말을 하고, 다른 사람은 우리에게 문을 열어 주거나 칭찬하는 말을 한다면, 우리는 모욕당한 느낌을 칭찬이나 친절함보다 더 중요하게 여기고, 모욕받았다고 여겨지는 일을 며칠이고 곱씹을 수 있다.

　이런 부정 편향으로 인해, 중립적이거나 위협적이지 않은 상황마저 위험하다고 여기고 필요 이상 심하게 경계하는 경우가 많다. 그리고 이런 반응 기제는 교감 신경계가 담당한다. 이런 비정형적인 반응은 트라우마를 일으키는 사건에서도 일어난다. 교감 신경계는 눈의 동공을 확대하거나 허파의 공기 통로를 확장하듯이, 생활하면서 매우 기본적이고 일상적 방식으로도 작용한다. 하지만 단지 생활 방식 때문에, 그리고 세상이 우리에게 매일 요구하는 것이 점점 많아지기 때문에, 교감 신경계가 언제나 과열 상태인 사람이 많다. 그런 사람들은 필요하지 않을 때도 투쟁-도피 반응 상태에 있으며, 그것이 바로 스트레스(stress)라는 것이다. 헝가리계 캐나다인이며 내분비학자인 한스 셀리에는 그런 상태를 '괴로움(distress)'이라고 더 정확히 묘사했고, 오늘날 스트레스라는 말과 연관된 의미를 그 말에 부여했다. 사람들이 요가를 이완 및 스트레스 감소와 연관 짓는 이유 중 하나는 요가가 부교감 신경계를 강하게 즉 '상향 조절'하고, 교감 신경계를 느리게 즉 '하향 조절'함으로써 스트레스 반응을 조절하기 때문이다. '투쟁-도피' 반응, 끊임없이 이어지는 낮은 수준의 스트레스, 교감 신경계의 과열은 미주 신경 브레이크의 작동을 방해한다. 그러므로 호흡의 속도를 늦출 수 있으면 (미주 신경 브레이크를 활성화하여—옮긴이) 우리가 다시 운전석에 앉을 수 있다.

릭 핸슨 박사에 따르면, 만일 우리가 한두 호흡 동안 혹은 그 이상 의도적으로 호흡의 이로운 경험에 머무를 수 있다면—이상적으로는 몸에서 호흡을 느끼면서 그 때문에 주어지는 좋은 경험에 주의를 기울일 수 있다면—뇌에 미치는 지속적인 영향이 증가하는 경향이 있다. 이런 식으로 우리는 경험으로부터 치유, 발달, 성장을 포함해 더 많은 것을 배울 수 있다. 무엇을 경험할 때마다, 신경계의 시냅스를 거칠 때마다, 우리는 상황에 잘 대처하고, 웰빙을 누리고, 효과적으로 일하고, 다른 사람들에게 이바지하는 데 필요한 심리적 자원을 더 많이 얻도록 스스로 도울 수 있다. 그 과정에서 뇌를 점점 더 유익한 경험에 민감해지게 하고 우리의 성장을 더 촉진할 수 있다.

부교감 신경계는 '휴식과 소화'뿐만 아니라 성장, 복구, 회복에 관련된 기능들을 담당한다. 이 신경계는 숨을 내쉴 때 심장 박동이 느려지게 하며, 날숨을 길게 늘임으로써 더 효과적으로 그리할 수 있다. 요가와 명상으로 부교감 신경계가 활성화되면 모든 것이 느려지는 것을 느낄 수 있고, 내면이 차분해지고 안전하고 만족스러움을 느끼게 된다. 부교감 신경계에 모여 있는 큰 신경 다발인 미주 신경은 부교감 신경계의 80퍼센트 이상을 차지한다. 미주 신경에 관해서는 다음에 다루겠지만, 부교감 신경계에 관해 논할 때는 먼저 부교감 신경계가 대부분 미주 신경임을 언급할 필요가 있다.

교감 신경계와 부교감 신경계는 자율 신경계의 서로 보완하는 두 가지임을 기억하는 것이 중요하다. 둘은 서로 반대되는 것이 아니다. 호흡 과정은 서로 보완하는 활동의 좋은 예다. 호흡할 때는 숨을 들이쉬고 내쉬어야 한다. 교감 신경계는 우리를 활동으로 향하게 한다. 부교감 신경계는 우리를 휴식으로 향하게 한다. 숨을 들이쉴 때는 심장 박동이 빨라진다. 숨을 내쉴 때는 심장 박동이 느려진다. 우리는 들숨이 우리를 활동으로 향하게 한다는 것을 직관적으로 알 수 있다. 왜냐하면 높은 데서 다이빙을 하거나, 누구에게 어려운 일을 말하거나, 어떤 행동을 하도록 동기를 부여하는 등 어떤 활동을 위해 마음의 준비를 할 때는 먼저 숨을 들이쉴 때가 많기 때문이다. 숨을 들이쉬는 행동은 심장을 빨리 뛰게 하고, 산소가 풍부한 공기가 허파로 들어와서 산소 교환이 더 많이 일어나게 한다.

숨을 내쉬면 이완되고 차분해지고 정신이 맑아진다. 화가 나거나 스트레스를 받거나 진정해야 할 때는 대체로 한숨을 쉬거나 입으로 숨을 길게 내뱉는 것처럼 숨을 내쉬는 데 집중한다. 앞서 말했듯이 자율 신경계에서 교감 신경 가지는 가속 페달이고 부교감 신경 가지는 브레이크라고 볼 수 있다. 우리는 속도를 올리고, 속도를 내리고, 때로는 관성으로 움직인다. 아주 빨리 가야 할 때도 있고, 갑자기 멈추어야 할 때도 있다. 교감 신경 가지와 부교감 신경 가지가 그런 것들을 제어한다. 요가의 용어로 말하면, 들숨은 프라나 즉 몸으로 들어오는 자양분과 연관되고, 날숨은 아파나 즉 몸 밖으로 나가는 노폐물과 연관된다. 나디의 용어로 말하면, 열을 내고 활동하는 효과는 핑갈라 나디에 반영되고, 오른쪽 콧구멍에서 끝난다(열은 속도의 증가 때문에 생긴다는 것을 기억하라). 열을 식히고 느리게 하는 효과는 이다 나디에 반영되고, 왼쪽 콧구멍에서 끝난다.

요가 문헌에 따르면, 양 콧구멍으로 번갈아 호흡하면 몸의 태양 에너지와 달 에너지가 균형을 이루게 된다. 그 과학적 의미는 좌뇌와 우뇌가 균형을 이루고, 자율 신경계의 두 가지인 교감 신경계와 부교감 신경계가 균형을 이루는 것이다. 하지만 코 점막의 신경 분포는 좌우 콧구멍으로만 조절되는, 앞에서 언급한, 기능들보다 더 복잡하다. 요가 수행자들은 몸의 오른쪽을 '해', 왼쪽을 '달'이라고 하며, 양쪽은 각각 교감 신경계의 활성화하는 잠재력과 부교감 신경계의 이완하는 잠재력과 연관되지만, 콧구멍에서의 변화는 양쪽 신경계 가지에서 비롯된다.

코의 점막에는 자율 신경계가 분포하며, 한쪽 콧구멍이 열릴 때는 교감 신경이 우세한 것이고, 부분적으로(혹은 완전히) 닫힌 콧구멍은 부교감 신경의 영향을 받는 것이다. 대략 45분에서 3시간마다 양 콧구멍이 교대로 열리고 닫히며, 그것을 코 주기(nasal cycle)라고 한다. 그러므로 오른쪽 콧구멍은 교감 신경의 영향만 받고 왼쪽 콧구멍에는 부교감 신경의 영향만 받는 게 아니라, 우세한 신경 가지가 주기에 따라 바뀌는 것이며, 그 때문에 교호 호흡(양 콧구멍으로 번갈아 하는 호흡)을 하면 차분해지고 균형 잡히는 효과가 있다. 그런데 콧구멍도 뇌와 좌우가 엇갈리기 때문에, 오른쪽 콧구멍으로 호흡하면 좌뇌에 영향을 주고 왼쪽 콧구멍으로 호흡하면 우뇌에 영향을 준다. 한쪽 콧구멍으로 호흡하는 것과 교호 호흡에서 일어나는 영향은 여러 수준이 있다.[14]

차분해져야 할 때, 잠들 준비를 해야 할 때, 혹은 집중하기 위해 에너지를 증가시켜야 할 때를 알면 매우 유용할 수 있다. 호흡 수련을 하면 활력이 생기고 느긋해질 수 있다. 호흡 수련을 하면 분석적으로 대상을 조사하는 능력이 향상될 수 있고, 알아차림을 내면으로 돌리는 능력이 향상되어 더 깊이 관조하고 평온해질 수 있으며, 내면의 자신이 누구인지를 점점 더 감지할 수 있게 된다. 산스크리트 어로 '하(ha)'는 뜨겁게 하는 에너지 혹은 태양 에너지를 나타내고, '타(tha)'는 차게 하는 에너지 혹은 달의 에너지를 나타낸다. '하타(Hatha) 요가'라는 이름은 이 말들에서 나왔으며, 태양과 달의 합일, 혹은 교감 신경과 부교감 신경의 합일을 의미한다. 교감 신경계와 부교감 신경계는 아사나 수련의 두 가지 상보적 가지인 빈야사 및 아사나 스티티(sthithi)에 개념적으로 대응한다. 빈야사는 교감 신경계의 활동성과 에너지 생산에 해당하고, 아사나 스티티는 부교감 신경계의 고요함과 몰입에 해당한다. 이런 아사나 수련의 두 부분을 함께 수련할 때 자율 신경계의 두 가지 기능이 균형을 이룬다.

정리해 보면,

- 교감 신경계는 환경에 대한 반응을 담당하고, 호랑이나 곰을 피해 달아나는 일부터 아침에 일어나는 일까지 활동에 필요한 에너지를 생산하기 위한 대사 요구를 처리한다.
- 부교감 신경계는 성장, 복구, 회복, 흡수, 휴식을 담당한다.
- 교감 신경계와 부교감 신경계는 서로 보완하는 체계이며 서로 함께 작용한다.
- 교감 신경계는 가속 페달과 같고, 부교감 신경계 특히 미주 신경은 브레이크와 같은 작용을 한다.

미주 신경

미주 신경은 실로 모든 신경계 중 가장 놀랍고 복잡한 신경이다. 거의 모든 내부 장기를 감독하고 이 장기들과 연결되며, 따라서 말과 표정으로 감정을 표현하는 능력과 심박수에 영향을 준다. 미주 신경은 뇌를 제외하면 아마도 가장 포괄적인 소통 체계일 것이다. 그리고 그조차 미주 신경의 역할 중 작은 일부일 뿐이다. 미주 신경은 부교감 신경계에서 가장 오래된 가지이고, 12개의 뇌신경 중 열째다. 부교감 신경계의 주요 신경이며, 사실은 교감 신경과 부교감 신경의 큰 다발이지만 주로 부교감 신경으로 이루어진다. 뇌신경은 뇌로부터 직접 나와 두개골의 특정한 구멍을 통과하는 반면에, 뇌신경이 아닌 다른 신경들은 뇌에서 나와 척수를 통해 온몸으로 나간다. 대다수 뇌신경은 코로 가는 후각 신경, 눈으로 가는 시신경처럼 하나의 특정한 기능과 연관된다. 하지만 미주 신경(vagus nerve)은 매우 광범위하게 가로막(횡격막) 위와 아래의 거의 모든 내부 장기에 분포한다. vagus는 '돌아다니는'이라는 뜻이고 vagabond(방랑자)와 같은 어근에서 유래한다. 미주 신경은 가로막 아래에서 위, 간, 이자, 방광, 소장과 대장에 이르고 가로막 근육에 분포한다. 가로막 위에서는 연구개, 목젖, 후두, 인두, 심장, 허파에 이른다. 등쪽 운동핵에서 나오는 미주 신경 부분은 소화, 호흡과 연관된 기능을 제어한다. 의문핵(nucleus ambiguus)에서 나오는 미주 신경 부분은 뇌줄기에도 있으며 운동, 감정, 소통과 연관된다.

미주 신경은 자율 신경계 중 가장 길고 가장 널리 분포하기 때문에 미주 신경의 긴장도는 생리적 건강과 감정적 건강의 중요한 측면이다. 미주 신경의 긴장도는 근육의 긴장도와 비슷하다. 미주 신경은 긴장도에 따라 그것이 감독하는 모든 기능을 수행할 수 있다. 미주 신경의 낮은 긴장도는 몸의 염증, 높은 혈압, 당뇨병, 소화 불량, 간질, 불안, 우울, 심혈관 질환과 연관된다. 반대로 미주 신경의 높은 긴장도는 염증의 감소, 심혈관계의 건강, 높은 심박 변이도, 소화 개선, 숙면, 긍정적인 기분 조절과 연관된다. 미주 신경 긴장도를 높이면, 미주 신경 긴장도가 낮아서 나타나는 문제에서 회복될 수 있었다. 메시지를 전달하는 미주 신경이 긴장하지 않아서 그 역할을 적절히 수행할 수 없으면, 몸은 다른 방식으로 그것을 보상해야 한다. 몸의 보상 반응 중 하나는 스트레스를 받을 때처럼 염증 매개물을 (필요하지 않은데도) 방출하는 것이다. 그렇게 염증 반응이 증가하면 다른 장기에 영향을 주어 위에서 말한 문제들을 일으킬 수 있다. 신경 소통망이 견고하고 내부의 신호 전달이 분명하며 정확할 때는 내부 장기들이 균형을 유지하고 각각의 역할을 수행한다. 베타니 콕 박사는 '인간 인지와 뇌과학을 위한 막스 플랑크 연구소'의 사회적 신경과학부에서 연구했고, 채플 힐의 노스캐롤라이나 대학교에서 '긍정적 감정과 심리생리학 실험실'의 일원으로 대학원 과정을 거쳤다. 콕 박사에 따르면, 긍정적인 감정을 지향하는 명상을 하면(부록의 실습 C에서 콕 박사와 자애 명상을 하는 법에 관해 자세히 설명한다) 미주 신경 긴장도를 증가시킬 수 있고, 몸의 건강을 증진하며, 불안과 스트레스를 줄일 수 있다.[15]

다른 연구들도 미주 신경 긴장도를 개선하면 혈압의 균형을 이룰 수 있고, 생체전기 의학에서 개발한 미주 신경 자극으로 간질 발작과 류머티즘성 관절염을 감소시킬 수 있음을 보여 주었다.[16] 미주 신경 긴장도를 강화하는 수행은 미주 신경 브레이크를 강화한다. 그것은 숨을 내쉴 때 심장 박동이 느려지게 하고, 숨을 들이쉴 때 심장 박동이 조금 빨라지게 하는 기전이다. 이런 작용은 심혈관계가 건강함을 나타내고, 자율 신경계가 건강함을 보여 준다. 거의 모든 요가 수행은 어떤 식으로든 미주 신경 긴장도를 증가시키는 것과 관련이 있다. 그런 여러 수행을 이 장의 끝부분에 소개하겠다.

스티븐 포지스 박사와 다중미주 신경 이론

스티븐 포지스 박사는 인디애나 대학교에서 선정한 '뛰어난 대학 과학자'이며 '트라우마 스트레스 연구 컨소시엄'의 창립 이사이며, 300편 이상의 상호심사 논문을 출간했고 다른 업적도 많다. 그의 이론에 따르면, 자율 신경계는 미주 신경의 위계적 작용을 통해 실제 세계의 도전에 (위험에 대한 반응이든 사랑에 대한 반응이든) 예측 가능한 방식으로 반응한다. 이는 세계가 우리에게 무슨 일을 가져다주든 신경계는 아마도 알맞게 반응하는 법을 알고 있다는 뜻이다.[17] 그는 이것을 '다중미주 신경 이론'이라고 불렀고, 그것은 곧 미주 신경과 미주 신경의 영향을 받는 우리 삶의 많은 측면을 나타내는 가장 영향력 있는 이론이 되었다.

간략히 말해서, 그 이론은 미주 신경의 구조의 차이에 따라 그것이 수행하는 기능이 결정된다는 것이다. 가로막(횡격막)보다 위에 있는 미주 신경 가지들은 유수(말이집) 신경이어서 그 신경을 따라 전달되는 전기 임펄스가 매우 빨리 전달될 수 있다. 이때 신경 메시지는 천 분의 1초 만에 뇌까지 전달된다. 이 때문에 놀라거나 흥분할 때 심박수가 급격히 변할 수 있다. 반면에 가로막 아래에 있는 미주 신경 가지들은 무수(민말이집) 신경이므로 전기 신호의 전달이 느리다. 포지스 박사는 미주 신경의 3가지 다른 반응 기전을 알아냈다.

1. 부동화(immobilization): 가로막 아래에 있고 장에 분포하는 '원시적' 무수 미주 신경은 소화를 촉진하며, 위험한 상황이 닥쳤을 때 심장 박동을 느리게 하고 심장으로부터 혈액의 유출을 감소시켜서 부동화(不動化)가 일어나게 한다. 그러면 내부의 에너지 자원을 보호하고 생명을 보호하기 위해 속도를 늦추게 된다. 안전할 때 표출되는 고정화도 있다.

2. 가동화(mobilization): 가동화(可動化) 반응이 일어나게 하는 것은 척수의 교감 신경계다. 교감 신경계는 움직임을 일으키고 '투쟁-도피' 반응에 필요한 에너지 생산을 촉진한다. 이 신경은 신경 수초가 있어서 메시지가 매우 빨리 전달된다. 그래서 사람이나 자전거, 자동차와 부딪힐 뻔할 때, 의식적인 마음으로 움직여야 한다는 것을 알아차리기도 전에, 피하는 행동을 할 수 있다.

3. 사회적 참여와 소통: 미주 신경 중 유수 신경은 우리가 주변 세계에 참여하거나 주변 세계에서 물러나게 한다. 미주 신경의 이 가지는 감정 표현, 호흡, 발성, 사회적 행위와 상호 작용

의 표현과 연관된다. 미주 신경 중 유수 신경은 심장에 대한 교감 신경계의 영향을 억제하여 심장 박동을 느리게 하므로 침착한 행위를 증진하는 원인이 된다.[18]

이런 미주 신경의 세 부분은 우리가 살아가는 세계와 맺고 있는 관계에 관해 많은 것을 설명해 준다. 그것은 적극적이고 차분한 사회적 행동, 가동화된 보호 행위, 그리고 심한 트라우마를 당했거나 생명을 보호하는 사람들에게서 볼 수 있는 부동화되고 방어적이고 폐쇄된 행위다. 다중미주 신경 이론에서 즉각 나의 관심을 끈 측면 중 하나는, 우리가 경험하는 심리적, 감정적 상태에 관여하거나 영향을 주는 생리적 구조를 이해하려는 포지스 박사의 연구였다. 그의 연구 전체는 아니라도 많은 부분이 나도 관심 있는 분야였다. 즉, 포지스 박사는 '인체의 생리 기능이 정신 상태에 어떻게 영향을 주는가?' 그리고 '정신 상태를 이용해서 인체의 생리 기능에 영향을 줄 수 있는가?'라는 의문에 답하는 데 도움이 되고 과학적으로 입증할 수 있는 수많은 발견을 한 것이다. 그리고 내게 있는 것은 나의 몸, 호흡, 약간의 실험이 전부였다. 다중미주 신경 이론 덕분에 나는 많은 것을 분명히 이해하게 되었다. 그중에서도 포지스 박사의 긍정적 부동화라는 개념이 특히 흥미로웠다.

부동화 즉 얼어붙기는 인류의 가장 오래된 방어기제 중 하나다.

움직임을 억제하면 대사가 느려지고(음식을 덜 먹어도 된다) 통증 역치가 높아진다. 하지만 포유동물은 방어하기 위해 얼어붙을 뿐 아니라, 수태, 출산, 보육, 사회적 관계의 확립 등 필수적인 친사회적 활동을 위해서도 자신을 부동화한다.[19]

이런 관점에서 볼 때 아사나 수련은 안전한 내적 환경을 이루고, 대사 필요량을 줄이고, 통증과 불안을 더 잘 견디기 위한 의도적인 부동화 기법일 수도 있다. 사실 요가의 많은 자세가 처음에는 편안하지 않지만, 요가의 근본적인 목적 중 하나는 힘겹고 불편한 일을 차분히 다룰 수 있게 되고, 마음과 신경계가 힘겨운 상황에서 포기하지 않고 적응할 만큼 유연해지는 것을 지켜보게 되는 것이다. 세상은 친절하지 않으며, 우리가 편안하고 행복하든 그렇지 않든 상관하지 않는다. 편안하고 행복한 상황을 만들어 내는 것은 우리 자신에게 달려 있다. 가만히 머물고, 계속 지켜보고, 민감하고, 고요히 있는 능력은 세상을 살아가는 데 중요한 기술이며, (아사나 수련을 할 때처럼) 부동화 반응을 의도적으로 사용하면 중요한 역할을 하게 될 것이다.

이어서 《요가 수트라》에 나오는 몇몇 핵심 수련을 구체적으로 설명해 주는 네 가지 신경 운동에 관해 말하겠다.

미주 신경과 감정

찰스 다윈은 미주 신경(그는 이 신경을 '허파와 위 신경'이라고 불렀다)과 감정 표현의 연관성에 관해 처음 글을 쓴 사람 중 하나였다. 그는 미주 신경을 감정 신경이라 했고, 감정을 느끼는 심장으로부터 감정이 표현되는 성대와 얼굴까지 연결되어 있다고 했다. 다윈은 일찍이 미주 신경이 영향을 미치는 주요 영역 중 하나가 (포지스 박사의 말로는) 심장-뇌 연결 혹은 (도교인의 말로는) 심장-마음 연결임을 알았다. 우리 안에 들어오는 다양한 것들로 인해 감정이 처리되고 표현되는데, 그 과정에서 미주 신경이 중요한 역할을 한다. 미주 신경은 청각을 처리하는 속귀의 빈 관인 달팽이관에 연결되는 신경핵과 소통하고, 뇌와 소통함으로써 얼굴 근육을 제어하는 신경핵과 상호 작용하여 감정을 표현하며, 후두와 연결되어 어조를 제어한다. 우리는 주로 말하기, 어조, 듣기, 표정으로 의사소통할 뿐만 아니라, 그것을 통해 상대방이 무엇을 표현하려 하는지(사랑, 위협, 위로, 질책, 심각함, 유머 등) 알아차린다. 흥미롭게도 얼굴 근육은 뇌 기능의 변화를 일으킬 수도 있고 감정의 변화를 촉진할 수도 있다. 그래서 웃고 싶지 않을 때도 의도적으로 웃으면 실제로(적어도 가끔은) 기분이 조금 좋아질 수도 있다. 미주 신경의 영향을 받는 것으로 확인된 얼굴 근육은 눈꼬리 근육과 입꼬리 근육이며, 그것은 주로 감정이 표현되는 부위다.[20]

우리가 감정을 표현하는 방식이나 이유 중 하나는 내면에서 어떻게 느끼느냐에 달려 있다. 미주 신경의 현저한 특징은 80퍼센트가 감각 신경이라는 것인데, 이는 미주 신경이 내부 장기들로부터 메시지를 받아 뇌에 전달하고 몸 상태를 뇌에 알려 준다는 뜻이다. 그렇게 메시지를 뇌에 보내는 신경을 구심 신경이라 하며, 미주 신경의 나머지 20퍼센트인 원심 신경은 메시지를 뇌로부터 몸으로 보낸다. 원심 신경은 뇌의 지시를 다시 몸에 보내서 어떤 효과가 일어나게 한다. 그러므로 미주 신경은 양 방향 신경을 포함하며, 메시지를 뇌로 보내기도 하고 뇌에서 받기도 하지만, 다른 신경들은 한 방향으로만 메시지를 전달한다. 미주 신경은 거의 모든 내부 장기에서 일어나는 일을 뇌에 알려 준다. 예를 들어, 느리고 의식하는 호흡을 하면 율동적인 움직임을 통해 장, 가로막, 허파에 있는 미주 신경 말단을 자극하게 되고, 그 결과 차분함, 안전함, 편안함의 메시지를 뇌로 보낸다. 요가에서 하는 많은 동작은 특정 유형의 메시지를 촉진하고 만들어서 몸을 통해 뇌로 보냄으로써 건강을 개선하고, 자기 자신 및 세계와 잘 관계하게 한다.

몸의 내부 상태를 감지하는 것을 '내부 수용 감각'이라 한다. 내부보다 외부 세계와 관계하는 과정은 '외부 수용 감각'이라 하며, 이것이 감각 기관의 기능이다. 요가 아사나에서 얻을 수 있는 많은 즐거움과 효과는 몸 내부 상태에 관한 내부 수용 감각의 소통에서 비롯된다. 몸을 비틀고, 앞으로 뒤로 구부리고, 모든 내부 장기를 마사지할 때, 우리는 내부 장기들로부터 뇌로 메시지를 보내면서 뇌에게 이런 식으로 말하고 있다. "아, 나는 스트레칭되고 있다. 나는 강해지고 있다. 나는 증가한 혈류, 산소, 영양분을 받고 있다. …… 나는 행복하다!" 아사나를 수련하면 외부 수용 감각의 이로움과 내부 수용 감각의 이로움이 합쳐진다. 신체적, 감정적, 영적으로 어떻게 느끼는지를 감지하는 능력이 향상된다면, 그것은 우리가 명상적인 수행을 하고 있음을 나타낸다. 내부 수용 감각은 자기 안에서 무슨 일이 일어나는지를 알아차리는 길이다.

프라티야하라 수련, 즉 감각 기관을 외부 세계의 대상과의 접촉으로부터 의식적으로 철수하는 수련은 요가 수행자들이 신경계를 다루는 또 하나의 방법이다. 왜냐하면 감각이 외부로 향하는 외부 수용 감각은 교감 신경계의 에너지를 이용해 감각 기관이 정보를 모으게 하기 때문이다. 그로 인해 에너지가 빠져나가면 마음이 피로해지거나 지나친 흥분이 일어난다. 그렇게 감각 기관을 통해 에너지가 빠져나가는 것을 어떻게 알 수 있을까? 예를 들어 보자. 박물관에서 미술 작품을 두세 시간 동안 감상하고 나면 피곤함을 느낄 때가 많다. 이와 마찬가지로 두세 시간 동안 영화나 텔레비전 프로를 몰아서 보고 나면 기운이 빠지겠지만, 마음은 여전히 빙빙 돌아가고 있을 것이다. 감각 기관을 작동하는 데 사용되는 대사 에너지는 외부를 향한 움직임으로 소비된다. 반면에 명상으로 감각 기관을 제어하면 에너지가 보충된다. 왜냐하면 외부 세계에서 오는 정보를 모으고 붙잡고 거르는 데 에너지를 소비하지 않기 때문이다. 단 몇 분이나 몇 번 호흡하는 동안만 눈을 감고 조용히 앉아 있기만 해도 차분해지고 에너지가 충전될 수 있다. 감각 기관을 통해 외부 세계로 향하는 알아차림을 거둬들여 내면의 세계로 향하면 마음이 차분해진다. 교감 신경계를 하향 조절하기 때문이다.

감정 표현에 관해서, 미주 신경은 (어조를 조절하는) 후두와 (청력이 일어나는) 달팽이관까지 뻗어 있고, (표정을 통해 감정을 전하는) 눈꼬리와 입꼬리를 제어하는 신경과 소통한다. 우리는 미주 신경 덕분에 어조를 바꾸어서 친절함, 사랑, 애정, 분노, 성가심을 표현할 수 있다. 어조를 바꾸면 그 말을 듣는 사람과 동물은 속귀에 도달하는 진동을 통해 말하는 사람이 전하려는 것을 느낄 수 있다. 눈 모양과 입 모양으로 짓는 표정은 감정적 메시지를 더 잘 전달한다. 그러므로 어떤 사람이 입만이 아니라 눈으로도 웃을 때 우리는 그들이 진심으로 웃고 있다고 느낀다. 입으로만 웃는 것은 심지어 냉정함이나 적대감을 나타낼 수도 있다. 감정 표현은 광범위한 입력 정보와 내부 처리의 융합에서 나온다. 여기에서 요점은 적절히 긴장된 미주 신경이 상대방의 감정을 읽고 상황에 알맞게 감정을 표현할 수 있으므로 긍정적인 사회적 상호 작용을 일으키고 뒷받침한다는 것이다. 숙연한 장례식에서 미소 짓고 웃으면 이상해 보일 것이다. 내부 소통망이 건강할수록 중추신경계 기능도 더 건강할 것이고 몸 상태에도 긍정적인 영향을 줄 것이다. 신경계의 많은 과정이 양방향적이므로 (아사나, 비폭력, 요가의 다른 가지들처럼) 특정한 방식으로 몸을 사용하여 (뇌, 미주 신경, 호르몬과 신경 전달 물질들이 분비되는 방식 등) 내적인

소통 체계의 상태에 영향을 줄 수 있다.[21]

미주 신경에 관한 내용을 정리해 보자.

- 미주 신경은 열 번째 뇌신경이다.
- 미주 신경은 가로막 위에서 후두, 인두, 심장, 허파와 연결되고, 얼굴 근육과 속귀를 제어하는 신경핵과 소통한다.
- 가로막 아래에서는 (가로막을 포함해서) 위, 이자, 간, 비장, 소장, 대장과 연결된다.
- 미주 신경 긴장도가 높은 것은 건강한 심혈관계, 강한 면역계 기능, 염증 감소, 긍정적인 감정, 긍정적인 사회적 상호 작용과 행위, 균형 잡힌 기분과 연관된다.
- 미주 신경 긴장도가 낮은 것은 류머티즘 관절염 같은 염증성 질환을 비롯한 염증의 증가, 심혈관계 질환, 간질, 과민 대장 증후군 같은 소화 불량과 연관된다. 또 높은 수준의 불안 및 우울과도 연관된다.
- 긍정적인 감정의 증가에 집중하는 요가 수련과 명상 수행으로 미주 신경 긴장도를 개선할 수 있다.
- 날숨은 미주 신경 브레이크를 활성화하여 심장 박동을 느리게 한다.

미주 신경 긴장도가 높은지 낮은지 어떻게 알 수 있을까? 어떻게 하면 필요할 때 미주 신경의 긴장도와 기능을 개선할 수 있을

까? 미주 신경 긴장도는 심박 변이로 측정할 수 있다. 이제 이 부분에 관해 살펴보자

심박 변이도

심박 변이도란 심장이 고동칠 때마다 심박수가 달라지는 정도를 말하고, 자율 신경계가 적절히 기능하고 있음을 나타내는 신뢰할 만한 지표다. 앞에서 말했듯이, 숨을 들이쉴 때는 심장 박동이 빨라지고, 숨을 내쉴 때는 심장 박동이 느려진다. 이는 숨을 내쉴 때는 미주 신경 브레이크가 심장 박동을 느리게 하고, 숨을 들이쉴 때는 심장 박동을 빠르게 하여 더 많은 혈액이 심장을 통해 흐르게 하고, 빨라진 심장 박동으로 혈액에 더 많은 산소를 공급한다는 것을 보여 준다. 이렇게 심박수가 변하는 것을 심박 변이도라 하며, 심박 변이도를 조절하는 것은 자율 신경계가 하는 많은 일 중 하나다. 심박 변이도가 높은 것은 심장 박동에 바람직하고, 사실 모든 자율 신경계 기능에 좋다. 생체 자기제어 연구자이자 심리학자인 리처드 게버츠 박사에 따르면, 자연은 약간의 혼돈을 좋아한다. 변화와 변이를 통해 성장, 건강, 창조성, 확장이 일어나기 때문이다. 만일 심박수가 언제나 똑같다면, 그래서 심박 변이도 그래프가 평평하다면, 그건 좋은 일이 아닐 것이다. 특히 살아 있기를 원한다면 말이다. 심박수는 들숨과 날숨에 따라 빨라지거나 느려지므로, 심장의 전기적 활성을 측정하는 심전도 테스트로 그 활동성을 측정할 수 있다.

그러므로 심박 변이도는 자율 신경계의 건강과 균형을 보여 주는 스냅사진과 같다. 만일 숨을 내쉴 때 심장 박동이 느려지지 않으면 미주 신경 브레이크가 제대로 기능하지 않는 것이고, 교감 신경계가 과열 상태이거나 켜지기는 하되 필요할 때 꺼지지 않는 것이다. 그런 현상은 트라우마를 일으키는 사건을 경험할 때 혹은 (많은 사람의 경우) 매일 끊임없이 낮은 수준의 스트레스에 노출될 때 일어날 수 있다. 지금 현대의 문화는 교감 신경 과열 상태이며 사람들이 늘 무엇에 연결되어 있다. 24시간 뉴스 채널을 볼 수 있고, 스마트폰과 인터넷을 끊임없이 사용하고, 밤이나 주말에도 사장에게서 문자 메시지를 받는다. 미주 신경 긴장도가 낮은 것은 심박 변이도가 낮은 것을 나타내므로, 낮은 심박 변이도와 연관된 질환이 생길 수 있다. 그런 질환으로는 심장질환, 고혈압, 당뇨병, 많은 염증성 질환 등이 있다.

교감 신경이 계속 각성 상태에 있으면—자비심, 공감, 장기 계획, 전략적 사고, 긍정적인 사회관계와 연관된 뇌 부위인— 전전두엽 피질이 일시적으로 손상되고, 둘레 계통(변연계)은 과다 각성 상태가 된다. 힘겨운 상황이 닥치면 부신(副腎)에서 아드레날린이 분비되고 뇌는 코르티솔을 분비하여 힘겨운 일에 대비하도록 돕는다. 하지만 조금 힘든 일이 생길 때마다 마치 큰일 난 것처럼 반응하면, 내분비계가 재흡수할 수 있는 속도보다 더 빨리 이런 호르몬과 신경 전달 물질이 끊임없이 분비된다. 과다하게 분비된 코르티솔은 전전두엽의 수용체에 부착되어 전전두엽

이 '작동하지 않게' 되므로 신중하게 반응하는 능력을 더 손상시킨다.[22] 코르티솔은 몸의 염증을 조절하고 억제하는 호르몬이지만, 과다하게 생성되면 오히려 염증을 일으키기 시작한다. 몸은 베이고 떨어지고 멍들고 바이러스나 해로운 세균에 노출되면, 감염 부위에 염증 매개체와 방어 세포를 보내 치유하는데, 이 과정을 치유 반응이라고 한다. 이것은 우호적인 염증이다.

이와 달리 항상성 과정에 의해 제대로 조절되지 않은 염증은 해로운 것으로 여겨지며 만성 염증, 관절통, 대사 증후군을 일으킬 수 있다. 끊임없이 '켜져' 있는 교감 신경도 전립선암 같은 암의 진행을 촉진할 수 있는 원인들과 연관이 있음이 밝혀졌다.[23] 지속적인 낮은 스트레스는 현대 사회에서 만성 염증을 일으키는 원인 중 하나이며, 우리는 악순환에 갇혀 있다. 즉, 염증을 억제하고 해로운 세균과 싸우는 데 도움이 된다고 여겨지는 것을 점점 더 많이 생산하고 있고, 지나치게 자극적인 생활 방식 때문에 그것이 과다 생산되는 조건을 만들고 있는 것이다. 반면에 높은 심박 변이도는 미주 신경 브레이크가 잘 기능하고 있고, 필요할 때 스트레스 반응을 잘 끌 수 있으며, 미주 신경 긴장도가 염증을 매개하는 데 중요한 역할을 한다는 것을 나타낸다. 자신의 기본적인 심박 변이도를 측정하는 앱이 많이 나와 있으니, 날마다 변이도를 모니터하면 스트레스를 일으키는 원인이 어디에서 오는지 알아낼 수 있다. 운동 수행력을 향상시키기 위해 심박 변이도에 주목하는 프로 운동선수들이 점점 더 많아지고 있다. 심박 변이

도에 따라 최적의 훈련 시간, 그리고 더 중요한 회복 시간을 확인
할 수 있기 때문이다.

뇌줄기의 기능

뇌줄기는 중간뇌(중뇌), 다리뇌(뇌교), 숨뇌(연수)라는 세 부분
으로 이루어진다. 뇌줄기의 각 부분은 뇌와 몸 사이를 오가는 꾸
준하고 끊임없는 메시지의 흐름을 통제하고 호흡, 심장 박동, 혈
압, 소화, 유성 생식, 체온 같은 자율 신경계의 기능을 지배한다.
이런 생존 기능들은 몸의 항상성 기능과도 관련이 있는데, 항상
성은 몸이 온종일 크고 작은 환경의 요구에 적응하면서도 균형을
유지하도록 제어한다. 항상성에는 혈액의 pH 균형(산소-이산화탄
소 비율과 연관된다), 심부 체온, 혈당치, 동맥혈압, 몸을 구성하는
많은 무기질의 성분비 균형 등이 포함되며, 시상하부와 신경 내
분비계에 의해 제어된다. 외부 온도가 변할 때는 우리 몸이 이 변
화를 상쇄하도록 스스로 조절하고, 운동을 할 때는 세포의 산소
요구량 증가에 맞추기 위해 심장 박동이 빨라지며, 음식을 소화
할 때는 동화와 흡수를 돕기 위해 혈액이 소화 기관으로 많이 가
며 뇌로 가는 혈액까지 끌어온다(과식한 뒤에는 졸리거나 사고 능
력이 떨어지는 까닭은 이 때문이다). 항상성을 유지하는 데 많은 에
너지가 사용된다. 항상성은 단지 균형을 맞추고 그 상태 그대로
머무는 게 아니라, 끊임없이 오고 가는 것이기 때문이다. 요가 자
세도 마찬가지다. 완전한 균형을 이루고 그대로 머무는 것이 아

니라, 늘 자세를 미세하게 조정하고 있다. 균형이란 실제로는 균형을 잡는 행위다.

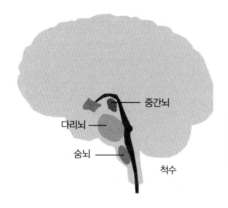

뇌줄기는 중간뇌, 다리뇌, 숨뇌로 이루어진다. 이들은 뇌와 몸 사이를 오가는 꾸준하고 끊임없는 메시지의 흐름을 함께 통제한다.

중간뇌

다리뇌

숨뇌

척수

　뇌줄기의 각 부분은 기능이 겹치지만 각 부분이 맡은 일부 특정한 임무도 있다. 다리뇌든 수면 과정, 방광 조절, 평형, 맛, 안구 운동, 자세를 담당하며, 분당 호흡 속도와 호흡하는 공기의 양을 결정한다. 의식적으로 호흡을 느리게 하면 다리뇌를 통해 의도적으로 뇌 기능을 조절할 수 있다. 중간뇌는 시각 처리 과정과 청각 처리 과정, 수면 주기와 각성 주기, 각성도, 체온 조절과 연관된다. 숨뇌는 호흡, 심박수, 혈압 같은 자율 신경 기능과 재채기, 구토 같은 반사 작용을 담당한다. 아사나, 의식하는 호흡, 드리쉬티 같은 수련은 뇌줄기가 감독하는 호흡 속도, 균형, 평형, 시각 처리 같은 여러 과정에 영향을 주려는 것이다. 트리스타나의 기본적인 요가 수련은 모두 신경 기능을 직접 단련하고 강화하고 균형 잡는다.

그렇다면 뇌줄기는 다른 뇌 부위들과 어떤 관계일까? 뇌줄기는 척수와 고도의 뇌 기능을 하는 부위의 입구 사이에 있다. 뇌줄기는 몸에서 온 정보가 뇌로 갈 때 지나는 관문이다. 그것은 뇌에서 가장 오래된 부분이며, 3억 2천만 년 동안 진화한 자취와 흔적을 담고 있다. 인간과 다른 포유류들에서 뇌줄기의 기능은 동일하다. 감정, 기억, 균형감을 처리하는 둘레 계통(변연계)은 약 1억년 전에 발달했다. 신피질은 가장 최근인 겨우 약 6만 년 전에 뇌에서 진화한 부분이고 인류가 점점 더 사회적 동물이 되는 현상에 대응하여 발달했다. 신피질은 진정으로 사회적 네트워크를 이루는 체계다.

요가 수행자들이 한 많은 수련이 생존 기능, 즉 뇌줄기에서 처리되는 기능을 직접 다루었다는 것이 흥미롭다. 그들은 프라나야마로 호흡과 호흡 속도를 제한했고, 반다로 심박수와 혈압을 제어했고, 단식으로 허기를 제어했고, 독신 생활을 하여 성적 충동

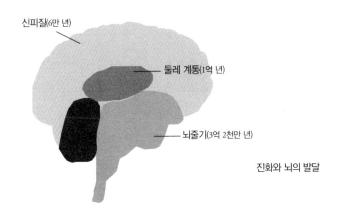

진화와 뇌의 발달

을 제어했고, 가장 일반적으로, 자세를 수련하면서 움직임을 알아차림으로써 평형, 균형, 민감도를 개선했다. 하리하라난다는 타파스에 관한 주석에서, 뇌줄기의 기능은 자연스러운 것이라고 말한다. 하지만 자연을 초월하기 위해, 그리고 초자연적인 상태가되기 위해, 요가 수행자들은 자연스러운 기능의 반대로 수련했고자연스러운 기능을 통제하는 기법을 개발했다.[24] 왜 그럴 수 있었을까?

뇌줄기에 있는 클레샤

이에 대한 나의 추측은 매우 단순하고 간단하다. 7장에서 말한클레샤, 즉 자기가 누구인지 알지 못하게 하는 장애의 생리적 근거는 뇌줄기 즉 생존 기능에 존재하거나 기반한다고 나는 믿는다. 마지막 클레샤는 아비니베샤, 즉 소멸에 대한 두려움이다. 아비니베샤는 의식적인 생각으로 일어나는 두려움이 아니며, 어쨌든 세포의 생명 자체에 존재하는 두려움이다. 세포가 반드시 두려움을 인식하는 것은 아니지만, 세포로 하여금 위험을 피하고영양분을 구하고 세포만의 방식으로 호흡하게 하는 충동이 있다. 우리에게도 신경계가 무의식적으로 기능하게 하는 토대로서 그런 충동이 있다. 그런데 우리는 또한 인간으로서 의식적 수준에서 그런 충동을 알아차린다. 우리는 소멸을 두려워하고, 자율 신경계의 생존 기능을 통해서, 그리고 위험한 상황을 피하도록 알려 주는 두려움을 이용함으로써 삶에 매달린다. 그것은 우리가 태어났을 때 시작된 것이 아니라, 수십억 년 전 지구에 생명이 발생했을 때부터 시작되었으며, 살고 생존하려는 충동이 자율 신경계 기능의 토대를 이룬다. 우리는 호흡, 심장 박동, 먹을 필요, 자손을 번식시킬 필요에 매달린다. 삶에 매달리는 것은 철학적인 문제가 아니라 생리적으로 긴요한 것이다. 하지만 생존 기능을 통해 삶에 매달리게 되면, 분리된 자아라는 거짓된 인식과 (아스미타를 통해 반영되는) 이 자아에 관해 쌓아 올리는 이야기에 집착하게 된다. 아스미타와 아비니베샤가 물리적으로 존재하는 장소는 생존 기능이 위치하는 곳인 뇌줄기다. 그것은 고무적이다. 왜냐하면 생리적 과정으로 나타나는 것이라면 무엇이든 다룰 수 있으며, 어디에 있는지 알고 다룰 수 있다면 그것을 변화시킬 수 있기 때문이다.

요가 수행자들은 이렇게 질문할 수 있다. "우리를 거짓된 자아의식에 얽매는 생리적 기전을 초월한다면, 무슨 일이 일어날까? 매일 잠시라도 심장 박동, 먹을 필요, 성관계 할 필요, 호흡할 필요까지 제어하고 느리게 하고 심지어 정지시킨다면, 무슨 일이 일어날까? 짧은 시간이라도 생존 기능과의 동일시를 줄이고 생존 기능에 완전히 익숙해진다면, 그래서 생존의 두려움에 지배당하지 않는다면, 우리는 누구일까? 몸을 이용하여, 우리를 한정된 육체의 형상에 그란티(granthi)처럼 얽매는 뇌 기능을 초월할 수 있을까? 그렇게 삶에 매달릴 때 함께 일어나는, 우리의 제한된, 만들어진 자아감, '나'라는 느낌에 우리를 잡아매는 뇌 기능을 초월할 수 있을까?"

그럴 수 있다면 우리가 지어내는 이야기들이 자라는 근원인 '나'라는 생각의 뿌리, 아스미타의 뿌리를 다룰 수 있게 될 것이다. 그렇게 되면 아마도 균형과 공간 지각, 세상에서 자신의 자리를 담당하는 '둘레 계통'부터 시작해서, 더 높은 수준의 뇌 과정과 알아차림을 갖추게 될 것이다. 그리고 두려움이 처리되는 편도체의 벽을 얇게 하고, 이어서 해마와 시상하부에서 처리되는 기억과 감정을 정화할 수 있을 것이다. 거기서부터 모든 것을 포용하는 (전전두엽 피질에서 처리되는) 자비심의 영역으로 더 깊이 들어갈 수 있고, 그다음에는 전체 뇌(whole-brain) 기능의 단일 의식으로 들어갈 수 있을 것이다. 그것은 지복 혹은 초월적 알아차림을 경험할 때 일어난다. 이는 생명 활동이나 뇌가 의식을 만들어 낸다는 의미가 아니라, 생명 활동과 뇌를 이용해서 더 높은 의식 상태에 접근할 수 있을 것이라는 말이다.

나는 의식이 무엇인지, 혹은 의식이 어디에서 나오는지에 관한 해답을 내놓으려는 게 아니다. 단지 우리에게 있는 육체적 물질을 이용해서 더 높은 의미와 목적을 경험할 수 있음을 보여 주려는 것이다. 요가 수행자들의 수련을 고도의 뇌 기능을 경험하는 출발점으로 이용해 보자고 제안하는 것이다. 고도의 뇌 기능은 자기를 알고, 존재의 초월 상태 혹은 행복에 이르는 데 도움이 된다. 뇌 기능의 각 수준은 자기 발견과 자유를 향한 영적 여정과 연관된 삶의 측면들을 처리한다. 아사나에서 프라나야마로, 그다음에 자비심 수행으로 옮겨가는 것처럼 수련이 더 미묘해질수록, 더 깊은 뇌 구조와 신경계가 더 많은 영향을 받는다. 우리가 안전하고 든든한 토대 위에 있다고 느낄 때, 뇌줄기의 신경 회로는 우리가 위험을 감지하거나 걱정할 때처럼 방어 모드가 되게 하지 않는다. 위험을 감지하면 뇌줄기의 신경 회로가 켜지고, 고도의 뇌 기능에 접근하는 신경 회로는 꺼진다. 뇌줄기는 주로 자율 신경계의 기능을 담당하므로, 경험의 다양성이 생존의 문제만으로 제한된다. 반면에 생존의 문제가 우리를 지배하지 않으면 고도의 뇌 기능과 소통하는 신경 회로가 열리고, 둘레 계통과 뇌의 피질 기능과 함께 일어나는 다양한 경험의 무한한 세계로 들어갈 수 있다. 고도의 뇌 기능이 있는 이유는 그것을 사용하기 위한 것이지만, 두려움 속에 살 때는 그것을 사용할 수 없다.

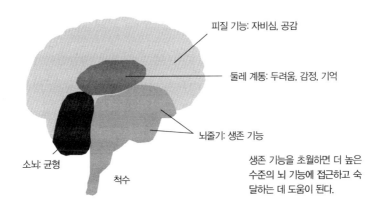

피질 기능: 자비심, 공감

둘레 계통: 두려움, 감정, 기억

뇌줄기: 생존 기능

소뇌: 균형

척수

생존 기능을 초월하면 더 높은 수준의 뇌 기능에 접근하고 숙달하는 데 도움이 된다.

크리야 요가 수련

그렇다면 어떤 수련이 클레샤(장애)를 약해지게 하고, 그래서 자기가 누구인지를 알지 못하게 가로막는 장애에 구멍들이 나고, 자기를 아는 빛이 앎 안에서 빛나게 될까? 아스미타(아상)와 아비니베샤(죽음에 대한 두려움)가 있는 물질적 장소가 뇌줄기라면, 그 영향력을 줄이기 위해 무엇을 할 수 있을까? 그것은 타파스, 스와디야야, 이슈와라 프라니다나로 이루어진 크리야 요가를 수련하는 것이다. 이 수련은 우리가 더 높은 요가 상태로 나아가게 하는 관문 혹은 간접 수련이다.

크리야 요가의 첫째인 타파스는 '요리하다' 혹은 '열을 가하다'라는 뜻이고 요가 자세, 프라나야마, 명상 같은 수련을 포함한다. 타파스는 뇌줄기의 생존 기능을 직접 제한하는 작용을 한다. 아사나와 프라나야마를 통해 호흡과 심박수를 제어하고, 음식 제한과 건강한 식사 습관으로 소화를 제어하고, 명상과 호흡 수련으로 배고픔, 갈증, 체온, 혈압을 제어하며, 특정한 생활 방식을 선택하여 성적 충동을 제어함으로써 생존 기능을 제한한다. 이런 수련들을 타파스라고 부르는 이유는 약간의 불편함이 생기기 때문이다. 요가 문헌에 따르면, 사소한 일로 화가 나는 사람은 마음이 더 깊은 수준의 요가를 수련할 준비가 되지 못한 것이다. 하지만 힘든 자세로 잠시 가만히 있거나 명상하는 동안 움직이지 않고 앉아 있는 것처럼 의도적으로 조금 어려운 일을 하여 인내심을 기르면, 마음의 힘이 강해져서 불편함을 견딜 수 있게 되고,

마음이 안정되는 데 도움이 된다. 삶에는 언제나 어려운 일이 많은데, 그런 일을 끈기 있게 견디는 능력이 요가 수행자의 표시다.

크리야 요가 중 둘째인 스와디야야는 만트라를 찬팅하고 영적 문헌을 공부하는 것이다. 찬팅은 헌신을 통해 감정에 작용하고, 만트라 같은 상징적이지 않은 소리를 냄으로써 우뇌의 추상적 사고 기전에 접근한다. 우뇌는 자율 신경계 기능을 조절하는 데 우세하므로 감정의 표현 및 해석과 연관된다.[25] 헌신적인 마음으로 찬팅할 때 생기는 사랑과 헌신은 둘레 계통을 다루고, 생존 기전보다 높은 수준의 기능에 도달한다. 그것들이 함께 이루어질 때 헌신적인 마음으로 하는 찬팅은 자율 신경계의 기능을 조절하고 또 사랑과 기쁨 등 초월적인 감정을 표현하는 또 하나의 기전이 된다. 또 찬팅을 하려면 호흡을 조절해야 하므로, 찬팅은 헌신적인 수행인 동시에 호흡 제어를 사용하는 타파스 수련이다.

찬팅이 특히 흥미로운 까닭은 음악과 소리의 율동성이 전체 뇌의 기능에 동시에 영향을 주는 몇 안 되는 것 중 하나이기 때문이다. 우리가 하는 행동은 대개 우뇌나 좌뇌, 혹은 뇌줄기나 전전두엽 중 하나만 자극한다. 예를 들어, 활동이나 사고 과정은 지적이거나 직관적이거나 둘 중 하나이고, 전체 뇌가 일관되게 반응을 일으키는 경우는 매우 드물다. 음악 치료사이자 '음악과 신경학 기능 연구소'의 이사인 콘체타 토마이노는 음악이 어조, 패턴, 리듬, 의미, 기억 등 전체 뇌 기능을 동시에 자극한다고 말한다. 그 결과 전체 뇌 기능과 전체 존재 기능이 일어난다. 음악은 기억과 경험의 강화를 돕고, 그러므로 중요한 의미가 있는 노래가 들리면 우리 안에서 인생의 특정한 시간뿐만 아니라 그 시간과 연관된 '감정'까지 불러일으킨다. 그러므로 음악은 알츠하이머 환자의 치료와 뇌졸중 환자의 재활에 유용하다. 과학적인 연구에서 초월명상 만트라 명상도 일관되게 뇌 신경의 시냅스들을 발화시키는 것으로 밝혀졌다.

뇌는 패턴을 추구하며, 우리는 각운, 리듬, 움직임, 감정과 연관된 패턴을 찾게 되어 있다. 그런 패턴에 관여하면 신경 가소성(뇌의 뉴런들이 신경발생을 통해 연결하고 재연결하고 성장하는 능력)을 통해 뇌의 신경회로를 연결하고 새로운 연관성을 만들어 낸다. 또 우리 몸 안에는 심장 박동, 맥박, 눈의 깜박임, 호흡 등 고유의 리듬이 있다. 그것은 명상할 때 들을 수 있는 리듬이고, 그것에 의해 우리가 살아가는 리듬이다. 신생아는 머리를 엄마의 가슴에 기대고 엄마의 심장 박동을 들으며 편안함과 안전함을 느끼고, 엄마의 배 속에 있던 아홉 달 동안 곁에 아늑하게 자리 잡고 있던 심장 박동의 율동성을 회상한다.

이와 더불어 모든 언어는 리듬, 속도, 음높이, 어조, 억양에 기반한다. 이것을 운율 체계라 한다. 고대의 《타이티리야 우파니샤드》는 처음 시작하는 단락에서 찬팅과 말하기의 법칙들을 열거하고, 운율 체계의 법칙을 알면 의식과 물질이 함께 연결되어 모든 현상을 창조하는 방식을 이해하게 된다고 한다. 그러면서 지각될 수 있는 다섯 가지 대상을 우주, 빛, 배움, 자손, 자아(말을 통해 명확히 표현된 것에 기반한 자아)라고 한다. 찬팅과 노래는 분명히 전체 뇌의 패턴과 기능을 촉진하는 가장 좋은 방법에 속한다. 음악과 찬팅은 글자 그대로 더 깊은 수준의 경험과 이해를 하도록 뇌의 신경 회로를 만든다. 또한 트라우마, 뇌졸중의 후유증 치유와 기억 복구를 도울 수 있다. 몸은 단지 과정들이 모여 있는 것이 아니라 리듬들의 집합이기도 하다. 대다수 요가는 그런 리듬을 한데 모아 동시성(synchrony)을 이룬다. 왜냐하면 하루 동안 많은 일이 일어나고, 그 때문에 우리는 삶에서 동시성을 이루지 못하기 때문이다. 그런 일 중에서 가장 중요한 것은 심한 스트레스다.

크리야 요가 중 셋째인 이슈와라 프라니다나는 유신론자에게는 '신에게 내맡기다'라는 뜻이고, 무신론자에게는 '미지에 내맡기다'라는 뜻이다. 우리는 내맡김을 통해 뇌의 전전두엽 피질에 있는 가장 높은 수준의 뇌 기능으로 나아간다. 뇌의 이 부분이 관계를 담당하므로, 신과의 관계 혹은 자연과의 관계도 뇌의 이 부분에서 처리된다. 이슈와라 프라니다나에는 모른다는 마음, '다 이해하지'는 못해도 된다는, 모든 것을 그냥 놓아두어도 괜찮다는, 모든 것을 늘 통제할 필요가 없다는 마음이 본래 갖추어져 있다. 그것은 우리 안에 조금 더 허용하고 수용하고 용서할 수 있는 공간을 마련한다. 요가 문헌에 따르면, 이슈와라 프라니다나가 완성되면 단일 의식에 도달하고 '나'라는 제한된 의식을 초월한다고 한다. 이런 일은 깨어난 마음의 분명한 통찰을 통해 일어난다.

이슈와라 프라니다나를 통해 우리는, 신과의 관계 혹은 자연과의 관계에서처럼, 관계의 개념으로 돌아오고, 1장에서 말한 요가의 정의인 '관계'로 돌아간다. 관계는 생리적으로 반드시 필요한 것이고, 초월적 원리이며, 우리가 서로 의지하는 사람 및 자연계와 통합되고 서로 연결되는 토대다.

(타파스, 스와디야야, 이슈와라 프라니다나로 이루어진) 크리야 요가 수련은 삼위일체의 뇌 이론을 반영한다. 그 이론을 제창한 신경과학자 폴 매클린은 뇌의 부위들을 처음으로 진화론과 연관 지어 설명했다. 뇌의 각 부위는 고유 기능이 있지만, 독립적인 것은 아니며, 다른 부위의 기능들에 영향을 주고 보완한다. 파충류 뇌는 뇌줄기와 소뇌이며, 생존 기능과 균형을 담당한다. 포유류 뇌는 둘레 계통이라 하며, 기억을 저장하고 감정을 처리한다. 둘레 계통은 시상하부, 편도체, 해마로 이루어진다. 편도체는 두려움을 처리하며, 우리가 두려움에 반응할 때 뇌줄기는 (손바닥에 땀이 나거나 얼굴이 붉어지는 것처럼) 몸의 열을 올리고 심장 박동을 빠르게 한다. 해마는 기억을 저장하고, 시상하부는 항상성을 비롯한 자율 신경계의 많은 활동을 조정한다. 신포유류 뇌인 신피질은 마지막에 발달한 뇌 부위인데, 거기에서 언어가 발달했고 추상적 사고와 전략적 장기 계획, 연민과 공감을 표현하는 능력, 그리고 거의 무한한 학습 능력과 창조성이 생겼다.

타파스, 스와디야야, 이슈와라 프라니다나는 삼위일체 뇌 이론과 거의 완전히 들어맞고, 이론적으로는 세 가지 수련을 각각 따로 할 수 있지만, 뇌 기능들이 그렇듯이 서로 밀접하게 연관되면서 영향을 준다. 이 수련들은 알아차림을 가로막는 장애물을 제거하고, 뇌줄기에서 생존 기능(타파스)을, 둘레 계통에서 감정의 정화와 표현(스와디야야)을, 그리고 마지막으로 전전두엽 피질에서 사랑, 연민, 공감, 긍정적인 사회적 통합(이슈와라 프라니다나)을 의식적으로 제어하는 능력을 길러 준다. 뇌 기능의 이 세 가지 측면이 균형을 이루면, 자연과 조화롭지 않은 삶 및 스트레스 때문에 매일 경험하는 파편화된 뇌 기능이 아니라 전체 뇌의 기능이 이루어진다. 전체 뇌 기능이 변함없이 지속되는 상태를 경험할 때 우리는 서로 연결되고 자기를 알고 온전히 통합된 상태에 있게 된다. 그것은 의식적인 수준에서 경험할 수 있는 가장 이완된 내면의 존재 상태이며, 요가 수행자들이 초월이라 하고, 불교인이 열반이라 하고, 신비주의자들이 무아경이라 하는 상태다.

요약하면, 크리야 요가에서 타파스는 신체의 수련과 연관되고, 스와디야야는 말과 감정의 수련과 연관되며, 이슈와라 프라니다나는 정신적, 감정적 수련과 연관된다. 신체의 수련은 뇌줄기를 겨냥하여 아사나, 프라나야마, 자제를 수련한다. 말과 감정의 수련은 두려움과 기억을 처리하고 항상성 기능을 뒷받침하는 신경 중추들로 이루어진 중간뇌를 겨냥한다. 이슈와라 프라니다나를 수련하면 고도의 뇌 피질 기능을 발휘하게 되고, 거기서 연민, 공감, 유대감을 표현하고, 전략적 사고와 계획을 한다. 이런 3중 수련은 전체 뇌 기능을 지지하고, 인간의 존재와 잠재력을 온전히

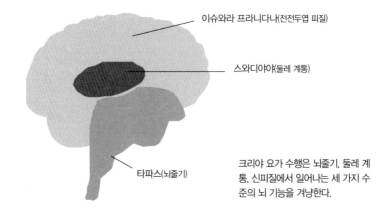

이슈와라 프라니다나(전전두엽 피질)

스와디야야(둘레 계통)

타파스(뇌줄기)

크리야 요가 수행은 뇌줄기, 둘레 계통, 신피질에서 일어나는 세 가지 수준의 뇌 기능을 겨냥한다.

크리야 요가와 그 상관물

타파스	신체적/제약	아사나/프라나야마	뇌줄기
스와디야야	목소리의/감정적	찬팅/바바나	둘레 계통
이슈와라 프라니다나	정신적/감정적	내맡김/연민	전전두엽 피질

표현하게 해 준다. 거기에는 자신과 세계에 대한 한정된 관점을 넘어설 능력, 긍정적이고 초월적이며 포괄적인 관점을 경험할 능력이 포함된다.

신경 운동

스티븐 포지스는 우리가 스스로 제어하고, 건강한 관계를 맺고, 신경계가 항상성 과정을 알맞게 유지하며 균형 잡히고 잘 기능하게 할 능력을 갖추는 데 미주 신경 긴장도가 매우 중요하다는 것을 보여 주었다.[26] 그는 여러 종교 전통과 의례 전통을 조사한 결과, 미주 신경 긴장도를 강화하여 미주 신경을 조절하는 네 가지 범주의 수련이 있음을 알게 되었다.[27] 그런 신경 운동들은 지금까지 이 책에서 다룬 거의 모든 내용을 한데 엮고, 아쉬탕가 요가의 모든 주요 요가 수련, 그중에서도 크리야 요가 수련의 타당한 생리학적 근거를 서구의 과학적인 언어로 밝힌다. 포지스가 설명하는 신경 운동은 다음과 같다.

- 자세: 자세를 바꾸면, 단지 똑바로 앉기만 해도, 경동맥에서 압력 반사가 자극되어, 혈압을 감독하고 제어하는 압수용기 신경이 활성화되고 기분이 바뀐다. 전 세계의 종교와 신비주의 전통에서 자세를 이용하는데, 기분을 바꾸기 위해서일 것이다. 이슬람에서는 기도할 때 늘 엎드린다. 힌두교에서는 아사나와 오체투지를 수행하며, 그것은 태양 경배 자세의 기초가 된다. 유대교 신비주의인 하시디즘에서는 기도할 때 앞뒤로 몸을 흔든다. 이슬람교 신비주의인 수피즘에서는 데르비시(dervish)라는 수행자들이 빙빙 돌며 춤추는데, 그런 무아경의 춤도 일종의 자세다. 앞뒤로 몸을 흔들고 엎드리고 빙빙 돌고 절하는 동작은 모두 다른 경로를 통해 미주 신경을 자극한다. 유아와 어린이들은 발달 단계를 거칠 때 그런 식으로 자연스럽게 움직인다. 앞뒤로 흔들고, 원을 그리며 돌고, 바닥에서 구르고, 기고, 마침내 걷는다.

● 호흡: 호흡은 가로막과 배의 움직임으로 복부의 구심성 신경들에 영향을 주고, 그 신경들은 율동성, 안전, 만족의 메시지를 뇌에 보낸다. 또 호흡은 후두와 거기에 분포하는 미주 신경을 자극함으로써 미주 신경을 직접 자극하고 조율한다. 웃자이 프라나야마는 성대를 가볍게 조여서 속삭이는 소리를 내며 숨 쉬고, 그다음 오른쪽이나 왼쪽 콧구멍으로 내쉬는 호흡법이다. 이 호흡법은 후두를 마사지하고 교감 신경계를 하향 조절하여 미주 신경을 자극한다. 일부 요가 수련을 할 때 소리가 나는 호흡 — 때로는 '바다 호흡'이라고 불린다 — 도 미주 신경을 강화한다(바다 호흡이 웃자이와 동의어로 사용될 때도 있지만, 둘은 다른 호흡법이다).

호흡은 여기에서 특별히 언급할 만한 가치가 있다. 왜냐하면 교감 신경계에서 일어나는 스트레스 반응을 호흡으로 하향 조절할 수 있기 때문이다. 호흡, 특히 길게 내쉬는 호흡은 의도적으로도 무의식적으로도 할 수 있으며, 미주 신경 브레이크를 작동시키는 이점이 있다. 이 모든 신경 운동은 함께 (특히 호흡은 그 자체로) 우리를 현재로 데려오며, 그것은 방어하지 않는 상태다. 포지스의 말처럼 우리는 방어하지 않을 때 서로 연결된다. 반면에, 우리가 교감 신경계 각성 상태에 있고 방어 모드일 때는 단절되고 고립되고 생존 모드에 갇힌다. 우리 인간은 서로가 없이는 존재할 수 없다. 그것은 우리가 서로 연결되어 있음을 느껴야 할 뿐만 아니라, 우리는 이미 하나의 집합체의 일부이기 때문이다. 우리가 분리되어 있다는 것은 허상이다. 우리가 본래 연결되어 있음을 부정하면, 우리가 집합체라는 현실과 집단의식에서 유리되고, 그 때문에 괴로워진다. 불안, 우울, 심장 질환, 일부 암 같은 예방 가능하고 전염성이 없는 많은 질병을 일으키는 원인은 염증을 나타내는 생체 지표이며, 염증은 교감 신경의 각성 상태에서 살고 방어적인 존재 상태로 살 때 활성화된다.

● 발성: 찬팅과 노래는 후두 신경을 자극한다. 후두 신경은 미주 신경에 연결되어 있고, 전체 뇌 기능도 자극한다. 발성은 후두 옆을 지나는 미주 신경을 자극하며, 특히 찬팅과 노래는 미주 신경, 구역 반사, 감정 표현을 마사지하는 효과가 있다. 우리는 발성할 때 목소리만 내는 것이 아니라, 말 이면에 의미와 느낌이 있는 소리를 낸다. 오래전 내게 배우던 한 학생이 뇌졸중이 일어나서 구역 반사를 상실했다. 그 학생은 입원해 있는 동안 차크라들의 비자(bija) 만트라를 듣기 시작했고, 그 뒤 찬팅했는데, 며칠 만에 구역 반사가 회복되었다.

● 행위: 심장-뇌 축은 행위에 영향을 받고, 친절과 감사 같은 긍정적 감정과 생각 과정은 심장-뇌 축을 통해 미주 신경 긴장도를 증가시킨다. 사랑, 친절, 연민, 돌보는 마음으로 하는 행동도 미주 신경을 활성화하는 것으로 밝혀졌다. 앞서 말한

베타니 콕의 연구에 따르면, 자애 명상 수행은 미주 신경 기능을 자극하는 데 사용되는 자석을 목구멍에 심어서 미주 신경을 자극하는 것과 마찬가지로 미주 신경을 활성화하는 효과가 있다.

아마 위 목록을 읽기만 해도 어떤 결론에 이르게 될지 짐작했을 것이다. 이런 신경 운동들이 요가에서 하는 수련들과 완벽하게 일치하는 것이 놀랍다.

- 자세: 많은 요가 아사나의 자세들. 요가 수련과 명상에서 사용하는 자세들.
- 호흡: 프라나야마, 그리고 자세를 수련하면서 의식하는 호흡, 명상 수행에서 사용하는 호흡을 알아차리기(자세의 신경 운동과 호흡의 신경 운동은 타파스와 연관된다).
- 발성: '옴'이나 다른 만트라의 찬팅처럼 스와디야야에서 만트라의 찬팅. 베다 찬팅, 키르탄(kirtan, 노래 예식)에서 부르고 응답하는 노래.
- 행위: 야마와 니야마를 지키는 것.《요가 수트라》의 1장 33절에서 말하는 다정함, 연민, 공감하는 기쁨, 평정심 같은 자애심 수련(자애 명상에 관해서는 실습 C를 참조하라). 내맡기는 헌신적인 기분, 즉 이슈와라 프라니다나에서도 행위를 볼 수 있다.

포지스가 열거한 이런 신경 운동은 특히 미주 신경과 미주 신경 긴장도를 강화하는 데 상당한 효과가 있으며, 근본적인 요가 수련은 수천 년 동안 열림, 자비심, 적응성 같은 정신적·감정적 상태를 이루는 데 이용되었다. 이런 신경 운동과 요가 수련이 정확히 같다는 점은 명백하다. 미주 신경 긴장도가 강화되면 자기를 제어하게 되고, 자기를 제어할 힘이 생기면 자율 신경 기능을 제어하게 된다. 더 깊은 수준의 수련에 관심이 있든 없든 상관없이, 이런 수련을 기본적인 수준까지만 해도 더 온전히 통합된 인간이 될 수 있다. 미주 신경과 요가의 이런 연관성이 의도적이라는 것은 의심의 여지가 없다. 왜냐하면 신경 운동의 네 가지 범주는 요가 수행자들이 의도적으로 수련한 것들이기 때문이다. 그들은 요가 수련을 하면 신경계를 제어할 수 있고, 자기 제어하는 법을 배울 수 있으며, 무한한 의식을 가리고 있는 클레샤의 장막을 얇게 만들 수 있음을 알고 있었다.

끼워 맞추어야 할 퍼즐 조각이 하나 더 있다. 그것은 쿤달리니의 개념이다.

쿤달리니

쿤달리니(kundalini)는 모든 사람 안에 잠재되어 있는 우주의 창조 에너지를 말한다. 신경계에서 불순한 것을 모두 정화하고, 그란티(매듭)들이 풀리고, 프라나와 아파나가 평형 상태가 되고, 마음이 제어되면, 척추의 기저부에 잠들어 있는 쿤달리니 에너지가 깨어나 수슘나 나디를 통해 올라가고, 마침내 머리끝까지 도달하면 깨달음이 일어난다고 한다. 《요가 야갸발키야(Yoga Yajnavalkya)》 같은 문헌에서는 쿤달리니를 수슘나의 입구에 있는 마개라고 한다.[28] 이 마개가 제거되면, 프라나가 콧구멍을 통해 드나드는 것이 아니라 수슘나를 통해 오르내린다고 한다.

《요가 수트라》에서는 쿤달리니를 언급하지 않는다. 증언 말고는 객관적으로 증명할 수 없는 신비한 개념을 지나치게 깊이 파고드는 것은 이 책의 의도가 아니다. 그런데도 쿤달리니에 관해 말하는 이유는 수슘나 나디가 미주 신경 복합체 안에 존재한다는 것, 구체적으로 수슘나 나디가 가슴에서 뇌까지 이어지는 것을 확인해 주는 근거가 두 가지 있음을 알게 되었기 때문이다. 첫째 근거는 파타비 조이스가 나와 대화하면서 들려준 말이다. 둘째 근거는 인도 뭄바이의 바산트 렐리가 1927년에 쓴 《신비한 쿤달리니》라는 작은 책이다. 그 책에서 렐리는 요가 수련과 신경계를 자세히 설명하고, 과학에서 차크라와 나디에 해당하는 것을 가리킨다. 요가 수행자들이 태양 신경총과 뇌줄기에 있는 구심 및 원심 미주 신경 말단—뇌로 정보를 전달하는 신경, 뇌로부터 정보를 전달하는 신경—을 제어하면, 자율 신경 기능을 제어할 수 있다고 그는 설명한다. 렐리는 말한다. "이것이 요가 수행자들이 바라는 것이며, 그러면 정상적인 자율 신경 기능은 만물에 편재하는 '그분'과 하나 되려는 요가 수행자의 바람을 방해하지 않을 수 있다."[29] 《타이티리야 우파니샤드》의 여섯 째 단락에서도 수슘나가 가슴의 공간에서 일어나, 마치 수수께끼같이, 목젖 뒤편 '상구개의 두 동맥'으로 들어가고, 이어서 머리뼈로 올라간다고 한다. 실제로 미주 신경은 연구개, 목젖, 혀의 기저부에 분포하므로 상관관계가 있을 것 같다.

요가 수행자들에 따르면, 콧구멍으로 숨을 들이쉬고 내쉴 때 우리는 이원성의 세계, 오고 감의 세계, 모든 상보적인 반대되는 짝들로 이루어진 세계에 있다. 프라나가 가슴으로부터 뇌까지 연결하는 수슘나라는 중앙 통로에 들어가면, 호흡이 내적으로 일어나고, 우리는 비이원적인 단일 의식 상태에 존재한다.[30] 알아차림이 내면으로 몰입되면, 호흡은 안으로나 밖으로 이동하기를 멈춘다. 《하타 프라디피카》에서 말하는 것처럼, 호흡이 움직임을 멈추면 마음도 움직임을 멈추고 고요함 안에 머문다. 이를 '케발라 쿰바카(kevala kumbhaka)' 즉 '자연스러운 호흡 정지'라고 한다. 그것은 숨을 참는 것이 아니라 숨이 '멈추는 것'이다. 예를 들어, 깊은 집중 상태에 들어가면 잠시 숨 쉬지 않았다는 걸 알게 되는데, 일부러 숨을 참은 것이 아니다. 케발라 쿰바카는 호흡이 척수에서 이루어질 때 일어나며, 프라나야마 수련의 정점 중 하나다.

사실 허파, 심장, 가로막과 별개로 호흡을 제어하는 호흡 중추들이 뇌와 척수에 있으며, 그것을 중추 패턴 발생기라고 한다. 그것들은 들어오는 호흡이 없을 때도 율동적인 내적 호흡 패턴을 만들어 내며, 이는 몸으로 호흡하지 않아도 여전히 호흡의 율동성이 몸 내부에서 일어나 우리를 살아 있게 한다는 뜻이다. 또한

'전(前) 뵈트징어 복합체(pre-Bötzinger complex)'라는 중간 뉴런 다발이 있는데, 그것은 숨뇌에 위치하고, 생존 기능과 함께하며, 포유류에서 호흡 리듬을 발생시키는 데 필수적이다.[31] 듀크 대학교 교수이자 듀크 뇌과학 연구소의 선구적 연구자인 무랄리 도라이스와미는 내게 이렇게 말했다. "우리 몸에는 본래 갖추어진 심박 조율기가 많이 있습니다. 그중 많은 것은 인간이 의학적으로 사망 선고를 받은 뒤에도 살아 있습니다. 시상하부의 시교차상 핵에 있는 뉴런들이 하나의 예이고, 뇌줄기가 또 하나의 예입니다." (시교차상 핵은 앞서 말한 뇌 안의 뉴런 집단이며 24시간 주기 리듬을 제어한다.)

그것이 어떻게 작용하는지 정확한 기전은 아직 밝혀지지 않았다. 전 뵈트징어 복합체는 심박 조율 뉴런과 그 외의 뉴런들로 이루어져 있고, 이는 중추신경계 자극과 독립적으로 일어나는 패턴이 그 신경 세포들 안에 설정되어 있음을 의미한다. 심장 세포들도 그렇게 이루어져 있다. 만일 심장의 심박 조율기인 동방 결절에서 심장 세포 하나를 떼어 내면, 그 세포는 심장에서 분리된 채로 계속 박동할 것이다. 심장은 적어도 3개의 결절에서 개별적으로 스스로 박동하거나 전기 임펄스를 전파하는 세포들로 이루어져 있다. 전 뵈트징어 복합체의 세포들도 호흡에 대해 같은 역할을 한다. 그 세포들은 허파로 들어오고 나가는 공기에 의존하지 않고 호흡 패턴을 전파한다.

심장 박동을 멈출 수 있다고 주장하는 요가 수행자들에 관한 초기 연구에서, 심전도와 다른 측정법들에 의해 심장 박동 즉 심박 조율기가 멈추지는 않았지만, 심장의 혈류는 느려지거나 일시적으로 중단되었음이 밝혀졌다. 해부학적 구조에 기반해서, 기본적으로 이와 같은 일이 내적 호흡에서 일어날 수 있다고 추측할 수 있을 것이다. 즉, 호흡의 외적 흐름은 멈추어도 내적 심박 조율기는 생명을 유지하는 역할을 계속하는 것이다.

도라이스와미는 우리 몸의 세포 하나하나가 자신의 심박 조율기 혹은 리듬 발생기를 가지고 있다고 말하는 과학자들이 있다고 했다. 그것은 깜짝 놀랄 만한 말이다. 하버드대학교, 컬럼비아대학교에서 연구하고, MIT 대학교에서 오래 연구한 윌리엄 부셜 박사는 요가 수행자들도 깊은 사마디 상태에 들어가 있는 동안 신체 기능을 대단히 느리게 하거나 중지시킴으로써 세포의 동면 상태를 활성화할 수 있다고 말했다.[32] 적어도 도라이스와미가 내게 알려 준 한 연구에 따르면, 동면 유형의 상태가 숨뇌의 심박 조율기를 더 회복력 있게 만드는 변화를 일으킬 수 있다. 또 그 연구는 동면 상태에 있는 동안 대뇌 피질과 다른 고도의 뇌 기능의 전기 활성도가 잠잠해지는 반면에 호흡 심박 조율기는 계속 기능하는 것을 보여 주었다. 케발라 쿰바카 같은 고난도 요가 수련을 하면, 요가 수행자들이 동면 같은 상태에 들어감으로써, 일시적으로 호흡이나 심장으로의 혈액 흐름 같은 자율 신경 기능을 멈춘 채로도 여전히 살 수 있을지 모른다.[33]

스티븐 포지스가 확인한 네 가지 신경 운동은 요가뿐 아니라 모든 신비주의 전통과 종교 전통에서 어느 정도 나타난다. 이 네 가지 수련이나 운동을 하면 우리의 생리적 활동의 내적인 자동 기능에 직접 접근할 수 있고, 마음과 감정을 제어할 수 있게 되고, 그 결과 자율 신경계의 변덕에 따라 좌지우지되지 않는다. 이는 우리가 언제나 자율 신경계를 압도하기를 원한다는 의미가 아니다. 먹는 음식을 통해 건강에 좋은 영향을 주고, 수면과 운동, 한두 가지 취미를 통해서 원기를 얻을 수 있듯이, 요가 수련을 함으로써 신경계를 어떤 방향으로 이끌면 높은 수준의 건강, 행복, 목적 달성에 다가갈 수 있다는 의미다. 그것들이 절정에 이르면 절대적이고 완벽한 내면의 고요가 생긴다.

결론

물론 이 책에서 이제까지 말한 많은 주제에 관해 아직도 논의할 것이 대단히 많다. 요가가 신경계와 연관되는 점과 신경계에 미치는 영향에 관해 내가 배운 것과 내 생각을 되도록 많이 다루려고 했다. 분명히 앞으로 다른 많은 작가와 과학자가 이 책의 부족한 점을 채워 주고, 오류를 바로잡아 주고, 통찰을 더해 줄 것이다. 그렇지만 적어도 내가 말한 두 가지는 여전히 진실하다고 계속 믿을 수 있다. 첫째, 미주 신경 긴장도가 높으면 염증을 줄이고, 회복력을 개선하고, 적응력을 높이고, 항상성을 유지하고, 기분과 감정을 조절하는 데 도움이 되며, 또 요가(크리야 요가)를 수련하면 미주 신경의 긴장도가 강화된다. 이 모든 것은 더 건강하고 행복하며 더 연결된 삶에 기여한다. 몸과 마음에 염증이 너무 많으면 모든 것이 엉망이 되고 특히 기분과 감정이 나빠진다. 그리고 실제로 우리는 행복하고 친절하고 쓸모 있는 사람이 되고 싶어 하므로, 미주 신경 긴장도를 유지하는 것은 다른 긍정적인 것들이 우리 안에 나타나게 하는 길이 된다.

둘째, 많은 요가 수련은 자율 신경계를 다루며, 자율 신경계는 생존 기능을 처리하고 조절한다. 생존 기능은 우리를 살아 있게 하고, 심리적 수준에서, 살아 있음과 동일시되게 한다. 모든 작용에는 크기가 같고 방향이 반대인 반작용이 일어나며, 생존이라는 동전의 뒷면은 죽음이므로, 생존 기능은 죽음을 피하도록 설정되어 있다. 생존하려면 죽지 않아야 하기 때문이다. 그러므로 생존 기능은 우리가 죽음을 피하도록 돕고, 죽음에 대한 두려움이나 회피는 교묘하고 복잡하게 생존 기능에 얽매이게 된다. 이를 아비니베샤(죽음에 대한 두려움)라 한다.

자신을 개별적 생명과 동일시할 때 우리의 거짓되고 제한된 개인적 이야기, 즉 아스미타가 발달한다. 아스미타는 아비디야(무지), 즉 자기가 누구인지 모르는 데에서 비롯되고, 좋아함과 싫어함을 토대로 형성되는 집착은 개인적인 이야기에 필수적인 부분이다. 그것들은 자기가 누구인지를 알지 못하게 가로막는 장애물이며, 그 생리적 토대는 뇌줄기에 있다. 그런데 크리야 요가, 혹은 포지스가 말한 신경 운동을 하면 뇌줄기에 영향을 미칠 수 있다. 자기가 누구인지 알고 두려움에서 벗어나면 마음과 가슴에 행복이 저절로 나타난다고 한다. 따라서 요가 수련은 관념적인 행복이 아니라 생리적으로 확실한 행복의 길을 제공한다. 이런 관점에서 보면 요가는 어려운 자세를 수련하는 것이라는 생각, 요가를 하려면 몸이 유연해야 한다는 생각, 특별한 요가복과 비싼 요가 매트를 사야 한다는 생각, 혹은 요가는 마음을 제어하고 생각을 하지 않는 것이라는 견해를 벗어나 다른 점을 강조할 수 있다. 분자생물학자인 알렉산드라 자이덴슈타인의 말처럼, 그런 견해는 몸이 마음을 주도한다는 관점이다. 몸을 훈련하여 마음에 영향을 주어서 우리가 원하는 대로 마음이 작동하도록 하는 것이다. 요가를 수련하는 많은 사람이 육체적인 행위로 정신 영역에서 괴로운 문제들을 해결할 수 있음을 알게 된다. 왜 육체적인 수련을 하면 정신적인 문제로 보이는 일을 해결하는 데 도움이 될까? 왜냐하면 감정을 비롯해 마음에서 일어나는 많은 것이 육체적인 근거 혹은 육체적인 대응물을 가지고 있으며, 우리가 근육을 스트레칭하거나 심부 압력을 가하여 신경계를 풀어 주고 안정시키면, 그것이 감정적 문제나 스트레스를 일으키는 정신 상태를 해소할 수 있기 때문이다. 감정과 생각은 우리 몸 안에 담겨 있고, 마음과 몸은 분리되어 있지 않은 하나의 연속체다. 이 책에서 제시된 모델은, 아스미타의 생리적 근거가 뇌줄기에 있는 것처럼, 그런 기본적인 개념을 지지한다.

그렇다면 미주 신경 긴장도를 개선하고 부교감 신경계를 활성화하기 위해 무엇을 할 수 있는가? 우리가 매일 수련할 수 있는 것들은 다음과 같다.

- 아사나, 프라나야마, 명상을 알아차림으로 수련하기
- 공명 호흡하기
- 만트라 찬팅과 노래하기
- 사람들에게 친절하기
- 마음속에 자기 자신과 다른 사람들에게 긍정적이고 사랑하는 생각을 품기

우리는 다음과 같이 생활 방식을 바꿀 수 있다.

- 균형 잡힌 생활을 하는 데 도움이 되는 작은 변화를 시작한다.
- 수련할 때 기쁨과 즐거움을 경험한다. 수련은 하기 싫은 일이나 의무적으로 해야 하는 일이 아니라, 스스로 선택한 일이어야 하고, 조금 어렵거나 힘들긴 해도 큰 부담은 되지 않아야 한다.
- 스트레스를 최소화하는 길을 찾는다. 하루 중 잠깐 휴식을 취하는 것도 그런 방법이다.
- 반드시 충분한 수면을 취한다.
- 식단에 미생물 무리를 건강하게 하는 데 도움이 되는 음식을 포함하여, 장으로부터 뇌에 긍정적인 메시지를 보내게 한다.

그리고 영적인 면에서는 다음과 같이 할 수 있다.

- 하나의 집합체의 일원으로서, 세계를 바라보는, 세계 안에서 자기의 위치를 바라보는 삶의 관점을 재설정하는 길을 찾는다.
- 하루를 지내는 동안 서로 연결된 존재의 본성을, 우리가 호흡하는 공기와 보는 빛과 걷는 땅이 우리 존재의 확장임을 감지하려 한다.
- 이 모든 것이 함께 어우러져 어떻게 우리에게 그 가치를 알아보고 감사하는 마음을, 다른 모든 존재와 함께 '존재'를 공유한다는 느낌을 불러일으키는지를 알아차린다. 여기에서 진실로 내면의 기쁨이 솟아나며 삶의 목적이 이루어진다.

우리가 자신에 관해 붙잡고 있는 이야기들은 우리를 반복적인 패턴에 갇히게 하고, 항상 행복하게 해 주지는 못하며, 그것은 아스미타 즉 개인적인 '나'의 패턴이다. 요가라는 단순한 것 하나가 그런 이야기를 느슨하게 한다. 아스미타가 조금 느슨해지면, 우리의 개인적인 이야기가 '나'라는 이야기에서 '우리'라는 이야기로, 우리가 서로 연결되어 있다는 인식으로 확장되기 시작한다. 나의 범위가 넓어져, 다른 사람들과 우리가 사는 세계를 나의 확장된 몸으로 여기고 포용한다. 우리가 서로 연결되어 있다는 느낌, 일체감에 더 굳게 자리 잡으면서, '나'라는 의식은 떨어져 나가고 '우리'라는 의식이 강해진다. 그리고 마침내 '우리'라는 의식마저 사라진다. 그런 관념도 서로를 분리하는 경계이기 때문이다. '우리'라는 경계가 사라질 때 남는 것은 '있음', 존재뿐이다. 이것은 신비한 여행이며, 종교에 얽매이지 않고 요가 수행자를 비롯해 누구의 소유도 아닌 여행이다. 그것은 단일 의식이 무엇인지 알려 주는 존재 상태다. 그것은 자신에게 물을 수 있는 가장 중요한 세 가지 질문을 탐구해 보라는 부름을 받았다고 느끼는 사람을 위한 여행이다.

나는 누구인가?
나는 여기서 무엇을 하고 있는가?
나는 이제 무엇을 해야 하는가?

이것은 우리 모두를 위한 질문이다. 그리고 나도 여러분과 함께 이 질문을 한다.

후기

요가와 명상의 가르침은 수천 년 동안 여러 세대를 거쳐 구루-쉬
쉬야 즉 스승과 학생의 관계로 전해졌다. 다른 많은 것이 그랬듯
이 요가의 형식도 오랜 세월을 거치면서 어느 정도 변했다. 천 년
전 요가의 모습은 십중팔구 오늘날의 요가와 달랐을 것이다. 하
지만 요가의 근본적인 목적은 초기부터 지금까지 변하지 않았다.
그것은 매일 마음을 채우는 생각, 관념, 정보, 이미지의 이어지는
흐름을 고요하게 함으로써 내가 진정 누구인지 알고자 하는 길이
다.

크리슈나마차리야는 요가의 세계에 엄청난 영향을 미쳤다. 그
의 뒤를 이어 네 제자가 스스로의 힘으로 놀랄 만한 영향력을 발
휘했고, 오늘날 전 세계 사람이 수련하는 요가의 적어도 절반이

그들에 의해 보급되었다. 이는 결코 과장이 아니다. 2018년 현재 미국에서 대략 3,600만 명이 요가를 수련하고 있고, 세계적으로 는 요가 인구가 그보다 서너 배는 될 것이다. 그 네 스승 중 크리 슈나마차리야의 조카인 아헹가(B. K. S. Iyengar)는 요가계에서 혁 명적인 인물이다. 그는 자세에 관한 엄정한 해부학을 고도의 집 중에 기반한 수련과 접목했다. 인드라 데비(Indra Devi)는 1930년 대에 크리슈나마차리야에게 요가를 배웠다. 그녀는 1940년대와 1950년대에 할리우드의 인기 배우였고 웰빙 생활 방식 산업의 선 구자였다. 그것은 나중에 캘리포니아에서 번창했고 미국에서 요 가와 몸매 관리 열풍에 많은 영향을 미쳤다(더 자세한 것은 스테파 니 사이먼의 책《미묘한 몸(The Subtle Body)》을 보라). 크리슈나마차 리야의 아들인 데시카차르(T. K. V. Desikachar)는 1960년대에 요가 를 진지하게 연구하기 시작했고, 전 세계 모든 대륙에서 그의 아 버지의 가르침을 널리 전했다. 크리슈나마차리야의 가장 초기 제 자인 스리 파타비 조이스는 1937년에 크리슈나마차리야의 가르 침을 체계적인 형태로 정리했고, 그것을 자신의 고유한 체계인 '아쉬탕가 요가'라는 이름으로 소개했다.

아헹가 요가는 수백만 명이 수련했고 예후디 메뉴인 같은 사 람들이 널리 알렸다. 인드라 데비의 요가 스타일은 캘리포니아 의 할리우드로부터 빠르게 퍼졌고, 글로리아 스완슨과 마릴린 먼 로 같은 유명 배우들이 참여한 웰빙 운동에 전반적인 영향을 주 었다. 데시카차르의 많은 학생은 국제 요가치료사 협회와 다른 중요한 기관들을 설립했다. 아쉬탕가 요가는 마돈나가 만든 적어도 두 곡의 노래와 한 편의 영화에 영감을 주었고, 기네스 펠트로, 윌리엄 데포, 러셀 브랜드, 비스티 보이즈의 마이크 디처럼 요가를 열심히 한다고 공언한 유명인들이 수련했다. 아쉬탕가 요가는 사람들이 브라질 리오의 빈민가에서, 케냐의 빈민가에서, 르완다에서 인종학살의 피해자들에게, 미국의 감옥에서 가르쳤고, 요가 프로그램을 통해 총기 폭력을 감소시켰고, 중독자들의 회복을 도왔고, 인도에서 인신매매로 트라우마를 입은 피해자들을 위로했다. 요컨대 요가는 전 세계 모든 곳으로 퍼졌고, 그것은 대부분 네 명의 스승 덕분이며, 그들은 한 분의 스승 스리 크리슈나마차리야의 제자들이다.

구루-쉬쉬야(스승-학생) 전통으로 전해진 지식은 검증된 지식이다. 과학 실험에서 반복 가능하다고 증명되고 그 결과가 과학계에서 널리 받아들여지는 것과 비슷하다. 지금까지 전해진 요가와 명상 수련은 경험에 근거한 지식을 담고 있다. 그것이 좋다고 말하는 이유는, "옛것이 최고다."라는 말처럼 단지 그 수련이 오래되었기 때문이 아니다. 전보가 먼저 생겼다는 이유로 현대의 휴대전화보다 더 좋다고 말하는 사람은 없지 않은가.

요가 수련에서는 살아 있는 스승이 반드시 필요하다. 혼자만의 힘으로는 한계가 있고, 어느 지점에서 안내자를 받아들일 필요가 있기 때문이다. 우리는 이미 깊은 지식에 도달했고, 우리가 아직 보지 못한 길로 이끌어 주며, 우리가 허덕이며 애쓸 때 인도해 주고, 환멸을 느낄 때 격려해 줄 수 있는 안내자가 필요하다. 이렇게 스승을 받아들이는 것을 헌신, 즉 산스크리트 어로 '박티(bhakti)'라고 한다. 헌신의 개념은 기본적으로 자기 능력을 절대 확신하는 것이 아닌, 다른 무엇을 신뢰하고 확신하는 것을 의미한다. 헌신은 우리에게 힘을 주는 심오한 무엇이 있고, 우리는 명백히 도움이 필요할 때가 있음을 나타낸다. 내맡김이란 자기가 행위의 주체라는 인식을 비롯한 모든 것을 포기하는 게 아니다. 우리가 '유일한' 행위의 근원이라는 생각을 포기한다는 뜻이다.

구루(guru, 스승)는 지식을 담아 전달하는 그릇과 같은 존재다. gu는 '제거하는 자'를, ru는 '어둠'을 뜻한다. 어둠이란 자신이 진정 누구인지 혹은 자신의 목적이 무엇인지 알지 못한 채 무언가를 찾는 사람들을 가리킨다. 어둠은 내면의 앎의 빛을 가리며, 요가는 전구를 켜서 어두운 방을 환히 밝히듯이 어둠을 제거하도록 돕는 수련이다. 구루는 전구가 아니라, 전구의 스위치를 켜는 법을 가르쳐 줄 수 있는 사람이다. 그리고 결국 전구를 켜야 하는 사람은 자기 자신이다. 《카타 우파니샤드》에서는 결국 근본적인 변화를 이루는 추진력은 학생의 내면의 힘이라고 말한다.

나얌아트마 프라바차네나 라비요 나 메다야
나 바후나 슈루테나 |
야메바이샤 브르누테 테나 라비야 타시야이샤 아트마
브르누테 타누금 스밤 ‖

‖¹¹‖

참된 자기는 많이 연구해서 알 수 없고,
지성이나 (가르침을) 많이 들어서도 알 수 없다.
열망하는 자가 알고자 하는 참된 자기에 의해서만 알 수 있다.
오직 참된 자기만이 그것을 추구하는 자에게
자신의 본성을 드러낸다.

《우파니샤드》에서는 신을 알기 위해서 혹은 참된 자기를 알기 위해서 끊임없이 외부를 바라볼 필요가 없고 다른 사람들의 지식을 구할 필요도 없다고 말한다. 신을 알려면 똑바로 신을 보고, 자기 자신을 알고 싶다면 똑바로 자기 자신을 보라고 말한다. 진실은 외부의 출처로부터가 아니라, 그것을 알고자 하는 우리의 소망으로부터 저절로 드러난다. 이것은 결국 자기를 의지하라는 가르침이지만, 자기를 의지하려면 자신이 진정 누구인지를 알아야 하고, 겸손, 헌신, 수련, 그리고 무엇보다 사랑이 뒷받침되어야 한다. 요가는 기막히게 복잡한 방식으로 몸과 신경계, 감정, 마음, 가슴에 영향을 주는데, 이 책에 담긴 정보는 그것을 흘끗 보는 정도에 불과하다. 나는 그런 요가의 효과가 무척 흥미진진하고, 그래서 요가를 수련하게 된다. 그리고 결국 그것이 핵심이다. 요가는 수련이며, 매일 조금씩이라도 수련하면 시간이 지나면서 효과가 통합되어 삶 전체로 전해진다. 어쨌든 이 책으로 인해 여러분도 요가를 수련하게 되기를 바란다. 그렇게 된다면 이 책이 성공한 것이다.

부록

실습 A

공명 호흡

공명(resonance) 호흡은 본질적으로 신경계를 껐다가 다시 켜는 스위치다. 성인들은 보통 분당 15~18회의 속도로 호흡하면서 몸에 필요한 에너지를 생산하기 위해 산소를 충분히 공급하게 된다. 가스 교환이 잘되면 혈액의 pH(수도 이온 농도 지수)도 적절히 유지되고, 그 결과 몸에서 이산화탄소가 배출될 수 있다. 불안과 스트레스가 일어나면 호흡 속도가 좀 더 빨라져 분당 20~25회에 이르게 된다. 빠른 호흡이 요구되지 않지만 호흡 속도가 빨라지면 뭔가 잘못되었다는 신호가 뇌로 전달된다. 그것은 교감 신경계의 투쟁-도피 반응을 활성화할 수 있고 혈압 상승, 염증, (불안 회로를 강화하는 등) 다른 불균형을 초래할 수 있다. 반면에 공명 호흡을 할 때는 의식적으로 호흡을 느리게 해서 교감 신경계와 부교감 신경계가 평형을 이루게 하고, 그럼으로써 몸의 균형을 회복한다. 공명 호흡의 속도는 대개 분당 5~7회고, 들숨과 날숨이 완전히 똑같거나 날숨이 들숨보다 조금 길다. 이는 티베트 승려와 요가 수행자들이 명상할 때 자연스럽게 하게 되는 호흡 주기와 같다.

'공명'이라는 말은 둘 이상의 물건이나 체계가 서로 조화를 이루는 것을 가리킨다. 호흡에 관한 장에서 말했듯이, 들숨과 날숨은 각각 교감 신경계와 부교감 신경계가 담당하는데, 둘이 완전히 균형을 이루지는 않는다. 늘 한쪽이 조금 더 우세하고, 현저히 더 우세할 때도 있는데, 일례로 수면할 때는 호흡이 느려지고 스트레스를 많이 받으면 호흡이 빨라진다. 공명 호흡은 의식적인 호흡 조절로 교감 신경계와 부교감 신경계가 완전히 평형을 이루는 유일한 경우다. 공명 호흡의 첫째 이점은 압력 반사의 균형을 이루는 것인데, 그것은 관상 동맥를 둘러싸고 있으면서 혈압을 감시하고 조절하는 신경들과 관련된다. 조절 호흡(paced breathing, 분당 5~7회의 느린 호흡―옮긴이)을 할 때, 우리는 변하는 호흡 패턴을 의식적으로 조정하여 (압력수용기가 혈압을 모니터링 하면서 심장에 메시지를 보내는 데 걸리는 시간에 맞추어) 일정한 리듬으로 이루어지게 한다. 경동맥에서 감지되는 혈압과 심장으로 보내는 신호 사이에 약 5초의 지연이 일어난다. 미주 신경 브레이크의 유동성에 맞추어 호흡 속도를 조절하고, 동시에 뇌파 양상을 명상의 주파수로 느리게 한다. 느린 날숨 덕분에 미주 신경이 팽팽해지고 미주 신경 브레이크가 활성화되면, 숨을 내쉴 때 심박수가 낮아진다. 그것은 심혈관계가 건강하다는 표시다. 이와 달리 호흡 속도가 변해도 심장이 반응하지 않는다면 무언가 이상이 있음을 나타낸다.

11장을 요약하면, 미주 신경이 팽팽해지면 아래와 같은 효과를 본다는 것이다.

- 염증이 감소한다.
- 면역계 기능이 개선된다.
- 불안과 우울이 감소한다.
- 미주 신경 브레이크 기전이 개선된다.
- 소화가 잘된다.

이와 반대로, 미주 신경 긴장도가 낮으면 심혈관계 질환, 염증 질환, 기분 조절 장애가 일어날 수 있다.

미주 신경 긴장도는 심박 변이도(HRV)로 측정한다. 그것은 심장이 박동할 때마다 심박수가 달라지는 것이며, 생리적 · 감정적 건강과 직접적인 연관성이 있다. 미주 신경이 심박 변이도를 제어한다. 리처드 게버츠 박사는 조절 호흡법(본질적으로 공명 호흡과 같다)으로 심박 변이도를 훈련하는 것을 전문적으로 연구하는데, 과학적으로 증명된 느린 호흡 주기의 이점을 하나하나 말했다. 그것은 조절 호흡법을 해 볼 만한 충분한 이유이고 설득력이 있다. 느린 호흡 주기는 다음과 같은 효과가 있다.

- 미주 신경을 팽팽하게 한다.
- 스트레스 반응을 차단한다.
- 이완 반응을 활성화한다.
- 근육통을 방지한다.
- 복통을 감소시킨다. 특히 높은 업무 성과를 올리는 사람들의 복통.
- 소화가 잘되게 돕는다.
- 혈압을 낮춘다.

인정, 사랑, 감사는 심박 변이도를 증가시키고, 분노, 스트레스, 불안은 심박 변이도의 리듬을 방해한다.

나는 이삼 년 전에 이런 호흡을 수련하기 시작했는데, 직접 경험한 결과에 놀랐고, 또 그 효과가 빨리 나타나는 데에도 놀랐다. 예를 들어, 잠을 잘 잤을 뿐만 아니라, 밤에 잠자리에 들면 부교감 신경계의 조용한 느낌에 접근해서 바로 잠들 수 있었다. 나는 미주 신경 브레이크를 마음대로 활성화하는 법을 배우고 있었던 것이다. 프라나야마 수련도 더 잘 되었다. 왜냐하면 공명 호흡 덕분에 신경계가 잘 수용하고 순응하게 되었고, 호흡 멈추기가 힘들지 않고 차분했기 때문이다.

공명 호흡을 수련하는 법은 매우 단순하다. 그저 조금씩 호흡 속도를 느리게 해서 결국 분당 5~7회가 되게 하는 것이다. 그러면 호흡이 아래의 방식 중 하나가 된다.

1. 들숨 4초, 날숨 6초 (분당 6회 호흡)
2. 들숨 5초, 날숨 5초 (분당 6회 호흡)
3. 들숨 5초, 날숨 7초 (분당 5회 호흡)
4. 들숨 6초, 날숨 6초 (분당 5회 호흡)
5. 들숨 4초, 날숨 4초 (분당 7회 미만 호흡)

이때 심호흡을 할 필요는 없다. 부드럽게, 보통보다 조금 길게 호흡하면 된다. 지나치게 깊은 호흡을 하려 하면 긴장하고 어지러워질 수 있다. 의식적으로 호흡 패턴을 바꾸기 시작하고 나서 처음 몇 번은 약간 낯설게 여겨질지도 모른다. 그러므로 처음부터 지나치게 많이 하지 말고 1~2분 정도 하기 시작하고, 점차 오래 하는 것이 중요하다. 호흡 수련은 매일 하는 것이 가장 효과적이다. 누워서 다리를 들어 벽에 대고 하든, 의자에 앉아서 하든, 명상 자세로 앉아서 하든, 자기에게 편한 자세로 하면 된다. 내가 디팩 초프라, 세르게이 바리체프와 함께 개발한 '호흡 앱'을 다운받아서 이용할 수도 있다. 그 앱에는 위 다섯 가지 방법에 따라 들숨과 날숨을 시작할 때를 알려 주는 신호와 타이머가 있고, 공명 호흡 시간이 얼마나 남았는지 알려 준다. 1분부터 30분까지 수련 시간을 설정할 수 있다. 지하철을 타고 있든, 취업 면접을 위해 엘리베이터를 타고 있든, 1~2분만 있어도 공명 호흡을 연습할 수 있다.

호흡 수련을 할 때 손을 배 위에 올려놓는 게 편하면 그렇게 해도 좋다. 숨을 들이쉴 때 배가 조금 올라오고, 내쉴 때 배가 내려가는 것이 느껴져야 한다. 그 느낌을 알면 가로막의 자연스러운 움직임에 접촉하는 데 도움이 되므로 좋다. 가로막은 들숨 때 내려가서 배를 나오게 하고, 날숨 때 위로 올라가서 배가 들어가게 한다.

어떤 사람들은 속삭이거나 입김을 불 때처럼 목구멍에 있는 성문의 근육을 약간 조이면 호흡의 길이를 더 잘 조절할 수 있다고 여긴다. 성문 근육을 조이면 숨이 흐르는 구멍이 좁아지므로 부드러운 흐름을 조절하기가 수월해진다. 하지만 그럴 필요가 없다고 느껴지면 할 필요가 없다.

잊지 말아야 할 몇 가지는 다음과 같다.

- 반드시 '바르게' 해야 하는 것은 아니다. 우리는 언제나 호흡하고 있으므로 바른 호흡이라는 것은 없다. 가스 교환에 더 효과적이고 스트레스를 줄이는 데 더 효과적인 호흡이 있을 뿐이다. 공명 호흡은 그런 호흡 중 하나일 뿐이다.
- 처음부터 모든 호흡을 공명 호흡으로 하려 하지 말라. 앱을 사용할 때 신호에 따라 날숨을 길게만 하면 된다. 날숨이 편해진 뒤, 신호에 맞추어 들숨을 길게 해 보라. 그 뒤 준비되면

길어진 날숨과 길어진 들숨을 연결할 수 있다. 호흡을 수련하다가 스트레스가 쌓이는 것을 느낄 때마다 멈추고, 정상적인 호흡 리듬으로 돌아가며, 준비되면 다시 시도한다. 정상 호흡으로 안정되려면 몇 분이 걸리기도 한다.

- 호흡 수련을 잘하지 못한다며 자기를 비난하지 않도록 하라. 우리는 호흡 전문가가 되려는 게 아니라, 호흡을 안정시켜서 신경계를 균형 잡으려는 것이다.

- 점차 배를 이완하고, 가슴으로 너무 많이 호흡하려 하지 말라. 가슴에 허파가 있으므로, 호흡의 흐름이 가슴 위쪽으로 올라가는 느낌이 들어도 괜찮다. 앱에서 들숨 신호가 나오면 가슴으로 깊은 호흡을 하는 것이 자연스러운 반응이다. 그런데 우리는 그와 반대로 호흡하려 한다. 다시 말해, 들숨 신호가 나오면 숨을 허파의 상부로 들이쉬는 게 아니라, 이완하고 숨을 허파의 바닥으로 내려보낸다. 그러면 신경계에서 호흡의 효과가 더 크고 깊어진다.

- 안정될 때까지 느긋하게 기다린다. 신경계가 공명 호흡의 들숨과 날숨의 비율에 익숙해진 다음에 차분한 느낌이 일어난다. 그러므로 천천히 진행하고 느긋하게 기다린다. 성급하게 하면 효과가 일어나는 데 더 오래 걸린다.

- 자기 자신과 호흡 과정에 대해 친절함, 사랑, 자비심을 가지고 호흡한다. 그러면 마음, 가슴, 미주 신경에 대단한 효과가 있다.

공명 호흡이 끝나면 잠시 고요히 앉아 있는다. 자기 안에 만들어 낸 고요한 공간은 성찰하기 좋은 곳이다. 대답을 구하지 말고 자신에게 아래의 질문을 하라. 호수에 자갈을 던져 물결이 일어나는 것처럼, 그 질문이 의식의 장에서 물결을 일으키게 하라.

나는 누구인가?
나는 무엇을 가장 간절히 바라는가?
나는 무엇에 감사하는가?

대답이 와도 좋고, 오지 않아도 상관없다. 호흡의 효과를 세포의 몸속으로, 신경계의 기억 속으로 흡수하는 것처럼 느껴라. 스펀지처럼 평화로운 느낌 속에 잠겨라.

이런 알아차림의 평정과 함께하는 느낌으로 하루를 산다. 달성할 과제나 처리해야 할 문제가 생기면 '내가 있다'는 의식을 가지고 그 일을 한다. 신체적으로든 정신적으로든 나와 상호 작용하는 모든 사람도 똑같이 '내가 있다'는 의식을 가지고 움직이고 있음을 기억한다. '내가 있다'는 느낌 아래 있는 의식은 그 사람 안에 있는 것과 똑같이 당신 안에도 있다. 내 안에도 있고 다른 모든 사람 안에도 있다. 공명 호흡은 우리를 자기 의식으로 되돌려 준다. 공명 호흡 덕분에 우리는 다시 주도권을 쥘 수 있는데, 점점 무거워지는 세상의 짐 때문에 자주 그것을 빼앗긴다. 공명 호흡을 할 때 우리는 하루에 몇 분씩 교감 신경계와 부교감 신경계가 완전한 균형을 이룬 곳, 고요한 마음과 평정심의 중립 지대, 의식적인 평화의 중립 지대에서 살고 호흡한다.

공명 호흡이 끝나면, 일 분가량 그런 이로움에 푹 잠겼다가, 일어나서 하루를 시작할 수 있다.

한쪽 코 호흡법

이것은 매우 간단하고 효과적인 호흡 수련이다. 이 호흡법은 나디 쇼다나(nadi shodana)로 분류되는데, 그것은 '신경의 정화'라는 뜻이다. 한쪽 코 호흡법은 프라나야마의 특징인 호흡 보유(쿰바카)가 없으므로 프라나야마 수련이 아니다. 이 호흡법은 스트레스를 받는 사람이나, 하루 중 언제든 뇌를 상쾌하게 할 필요가 있다고 느끼는 사람이라면 누구에게나 유용하다. 나는 11세부터 80세 사이의 요가 학생들에게 이 호흡법을 가르쳤다. 이 호흡법은 심한 코막힘이나 들숨과 날숨을 길게 하기 곤란한 질환이 없다면 누구에게나 안전하고 유용해 보인다. 대다수 사람은 한쪽 코 호흡법을 몇 번만 해도 상쾌해지고 차분해지며, 뇌와 마음이 잘 집중된다. 연구에 따르면, 한쪽 코 호흡법을 하면 불안이 줄고 언어

인지력과 공간 인지력이 개선된다. 한쪽 코 호흡법 수련은 다음과 같이 한다.

- 가부좌를 하든 의자에 앉든 편히 앉는다. 신체 상태에 따라 필요하면 침대에 앉아도 좋다.
- 오른쪽 콧구멍이 코 연골을 만나는 부위에 오른손 엄지를 둔다.
- 왼쪽 콧구멍으로 부드럽고 편안하게 세 번 호흡한다.
- 만일 왼쪽 콧구멍이 많이 막혀 있으면, 오른쪽 콧구멍을 살짝만 막되 공기가 드나들 수 있게 조금 열어 둔다.
- 그렇게 세 번 호흡한 뒤 손을 무릎에 내려놓고, 양 콧구멍으로 두세 번 호흡한다. 공기의 흐름이 어떻게 다른지 느껴 본다.
- 이번에는 콧구멍을 바꾸어서, 오른손 약지로 왼쪽 콧구멍을 막고 오른쪽 콧구멍으로 부드럽고 막힘없이 세 번 호흡한다.
- 그 뒤 손을 무릎에 내리고 양 콧구멍으로 몇 번 호흡한다.

이 호흡을 아침이나 저녁에 수련할 수 있다. 적어도 식후 1시간, 혹은 음료를 마시고 30분이 지난 뒤에 한다. 오후에 잠깐 휴식할 때 설탕이나 카페인이 든 음식을 먹는 대신에 할 수도 있다. 편안히 몇 차례 반복할 수 있게 되면 횟수를 늘려도 좋지만, 자연스럽게 늘어나게 한다. 더 많이 하는 것이 목표는 아니다. 팔이 피곤하거나 얼굴이 화끈거리거나 긴장한 기미가 느껴지면 이미 충분히 한 것이다. 명상하기 전과 후에 좌우뇌의 균형을 이루기 위해 이 호흡법을 하는 것도 좋다.

자애 명상

2013년에 베타니 콕 박사는 미주 신경 긴장도와 긍정적인 감정, 몸의 건강 사이의 관계를 조사한 연구 결과를 발표했다. 이전의 연구들에서 미주 신경 긴장도를 개선하는 것이 몸의 건강을 개선하는 긍정적 감정과 연관되고, 긍정적 감정을 개선하는 몸의 건강과도 연관된다는 것은 알려져 있었다. 당시에 알려지지 않았던 것은 긍정적 감정을 미주 신경 긴장도 및 몸의 건강과도 연관시키는 근본 기전이었다. 콕 박사와 동료들은 감정과 신체 건강의 연관성을 강화하는 '상향 나선 역동'이 있고, 이것은 사람들이 사회관계를 인지하는 것과 연관되어 있다는 가설을 세웠다. 그 가설을 시험하기 위해 그들이 사용한 개입 요인은 자애(慈愛) 명상(또는, 자비 명상)이었다. 참가자들은 6주에 걸쳐 일주일에 한 번은 명상 교실에서 함께 이 명상을 하고, 집에서는 날마다 혼자 했다. 이 연구의 결과는 놀랄 만큼 긍정적이었다. 긍정적인 감정이 가장 많이 증가했다고 말한 참가자는 명상 그룹에 무작위로 배정된 사람들이었다. 그들은 사회관계와 미주 신경 긴장도가 더 많이 증가한 것으로 나타났다. "연구 결과는 긍정적 감정, 긍정적인 사회관계, 몸의 건강이 스스로 유지되는 상향 나선 역동으로 서로 영향을 준다는 것을 시사한다." 더 유망한 것은 그 연구 결과에서 "또한 습관적 감정이 변하면 미주 신경 긴장도가 변하고, 그리하여 건강한 감정이 몸의 건강에 영향을 주는 경로를 이룰 가능성이 있다는 점이다. 우리는 자신의 긍정적 감정을 다른 사람들과의 긍정적인 사회관계로 전환할 수 있는 능력이 이 수수께끼를 푸는 열쇠일 수 있다는 의견을 제시한다."[1]

가장 오래된 자애(loving kindness) 명상은 《요가 수트라》의 1장 33절에서 볼 수 있다. 여기에서는 다른 사람과의 관계, 사회관계에 집중함으로써 마음을 밝고 맑게 하는 수련을 설명한다. 여기서 파탄잘리가 영적 진보란 단지 자기 자신에 관한 것만이 아니라, 다른 사람과 관계하는 방식에 관한 것이라고 세심하게 말한 것이 꽤 흥미롭다. 그 구절은 다음과 같다.

마이트리 카루나 무디타 우펙샤 수카 두카 푸냐
아푸니야 비샤야남 바바나 타 치타 프라사다남 ‖

⁞⁞⁞⁞⁞

행복한 사람들에게 다정하고, 괴로워하는 사람들에게 자비롭고,

고결한 사람들과 함께 기뻐하고, 부도덕한 사람들에게 평정심을
가지는 태도에서 마음의 정화가 온다. 1장 33절

이 네 가지 태도를 의도적으로 다양한 관계에 적용할 수 있
다. 그러면 사회관계에 대한 긍정적 인식을 형성하는 데 도움
이 될 수 있고, 심지어 우리를 괴롭히는 사람, 화나게 하는 사
람, 정당하고 올바른 분노를 일으키게 하는 사람들도 긍정적으
로 대할 수 있게 된다. 때때로 우리는 행복한 사람들을 보면 화
가 나고, 고통 받는 사람들을 보면 외면하고 싶어지고, 훌륭한
일을 하는 사람을 보면 질투가 나고, 끔찍한 행동을 하는 사람
을 보면 격분하게 된다. 그럴 때 위 구절은 단순한 해결책을 알
려 준다. 행복한 사람에게는 다정하게 대하라. 괴로움을 겪는
사람에게는 그 고통이 나의 고통인 것처럼 여기고 그를 자비
롭게 대하되 바로잡으려 하지는 말라. 우리가 다른 사람의 고
통을 없앨 수는 없지만, 그들이 고통을 겪을 때 그들 곁에 함
께 앉아 있을 수는 있다. 훌륭한 일을 하는 사람에게는 공감하
는 기쁨을 느끼고, 그들의 성공을 나의 성공인 것처럼 여겨라.
가장 어려운 사람은 대하기 어려운 사람일 것이다. 파탄잘리는
그런 사람을 평정심으로 대하라고 말한다. 그런 사람으로 인해
성내지 않는다. 결국 자기 마음 상태 때문에 괴로운 것은 자기
자신이므로, 자기의 마음을 냉철하고 차분하게 유지해서 괴로
움을 피하는 게 좋다. 콕 박사는 연구 보고서 서두에서 이렇게

말한다. "더 따뜻하고 즐거운 감정을 경험하는 사람은 더 건강하게 더 오래 산다." 누가 그걸 원하지 않겠는가?

불교인은 이 네 가지 태도를 '브라마 비하라(brahma vihara)'라고 하며, 그것은 자애심을 기르는 기반이 되는 수행이다. 그 수행을 통해 마음이 우주와 같이 무한히 커지므로 '사무량심(네 가지 헤아릴 수 없는 마음)'이라고도 한다. 이 수행은 불교 이전부터 있었지만, 붓다가 그의 경전에 도입했고, 오늘날 상당히 많은 불교인이 수행하는 명상이 되었다. 사실 자애 명상은 오늘날 요가 수행자보다 불교인이 더 많이 수행한다. 30년간 요가를 수련한 나의 아내 조슬린은 지난 14년간 불교의 가르침에 따라 자애 명상을 수행하고 있다. 다음은 내 아내가 자애 명상을 하는 법이다.

• • •

자애 명상은 간단한 구절의 반복으로 이루어진다. 그 구절을 반복할 때마다 자신의 의도를 표현하고, 사랑이 담긴 소망의 씨앗을 거듭해서 가슴속에 심는다. 마음 바탕에 사랑하는 가슴이 있으면, 우리가 시도하는 모든 일, 만나는 모든 것이 활짝 열리고 막힘없이 흘러간다.

자기 자신을 향한 구절부터 시작한다. 아래 같은 전통적인 구절을 암송하거나 낭송하면서 자신의 웰빙을 기원한다.

내가 안전하기를.
내가 행복하기를.

내가 건강하기를.

내가 평화롭기를.

자신을 향한 기원부터 시작하는 이유는 자신을 사랑하지 않으면 다른 사람을 사랑할 수 없기 때문이다. 이 구절을 거듭 반복해서 그 느낌이 몸과 마음에 속속들이 스며들게 한다. 그 구절들이 편안해지면 이제 확장한다.

내가 내면의 해로움과 외부의 해로움으로부터 안전하고 보호받기를.

내가 평화롭고 행복하기를.

내 몸이 튼튼하고 건강하며 거듭 스스로 치유되기를.

내가 편안하고 기쁜 마음으로 자신을 보살피기를.

자애심의 경험은 금방 일어나지 않을지도 모른다. 가만히 앉아서 이 구절을 반복하는 게 처음에는 좀 불편해 보일 수 있고, 특히 자신이 무엇을 하고 있는지 이해하지 못할 때는 더 그럴 수 있다. 이 구절을 반복하는 데는 노력과 집중도 필요하다. 때로는 구절을 반복하다가 졸리거나 지루해질지도 모른다. 그런 일이 일어나도 자신을 비난하지는 말기 바란다. 지루함은 가끔 일어나기 마련이다. 이 구절을 반복할 마음이 내키지 않는지 알아차려 보라. 일종의 인위적인 사랑의 에너지를 만들어 낼 필요는 없다. 자애심 자체가 마침내 장애물을 허물 것이다. 우리가 연결되는 것 같지 않을 때는 실패했다고 여기지 말고, 잠시 물러나 자애 명상 과정을 신뢰할 필요가 있다. 너그러움과 인내로 명상 과정을 진행한다. 자신의 선함에, 혹은 감동을 주는 다른 사람의 아름다운 점에 관심을 기울인다. 그것이 바로 연결됨이며, 연결된다는 것은 어떤 좋은 점을 알아보는 것처럼 단순할 수도 있다.

가슴의 본질에, 가슴의 고요한 에너지에 연결되는 자연적인 입구를 찾는 방식은 사람마다 매우 다르다. 가르침이 너무 많은 것 같을 때도 있고, 자신과 공명하지 않는 것처럼 느껴질 수도 있다.

일부 스승들은 용서의 실천으로 시작하여 가슴을 정화하고, 그 뒤에야 자애 명상을 한다. 용서 수행은 다음과 같다.

> 내가 알면서 혹은 모르는 사이에 고통을 준 사람들에게
> 용서를 구합니다.
> 알면서 혹은 모르는 사이에 내게 고통을 준 사람들을
> 용서합니다.
> 내가 알면서 혹은 모르는 사이에 나 자신에게 고통을 준 것을
> 용서합니다.

각 구절을 네 번씩 반복해도 되고, 전체 단락을 세 번 반복해도 된다.

이는 가슴을 자유롭게 하고 마음을 자유롭게 하여, 증오의 여

지를 없애는 데 효과적인 명상이다.

자애 명상을 할 때는 의도를 정하여, 너그럽고 인내하는 마음으로 구절을 반복하는 것이 중요하다. 그러면 연결이 수월해지고 가슴이 넓어질 수 있다. 일단 연결되면 편안함을 느낄 것이다. 자신이 분리되어 있다고 느끼지 않으며, 일종의 참된 유대를 접하고 있다고 느낄 것이다. 그 뒤에는 연결을 유지하면서 다른 사람들을 향해 다정한 마음을 내 보라.

친절한 에너지가 어떤 영향을 미치는지 살펴보는 것도 좋을 것이다. 만일 어떤 이가 아무 조건 없이 당신에게 친절한 행동을 하면(문을 열어 주는 것처럼 아주 단순한 행위라도), 당신은 감동하고 고마워할 것이다. 그런 일이 생기면 당신의 내면에서 변화가 일어날 수 있고, 당신도 다른 사람에게 문을 열어 주고 싶을 수 있다. 우리가 친절함을 퍼뜨리는 게 아니라, 친절함이 스스로 퍼져 나간다!

원한다면 일주일 동안 자애 명상을 실험해 볼 수 있다.

1일

공명 호흡이나 한쪽 코 호흡 같은 호흡법으로 시작하고, 15분 동안 편안히 있을 수 있는 자세를 취한다. 용서 수행을 10~15분 동안 한다. 구절들을 천천히 반복하고, 연관된 이미지와 상황을 마음속에 불러오며, 그러는 동안 용서의 말을 불어넣는다.

단순하게 하라. 호흡을 이용해 용서의 구절을 마음에 단단히 붙들어 맨다.

2일

자신을 향한 자애 명상 구절을 5~10분 동안 천천히 반복한다. 친절함에 관한 구절을 다시 읽으면서, 숨을 들이쉬고 내쉴 때 자신의 선함과 연결되어 본다. 편안히 길게 숨을 들이쉬고, 숨을 내쉴 때, 그 구절들을 시각화하고 반복하면서 호흡과 그 구절들로 자신을 양육한다. 이 명상이 하루 동안 감정과 정신 상태에 어떤 영향을 미치는지 살펴본다.

하루 동안 더 편안하고 차분하고 행복한가?

때로는 이 명상이 마음의 상처, 외로움, 자신이 보잘것없다는 느낌, 혹은 두려움을 불러일으킬 수 있다. 그때는 "지금 있는 그대로 나 자신을 받아들이기를." 같은 구절을 더하거나, 자신의 좋은 자질이나 행위를 상기하게 하는 구절을 덧붙인다. 긍정적인 에너지가 자신에게 부드럽고 차분하게 체화되게 하고, 자신을 균형 잡히고 긍정적인 태도로 대하는 습관이 자리 잡게 한다. 자신이 강하고 행복하다고 느낀 (어린아이였을 때처럼) 장소나 때의 느낌을 호흡과 말을 써서 떠올려 본다. 그 느낌을 받아들이고 그 속에 푹 잠긴다. 자신이 부드러워지는 것을 느낀다. 몸이 부드러워지는 것을 느낀다. 자기 안에 안전한 공간을 만들어 낸다.

3, 4일

편히 앉는다.

몇 번 호흡하고, 지금 자애 명상을 하려 한다는 의도를 상기한다.

온몸의 긴장을 풀고 편안히 이완한다.

가슴 센터에 집중하고, 앉아서 호흡할 때 일어나는 몸의 느낌을 느낀다.

은인, 스승이나 친구, 소중한 사람, 전적으로 신뢰하는 사람, 과거에 자신을 지지해 준 사람을 떠올린다. 그들의 웃는 모습을 시각화하거나, 그들의 목소리, 에너지, 따뜻함, 그들과의 내적인 연결을 내면에서 느낀다.

은인이 자애 명상의 구절들을 당신에게 기원하고, 당신이 그것을 받는다고 상상한다. 그 사람에게서 안전함, 보호, 안도감을 받는다. 행복, 평화, 친절, 건강함의 기원을 받는다. 아무 조건 없이 받는다.

천천히 숨을 들이쉬고 내쉰다. 그다음에는 자애 명상의 구절들을 다시 은인에게 기원하고, 그들이 그것을 받는다고 느낀다. 은인에게 그런 구절들을 기원할 때 어떤 느낌이 드는지 살펴본다. 몸에 어떤 변화가 있는지, 어떤 에너지의 변화가 느껴지는지 알아차린다. 생각에 빠져 길을 잃으면 다시 시작하면 된다. 그건 정상이다. 상대방이 잘되기를 바라는 마음을 상상으로 확장할 수 있고, 은인이 그것을 받는 걸 상상할 수 있다. 그것이 내면에서 어떻게 느껴지는지 보라.

가슴이 다정하면 기분이 좋다. 탐욕스럽고 화나거나 질투하면 기분이 정말 좋지 않다. 참을성이 있을 때는 가슴이 홀가분하다. 남에게 무엇을 주면 기분이 좋다. 무엇을 놓아 버리면 기분이 좋다. 이 수행을 '가슴의 정화'라고도 부른다. 자애 명상을 다시 시작할 때는 그 사람의 이미지를 먼저 떠올리고, 이어서 그들에 대한 느낌을 떠올리며, 다음에는 호흡에 대한 느낌을, 그다음에는 말에 대한 느낌을 떠올린다. 말은 호흡에 실려 가는 것처럼 느껴져야 한다.

5, 6일

은인, 자기 자신, 구절을 가지고 수행하는 데 탄력이 잘 붙었다고 여기면 계속 그렇게 한다. 만일 그 구절이 잘 공감되지 않으면, 그것을 내려놓고 스스로 만든 구절로 시험해 볼 수 있다. 자기 마음이 어떻게 작용하는지 보라. 어떤 사람은 시각화는 잘 안 되지만 말은 잘 이용한다. 어떤 사람은 자신이 명상 구절을 보내는 상대방의 현존은 잘 느끼지만, 말의 현존은 잘 느끼지 못한다. 유연하게 수행하라. 어떤 사람들은 말을 반복하기만 해도 충분하다.

자애 명상은 불을 피우는 것과 비슷하다. 땔감을 계속 넣어 주어야 한다. 이제 우리는 좋지도 싫지도 않은 사람에 대해 자애 명상을 할 것이다. 좋지도 싫지도 않은 사람과는 꽤 쉽게 연결될 수 있다. 그는 은행 창구의 직원일 수도 있고, 경찰관, 집배원 혹은 가게나 길에서 자주 만나지만 잘 모르는 사람일 수도 있다. 자신이 편안하고 행복하고 건강하고 균형 잡히기를 바라는 것처럼, 좋지도 싫지도 않은 사람에게 똑같은 소망을 보낼 수 있다. 그것이 당신의 연결이 되고 맥락이 될 것이다.

당신은 그들을 시각화할 수 있고, 그들에게 잘되기를 바라는 구절들을 보낼 수 있다. 우리는 행복하다고 느낄 때 아무런 조건 없이 줄 수 있고, 진심으로 모든 사람이 평화롭고 평안하고 균형 잡히기를 바란다. 가슴의 근육이 더 단단해진다.

7 일

이제 '어려운 사람'에 대해 명상할 차례다. '적'이라고도 부르는 어려운 사람에 대해 자애 명상을 하는 건 쉬운 일이 아니다. 우리는 누구를 가슴에서 몰아내는가? 왜 그러는가? 그들을 받아들이면 이용당할지 모르고 상처받을지 모른다고 여기기 때문이다. 인도의 성자 님 카롤리 바바는 말했다. "아무리 미워하는 사람이라도 가슴 밖으로 몰아내지 마라."

가슴을 닫을 때 우리는 고통을 받고 슬픔의 덫에 걸린 사람이 된다. 자애심은 상대방이 모르는 사이에 관계에 작용한다. 그러므로 우리가 혼자서 자애 명상을 하면, 관계의 역학이 변화되어 가슴이 열릴 여지가 생긴다. 우리는 상대방을 변화시키려고 자애 명상을 하는 것이 아니다. 우리의 가슴이 근본적으로 변화되어 우리가 지닌 고통이 해방되게 하려는 것이다. 가슴의 매듭을 푸는 좋은 방법은 용서다.

앉아서 명상하며 구절을 반복할 때 눈과 턱, 어깨를 편안하게 한다. 몸이 편안히 이완되게 하고, 몸이 편안한지 이따금 확인한다. 호흡에 에너지가 실리게 하고, 호흡이 에너지를 내보내게 한다.

몇몇 스승은 어려운 사람들에 대해 자애 명상을 하는 다른 방법들을 소개한다. 자신에게 가장 와 닿는 방법을 선택하면 된다.

- 어려운 사람을 대하는 방법 하나는, 자애심을 어려운 사람에게 보내기 전에, 자기 자신이 그 안에 확고히 자리 잡을 수 있는 큰 그릇을 만들어 낼 수 있다고 상상하는 것이다. 명상을 시작하기 전에 균형과 평정심의 장(場)을 만든다. 몸 안에서 산처럼 앉아 있는 것 같은 확고함과 균형을 느낄 수 있다. 어떤 스승들은 어려운 사람을 마치 갓 태어난 아기처럼 연약하다고 상상하고, 그들의 가혹함보다는 연약함을 느껴 보라고 제안한다. 붓다는 "미움으로는 미움을 끝낼 수 없다. 미움을 끝낼 수 있는 것은 사랑뿐이다. 이것이 영원한 법칙이다."라고 말했다.
- 어떤 스승들은 어려운 사람도 고통을 겪는다는 것을 기억하라고 한다.
- 더욱 중립적인 에너지, 몸의 균형, 마음과 가슴의 평정을 더 길러 본다.
- 어떤 이가 당신에게 어려운 사람인 것처럼, 당신도 그들에게

어려운 사람일지 모른다는 걸 명심한다.

- 사람들에게 고통을 주는 진실, 사람들을 치유하는 진실을 알아차린다.

자신이 어려운 사람들을 적대하는 데 어느 정도 갇혀 있다고 느껴지면, 거기서 빠져나와야 한다. 상대방이 사랑하는 사람이나 상대방을 사랑하는 사람을 생각해 보면, 한 줄기의 존중심이 들고 가슴이 좀 더 열릴 수 있다. 이런 식으로 상대방의 인간성을 볼 수 있고, 그와 더불어 살 수 있는지 볼 수 있다.

하루 내내 일상적으로 하는 일에 친절함을 불어넣으려 해 보라. 예를 들어

- 이를 닦을 때
- 옷을 입을 때
- 잠자리에 들 때

가슴을 열고 호기심을 느끼려 해 보라. 어떤 습관을 바꿀 수도 있고, 잠자리에서 일어나고, 식사하고, 말하고, 생각하는 방식과 내용에 일부 변화를 줄 수도 있다. 삶에서 자신을 더 많이 보살필 수 있는 곳을 알아차린다. 당신이 바꾸려 애쓰는 자신의 어떤 면 때문에 힘들면, 자신이 저항할 때, 자신을 비난할 때, 그렇다는 것을 알아차린다.

주변 사람들을 알아차리고, 자신을 위해 소망하는 좋은 것들이 그들에게도 이루어지기를 기원한다. 가족, 친구, 반려동물을 떠올리고, 그들에게 같은 소망이 이루어지기를 기원한다. 이것은 모두가 잘되기를 바라는 습관이며, 우리가 의미 있는 방식으로 그렇게 하면, 자신의 친절한 마음에 미치는 영향을 느낄 수 있고, 자기 자신과 모든 살아 있는 것, 자연을 향한 느낌이 우주 속으로 진동하는 것을 느낄 수 있다.

수련 D

몸 스캔

내가 처음 받은 요가 수업에서 가장 생생히 기억하는 것은, 요가 수업이 끝날 때마다 하는 '마지막 이완' 자세에서 경험한 깊은 평온이다. 당시 열네댓 살이었던 나는 여름 캠프에 참가하고 있었는데, 그 자세에서 아무 생각도 꿈도 모습도 없는 상태로 들어갔고, 죽음이란 틀림없이 그런 느낌일 것이라고 느꼈다. 절대적인 없음이었고, 정체성도 없었고, 시간도 공간도 두려움도 없었다. 집에서도 혼자 요가를 계속하고 싶었지만, 마지막 이완 자세에서 스스로 깨어나는 법을 알지 못할까 봐 두려웠다. 아마 선생님은 거기서 깨어나게 하는 특별한 방법을 알고 있을 테지만, 만일 내가 집에서 그 깊은 상태에 잠겼을 때 어머니가 나를 발견했는데 깨우는 법을 모른다면 어떻게 하지? 나는 그 상태에, 없음 속에

간혀 버릴까? 그건 정말 두려운 일이었다. 그래서 한 번도 요가를 하지 않다가, 18살 혹은 19살 때 뉴욕에서 요가 선생님을 만난 뒤에야 다시 할 수 있었다.

요가 수업에서 가르치는 점진적인 이완 수련은 요가 문헌에는 없지만 '사바아사나(savasana)'라는 것은 나온다. 《하타 프라디피카》 1장 34절에서는 사바아사나가 피로를 풀어 주고 마음을 휴식하게 하는 자세이며, "마치 떨어져서 누워 있는 죽은 몸처럼 바닥에 몸을 눕히는" 것이라고 말한다.[1] 하지만 시각화 명상이나 근육 이완에 대해서는 아무 설명이 없다. 파타비 조이스는 사바아사나를 죽음 후 몇 시간이 지나 몸이 굳어지는 단계인 사후 경직처럼 몸을 뻣뻣하게 하는 것이라고 가르쳤다. 그의 방법은 학생들이 몸을 완전히 경직되게 한다. 만일 그 학생의 머리나 다리를 들면 몸이 전혀 구부러지지 않고 일자로 들리게 될 것이다. 이것은 고난도의 아사나다.

내가 첫 요가 수업에서 배운 사바아사나와 전 세계의 요가 수업에서 하는 사바아사나는 사실 사바아사나(바닥에 누워 휴식하기)와 점진적인 근육 이완을 조합한 것이다. 이는 시카고의 내과 의사이자 정신과 의사이며 생리학자인 에드먼드 제이콥슨이 1908년에 고안한 것이다. 그는 생체 자기제어(바이오피드백)도 개발했는데, 그것은 공명 호흡의 조절 호흡을 이용한다. 제이콥슨은 근 긴장도와 신경 임펄스를 측정해서 근육의 긴장이 몸과 마음의 여러 장애와 연관되어 있음을 증명할 수 있었다. 긴장 때문에 근섬유가 짧아지면 근 긴장도가 감소했고, 그것은 어떤 중추 신경계의 활성도를 감소시켰다. 반대로 근육의 긴장을 이완하면 신경계를 악화시키는 영향력도 감소하고, 여러 질환이 완화되었다. 제이콥슨은 '이완'이라는 말을 '마음과 근육의 긴장을 푸는 것'과 같은 말로 사용하도록 대중화한 사람이라고 할 수 있다. 그것은 캐나다의 내분비학자인 한스 셀리에가 '스트레스'라는 말을 '환경의 요구에 의한 자극'과 동의어로 재정의한 것과 마찬가지였다. 사실 요가를 하는 사람 중에 "내가 요가 수업에 오는 건 '마지막 이완 자세'을 하기 위해서야."라는 말을 한 번쯤 해 보지 않은 사람은 거의 없다.

깊이 이완하는 여러 가지 방법이 있는데, 그중 하나는 인기 있는 불교 명상 수행인 '몸 스캔'이다. 몸 스캔의 효과는 매우 심오할 수 있으며, 더 깊이 이완되는 느낌부터 초월적인 의식 경험에 이르기까지 다양할 수 있다. 근육의 긴장이 풀리면 신경계가 이완된다는 제이콥슨의 발견은 정말 사실이고, 의식적으로 몸의 모든 부위와 신체 기관들을 이완하면, 그리고 그렇게 한다고 생각만 해도, 깊은 평온 상태에 들어갈 수 있다. 아래에 두 가지 몸 스캔 법을 소개한다.

몸 스캔 첫째 방법

자신에게 가장 편한 자세로 똑바로, 혹은 옆으로, 혹은 배를 깔고 눕는다. 등을 대고 누웠는데 등이 불편하면, 무릎을 굽혀서 발바닥이 바닥에 닿게 하고 엉덩이 너비만큼 벌린다. 아래 설명대로, 마음속으로 각 구절을 반복하면서 알아차림이 몸의 각 부위를 따라 이동하게 한다. 제이콥슨의 방법에서는 팔다리를 이완하기 전에 단단히 조이지만, 꼭 그럴 필요는 없다. 그 방법이 모든 사람에게 편하지는 않기 때문이다. '이완하기'라는 말은 하나의 안내어일 뿐이며, '부드럽게 하기'나 '쉬기' 등 자기와 잘 공명하는 말로 바꾸어도 된다. 어떤 사람들에게는 '이완한다'는 말이 스트레스를 줄 수도 있다.

• • •

나는 발을 이완한다. 나는 발을 이완한다. 내 발은 이완되어 있다.

나는 발목을 이완한다. 나는 발목을 이완한다. 내 발목은 이완되어 있다.

나는 다리를 이완한다. 나는 다리를 이완한다. 내 다리는 이완되어 있다.

나는 엉덩이를 이완한다. 나는 엉덩이를 이완한다. 내 엉덩이는 이완되어 있다.

나는 손을 이완한다. 나는 손을 이완한다. 내 손은 이완되어 있다.

나는 팔을 이완한다. 나는 팔을 이완한다. 내 팔은 이완되어 있다.

나는 어깨를 이완한다. 나는 어깨를 이완한다. 내 어깨는 이완되어 있다.

나는 배를 이완한다. 나는 배를 이완한다. 내 배는 이완되어 있
다.

나는 가슴을 이완한다. 나는 가슴을 이완한다. 내 가슴은 이완되
어 있다.

나는 등을 이완한다. 나는 등을 이완한다. 내 등은 이완되어 있
다.

나는 목을 이완한다. 나는 목을 이완한다. 내 목은 이완되어 있
다.

나는 뒤통수를 이완한다. 나는 뒤통수를 이완한다. 내 뒤통수는
이완되어 있다.

나는 귀 뒤를 이완한다. 나는 귀 뒤를 이완한다. 내 귀 뒤는 이완
되어 있다.

나는 두피를 이완한다. 나는 두피를 이완한다. 내 두피는 이완되
어 있다.

나는 이마를 이완한다. 나는 이마를 이완한다. 내 이마는 이완되
어 있다.

나는 눈과 귀와 입을 이완한다. 나는 눈과 귀와 입을 이완한다.
내 눈과 귀와 입은 이완되어 있다.

나는 뺨과 턱을 이완한다. 나는 뺨과 턱을 이완한다. 내 뺨과 턱
은 이완되어 있다.

나는 심장과 허파를 이완한다. 나는 심장과 허파를 이완한다. 내

심장과 허파는 이완되어 있다.

나는 위장을 이완한다. 나는 위장을 이완한다. 내 위장은 이완되어 있다.

나는 간을 이완한다. 나는 간을 이완한다. 내 간은 이완되어 있다.

나는 비장을 이완한다. 나는 비장을 이완한다. 내 비장은 이완되어 있다.

나는 췌장을 이완한다. 나는 췌장을 이완한다. 내 췌장은 이완되어 있다.

나는 장을 이완한다. 나는 장을 이완한다. 내 장은 이완되어 있다.

나는 신장과 부신을 이완한다. 나는 신장과 부신을 이완한다, 내 신장과 부신은 이완되어 있다.

나는 송과선, 뇌하수체, 갑상선, 생식선을 이완한다, 나는 송과선, 뇌하수체, 갑상선, 생식선을 이완한다, 내 송과선, 뇌하수체, 갑상선, 생식선은 이완되어 있다.

나는 뇌를 이완한다, 나는 뇌를 이완한다, 내 뇌는 이완되어 있다.

나는 신경계를 이완한다, 나는 신경계를 이완한다, 내 신경계는 이완되어 있다.

나는 미주 신경을 이완한다. 나는 미주 신경을 이완한다. 내 미주 신경은 이완되어 있다.

나는 호흡을 이완한다. 나는 호흡을 이완한다. 내 호흡은 이완되어 있다.

나는 생각을 이완한다. 나는 생각을 이완한다. 내 생각은 이완되어 있다.

나는 내면의 존재를 이완한다. 나는 내면의 존재를 이완한다. 나의 내면의 존재는 이완되어 있다.

이제부터 몇 분간만 나는 자신을 깊이 이완하며, 고요하고 평온하고 중립적인 공간에서 휴식할 것이다. 생각해야 할 것이 있다면 휴식한 뒤에 생각할 수 있다. 지금은 모든 것을 내려놓고 휴식한다.

휴식 상태에서 빠져나올 때는 조금씩 호흡을 길게 하고, 호흡을 통해 몸이 다시 부드럽게 움직이게 한다. 아침에 일어날 때처럼 원하는 방향으로 팔다리를 스트레칭한다. 준비가 되면 일어나서 하루를 시작하고 내면에 차분함을 지니고 지낸다.

몸 스캔 둘째 방법

이 이완법은 통찰 명상에 있는 공간 명상을 기반으로 한다. 앉거나 누워서 한다. 긴장하고, 독선적인 생각에 집착하고, 스트레스가 생기는 이유는 우리가 몸이나 마음속에서 자아를 꽉 쥐고 있기 때문이라는 것이 이 기법의 이면에 깔린 개념이다. 꽉 조인 공간의 반대는 열린 공간이다. 명상 전통에서 공간이란 집착하지 않음, 이완, 확장, 사랑의 장소라고 한다. 나의 아내 조슬린은 다음과 같이 설명한다.

• • •

이 수행은 탐구를 통해 이루어진다. 몸에서 두 개의 다른 지점이나 부위 사이의 공간을 알아차리거나 이미지로 떠올려, 몸의 여러 공간을 조사한다. 먼저

- 양손을 배 위에 얹고, 다섯을 셀 때까지 천천히 숨을 들이쉰다.
- 잠시 멈춘다.
- 여섯을 셀 때까지 천천히 숨을 내쉰다.
- 이렇게 3번 반복해서 신경계의 속도를 늦춘다.

편안히 앉아서 두 눈 사이의 공간을 시각화한다. 두 눈 사이의 공간을 느낄 수 있는가?

잠시 멈추고, 두 귀 사이의 공간을 마음에 떠올리고, 잠시 멈추고, 코 안의 공간을 떠올리고, 잠시 멈추고, 입 안의 공간을 떠올린다. 얼굴의 각 부위 사이에 있는 공간을 느낄 수 있는가?

이어서 목의 공간을 마음에 떠올린다. 목 안의 공간을 느낄 수 있는가?

두 어깨 사이의 공간을 마음에 떠올린다. 두 팔 사이의 공간을 떠올린다. 두 손 사이의 공간을 떠올린다. 두 어깨 사이, 두 팔 사

이, 두 손 사이의 공간을 느낄 수 있는가?

허파의 공간을 마음에 떠올리고, 복장뼈와 척추 사이의 공간을 떠올린다. 복장뼈와 척추 사이의 공간을 느낄 수 있는가?

심장 안의 공간을 마음에 떠올린다. 심장 안의 공간을 느낄 수 있는가?

배꼽과 척추 사이의 공간을 마음에 떠올린다. 배꼽과 척추 사이의 공간을 느낄 수 있는가?

양쪽 엉덩이 사이의 공간을 마음에 떠올린다. 엉덩이와 골반 사이의 공간을 느낄 수 있는가?

방이라는 공간을 마음에 떠올린다. 바닥, 천장, 창문, 문 등 자기가 좋아하는 방 안의 세부적인 것들을 떠올린다. 몸 위의 공간, 몸 아래의 공간, 몸 주위의 공간을 느낀다. 편안한 느낌으로 가슴에 관심을 기울이며, 한 줄기 다정함을 찾을 수 있는지 보고, 그것이 서서히 가장 먼 데 있는 별까지 무한히 확장되게 한다.

몇 번 호흡하고, 모든 경험이 펼쳐지게 한다.

신 호

당신은 호흡을 통해 순간순간 다른 공간들로 가기를, 혹은 다른 공간들로 통하는 문이 순간순간 열리기를 바란다. 그 움직임이 수월하게 일어나게 하고, 그로부터 무엇을 얻으려 하거나 조작하지 않는다. 되도록 호흡과 공간에 친밀해지고 이완한다. 즐거워야 한다고 생각하거나, 즐겁지 않다고 걱정하지 않는다.

에너지가 강한 날도 있고 약한 날도 있다. 더 많은 호기심을 가지면 흥미와 에너지를 일깨울 수 있다. 호흡이 내내 공간을 비추어 주는 손전등이라고 여길 수 있다.

때로는 호흡이 더 깊어지거나 더 짧아진다는 것을, 심장 박동이 더 빨라지고, 더 큰 소리를 내며, 더 부드러워진다는 것을 알아차릴 수도 있다. 슬픔, 분노, 행복 등 표면 아래에 있는 감정들을 느낄 수도 있고, 그 감정들로 인해 호흡의 움직임이 바뀌거나 주의가 이동하기도 할 것이다. 때때로 생각들이 떠오를 때 따라가고 싶은 유혹을 느낄 수도 있다. 단순하게 하라. 알아차림을 꾸준히 유지하고, 계속 연결되어 있어라. 그러면 저절로 에너지가 쌓인다.

공간을 더 깊이 느낄 때, 생각과 느낌이 하늘의 구름처럼 지나가는 것을 알아차릴 수 있는가?

수련을 마칠 때는 고요와 공간의 자리, 방해받을 수 없는 순간순간 현존하는 느낌에 잠긴다.

가슴이 고요함과 공간으로 호흡하게 한다.

몸 안의 공간을 상상하거나 느끼는 일이 더 편안해지면, 범위를 더 넓혀서 몸의 각 부분을 따라 움직이며 더 자세히 할 수 있다. 더 깊이 수련하려면 아래 지도를 따르면 된다.

머리

- 두 눈 사이의 공간

- 두 콧구멍 사이의 공간
- 혀, 입천장, 치아, 잇몸, 물렁입천장을 채우는 공간
- 두 입술을 채우는 공간
- 입 안 전체
- 머리와 얼굴 전체

목과 목구멍
- 목과 목구멍 안의 공간

윗몸
- 어깨 부위의 공간
- 위팔의 공간
- 아래팔의 공간
- 엄지와 검지 사이, 살과 뼈를 포함한 공간
- 중지, 약지, 새끼손가락 사이의 공간
- 손바닥과 손등 사이의 공간
- 손가락들, 양손, 양팔, 양어깨 안의 공간을 동시에 마음에 떠올린다.
- 허파와 심장의 공간을 마음에 떠올릴 수 있는가?
- 복장뼈와 척추 사이의 공간을 마음속에 그릴 수 있는가?
- 가슴 전체 안의 공간을 마음에 떠올릴 수 있는가?

아래 몸통

- 배꼽과 척추 사이의 공간
- 양쪽 허리 사이의 거리
- 배꼽과 척추 맨 밑부분 사이의 공간
- 배 전체와 아래 몸통 전체의 공간을 동시에 마음에 떠올린다.

하반신

- 엉덩관절과 무릎 사이의 공간
- 윗다리 부위의 공간
- 아랫다리 부위의 공간
- 엄지발가락과 모든 발가락을 채우는 공간
- 발등과 발바닥 사이의 공간
- 양발의 공간

몇 번 숨 쉬는 동안, 호흡으로 활짝 열었던 내부의 모든 공간을 머리끝부터 발끝까지 안팎으로 돌아본다. 몸의 경계가 거의 모두 녹아 버려서 몸이 우주로 확장될 때까지 몸이 독립된 실체라는 생각을 깨끗이 씻어 낸다. 호흡을 세상에서 부는 바람이 연장된 바람인 것처럼 여긴다. 안도 없고 밖도 없다. 준비되면 명상에서 서서히 빠져나와, 평온하게 하루를 시작한다.

주석

1장 요가란 무엇인가?

1. Sebastien Manrique, Travels of Fray Sebastien Manrique 1629− 1643, vol. 1 (New York: Routledge, 2016), https://books.google.co.kr/books?id=pAckDwAA QBAJ&printsec=frontcover&dq=Travels+of+Fray+Sebastian&hl=en&sa=X&redir_ esc=y#v=onepage&q=Travels%20of%20Fray%20Sebastian&f=false

2. Ananda Bhattacharya의 흥미로운 책《A History of the Dasnami Naga Sannyasis》를 보라.

3. David N. Lorenzen, "Warrior Ascetics in Indian History," Journal of the American Oriental Society 98, no. 1 (Jan.−Mar. 1978): 61−75, https://www.jstor. org/stable/600151?origin=crossref&seq=1#page_scan_tab_contents

4. 크리슈나마차리야는 마이소르의 마하라자의 요청을 받아《요가 마카 란다(Yoga Makaranda)》(1934년 출간)를 썼는데, 이 책의 주요 목표는 요가 수 행을 되살리려는 것이었다. 인도에 서구 문물이 들어오면서 요가가 쇠퇴하

고 있었기 때문이다. "우리 인도의 젊은이들은 외국인들과 경쟁하는 데 필요한 기술과 지성을 갖추고 있으므로, 그들이 우리의 문화를 되살리고 향상할 것이라고 나는 믿는다."

5. 리쉬케시의 스와미 시바난다는 두 차례 인도 전역을 여행하며 요가 지식과 영성을 보급했다. 1950년에 북인도와 남인도를 여행했고, 스리랑카(당시에는 실론이었다)에도 갔으며, 수백만 명을 만났다. 스와미 벤카테사난다는 시바난다의 메모들을 연대순으로 편집했고, 그것이 《인도 전역과 실론 여행에서 행한 시바난다의 강연(Sivananda's Lectures During All India and Ceylon Tour)》(Rishikesh, India: Divine Life Publications, 2009)이라는 책으로 1950년에 출간되었다.

6. 애니 고웬 기자, "인도의 새 수상 나렌드라 모디는 인도에서 요가의 이미지를 쇄신하고 요가를 장려하려 한다." 워싱턴 포스트, 2014년 12월 2일. "인도의 신임 요가부 장관 슈리파드 예소 나이크는 '태양 경배 자세'와 '아래를 바라보는 개 자세'가 전 세계에 널리 보급되었듯이 요가의 고향인 인도에서도 널리 보급되기를 바란다." https://www.washingtonpost.com/world/asia_pacific/indias-new-prime-minister-narendra-modi-wants-to-rebrand-and-promote-yoga-in-india/2014/12/02/7c5291de-7006-11e4-a2c2-478179fd0489_story.html?utm_term=.0e4cd7edc2a3

7. 인터넷을 검색하면 이런 서비스를 제공하는 많은 기관의 목록을 볼 수 있다. 가령 데이비드 린치 재단은 재향군인, 인신매매에서 구조된 여성, 학생들에게 초월 명상을 가르치는 일을 전문적으로 한다.

8. 가령 2015년에 캘리포니아 주 엔치니타스 시에서 열린 요가 재판에서는 사회적·감정적 행복 수행인 요가와 종교 활동인 요가를 구별하려 했다.

Steven Sedlock et al. v. Timothy Baird et al., Court of Appeals, Fourth Appellate, Division One, State of California, D064888, April 3, 2015, https://cases.justia.com/california/court-of-appeal/2015-d064888.pdf?ts=1428084026

9. 《요가 수트라》 2장 31절에서는 이렇게 말한다. "하지만 자제(야마)는 출신 계급, 나라, 때, 혹은 직무에 상관없이 보편적으로 지켜질 때 위대한 서약이 된다."(Jātideśakālasamayānavichhinnāh sārvabhaumā mahāvratam.)

10. 파탄잘리, 《파탄잘리의 요가 철학》. 스와미 하리하라난다 아란야 주석. (Albany: State University of New York Press, 1983), 3.

11. 여섯 가지 수트라는 《브라마 수트라》, 《요가 수트라》, 《푸르바 미맘사 수트라》, 《바이셰시카(혹은 카나다) 수트라》, 《상키야 카리카》, 《니야야 수트라》다.

12. Yogacittavritti nirodhah, 《요가 수트라》 1장 2절.

13. 파탄잘리, 《파탄잘리의 요가 철학》 1.

14. 앞의 책, 8.

15. 스리 K. 파타비 조이스, 《요가 말라》 김소연 역, 침묵의향기, 2011년, 4.

16. Vivekakhyātir aviplavā hānopāh, 《요가 수트라》 2장 26절.

17. 조이스, 《요가 말라》, 4-5.

3장 자세 수련

1. Billye Anne Cheatum and Allison A. Hammond, Physical Activities for Improving Children's Learning and Behavior: A Guide to Sensory Motor Development (Champaign, Ill.: Human Kinetics, 2000), 34-35.

2. Dennis S. Charney and Steven M. Southwick, Resilience: The Science of

Mastering Life's Greatest Challenges (New York: Cambridge University Press, 2012), 35–36.

3. Rami Sivan, Theory and Practice of Hindu Ritual, vol. 1 (Sri Matham), http://www.srimatham.com/uploads/5/5/4/9/5549439/hindu_ritual_vol_1.pdf, 12–13.

4. With the commentary Jyotsnā of Brahmānanda and English translation, The Hathayogapradīpikā of Svātmārāma (Chennai, India: The Adyar Library and Research Centre, 1972), 11.

5. Lothar Schäfer, Infinite Potential: What Quantum Physics Reveals About How We Should Live (New York: Deepak Chopra Books, 2013), 8.

6. Sivan, Theory and Practice of Hindu Ritual, 13.

7. P. T. Katzmarzyk, Timothy S. Church, Cora Lynn Craig, and Claire Bouchard, "Sitting Time and Mortality from All Causes, Cardiovascular, Disease, and Cancer," Medicine and Science in Sports and Exercise 41, no. 5 (May 2009): 998–1005.

8. J. S. Jaiswal and L. L. Williams, "A Glimpse of Ayurveda: The Forgotten History and Principles of Indian Traditional Medicine," Journal of Traditional and Complementary Medicine 7, no. 1 (2015): "소화의 불은 정상 미생물상, 적절한 소화 기능, 온몸으로 보내는 에너지 공급을 조절하는 데 중요하다. 소화의 불의 균형이 흔들리면 위장관이 불편해지고 궤양, 설사, 변비 같은 병리적 합병증이 생긴다." https://www.researchgate.net/publication/305448610_A_glimpse_of_Ayurveda_-_The_forgotten_history_and_principles_of_Indian_traditional_medicine

9. The Hathayogapradīpikā of Svātmārāma, 11.

10. 파탄잘리, 《파탄잘리의 요가 철학》, 19.

11. 릭 핸슨, 《행복 뇌 접속》 (담앤북스, 2015), 54.

12. 아마도 언젠가 용감한 요가 수행자 혹은 연구자가 그 책을 찾아낼 것

이다. 그 책을 찾고 싶다면, 나라면 콜카타에서부터 찾기 시작할 것이다. 물론 그의 책《요가 마카란다》와《요가사나갈루(Yogasanagalu)》의 참고 문헌에서 볼 수 있듯이, 크리슈나마차리야가 다른 요가의 영향을 받은 것은 거의 확실하다.《요가 코룬타》는《요가 마카란다》의 참고 문헌에는 없고《요가사나갈루》의 참고 문헌에는 있다.

13. 이것은 파타비 조이스가 2006년에 대화하면서 그의 손자 샤랏과 내게 한 말과 들어맞는다. 즉, 크리슈나마차리야는 1930년대에 마이소르의 궁전 요가 살라의 학생들에게 아사나를 범주별로 나누어 구분하지 않은 채 연달아 이어서 가르쳤다고 한다. 파타비 조이스는 마이소르의 산스크리트 대학교에 요가학과를 설립하는 지위에 올랐을 때 아사나, 프라나야마, 철학, 산스크리트 어 문법으로 구성된 4년 교육 과정을 마련했다. 그것이 그가 여생 동안 가르친 요가 체계의 기반을 이루었다. 파타비 조이스는 아사나를 그룹별로 정리한 것을 크리슈나마차리야에게 설명했고 그의 승인을 얻었다고 샤랏과 내게 말했다. 1937년의 일이었다. 그로부터 4년이 지난 1941년이 되어서야 크리슈나마차리야의 두 번째 책《요가사나갈루》가 출간되었다. 이 책에서는 파타비 조이스의 교육 과정과 유사하게 아사나를 그룹으로 나눈 내용이 포함되었다. 기본(Primary), 중급(Middle), 숙련 혹은 고급(Proficient or Advanced)으로 그룹을 나누는 것은 파타비 조이스의 그룹 나누기와 다소 비슷하다.《요가사나갈루》에 나오는 아사나의 목록은 Anthony Grim Hall의 다음 글을 참고하라. "Krishnamacharya's Yogasanagalu(1941)(번역 프로젝트)"와 Krishnamacharya's Mysore Yoga . . . at Home, n.d. (blog post), http://grimmly2007.blogspot.com/p/yogasanagalu-translation-project.html

14. Michael Joyner and Darren P. Casey, "Regulation of Increased Blood Flow (Hyperemia) to Muscles During Exercise: A Hierarchy of Competing Physiological Needs," Physiological Reviews 95, no. 2(April 2015): 549–601 그리고 Walter F. Boron and Emile L. Boulpaep, Medical Physiology: A Cellular and Molecular

Approach, 2nd ed. (Philadelphia: Saunders Elsevier, 2012), 467.

4장 앎의 자리

1. Daniel J. Siegel, Brainstorm: The Power and Purpose of the Teenage Brain (New York: Jeremy P. Tarcher/Penguin Group, 2013), 47–48.

2. 이 9가지 드리쉬티는 파타비 조이스가 크리슈나마차리야에게 구전으로 배운 《요가 코룬타》에 있는 시(詩) 중 하나에 열거되어 있다: Nāsāgre netrayomadhye nābicakras tathaiva ca hastāgre pādayoragre pārśvayor ubhayor api aṅguṣṭhāgre urdhva-dṛṣṭiḥ navadṛṣṭi-prakīrtitāh.

3. Maurizio Corbetta et al., "A Common Network of Functional Areas for Attention and Eye Movements," Neuron 21, no. 4 (Oct. 1998): 761–73.

4. Daniel Kahneman, Thinking, Fast and Slow (New York: Farrar, Straus and Giroux, 2011). See pp. 32–35: "집이나 아파트 외벽에 있는 전기계량기처럼 동공은 정신 에너지가 얼마나 빠른 속도로 사용되고 있는지를 표시해 준다."

5. Michal T. Kucewicz et al., "Pupil Size Reflects Successful Encoding and Recall in Memory in Humans," Scientific Reports 8 (2018), https://www.ncbi.nlm.nih.gov/pubmed/29563536

6. John J. Ratey, with Eric Hagerman, Spark: The Revolutionary New Science of Exercise and the Brain (New York: Little, Brown, 2008), 41.

7. Sat Bir Singh Khalsa의 책 《The Principles and Practice of Yoga in Health Care》는 정신 건강 상태부터 암에 이르기까지 요가 연구의 모든 것을 망라한 매우 귀중한 자료다.

8. Marshall Hagins and Andrew Rundle, "Yoga Improves Academic Performance in Urban High School Students Compared to Physical Education: A Randomized Controlled Trial," Mind, Brain, and Education 10, no. 2 (May 2016): 105–16; M. Hagins, A. Rundle, N. S. Consedine, and S. B. Khalsa, "A Randomized Controlled

Trial Comparing the Effects of Yoga with an Active Control on Ambulatory Blood Pressure in Individuals with Prehypertension and Stage 1 Hypertension," Journal of Clinical Hypertension 16, no. 1 (Jan. 4, 2014), PubMed PMID: 24387700; D. Wang and M. Hagins, "Perceived Benefits of Yoga Among Urban School Students: A Qualitative Analysis," Evidence-Based Complementary and Alternative Medicine, 2016, Article ID 8725654, http://dx.doi.org/10.1155/2016/8725654; M. Hagins, R. States, T. Selfe, and K. Innes, "Effectiveness of Yoga for Hypertension: Systematic Review and Meta-analysis," Evidence-Based Complementary and Alternative Medicine 2013, 2013:649836, doi: 10.1155/2013/649836; L. Daly, S. Haden, M. Hagins, N. Papouhis, and P. Ramirez, "Yoga and Emotional Regulation in High School Students: A Randomized Controlled Trial," Evidence-Based Complementary and Alternative Medicine 2015, Article ID 794928, doi:10.1155/2015/794928; and S. Haden, L. Daly, and M. Hagins, "A Randomised Controlled Trial Comparing the Impact of Yoga and Physical Education on the Emotional and Behavioural Functioning of Middle School Children," Focus on Alternative and Complementary Therapies 19, no. 3 (Sept. 2014): 148–55.

9. Gudrun Bühnemann, Eighty-Four Asanas in Yoga: A Survey of Traditions (New Delhi: DK Printworld, 2007), 20–21쪽: "아사나의 종속적 지위에 대한 이런 관점은 분명히 대다수 현대 요가학파의 관점과는 다르다." 그리고 22쪽: "그렇지만 현대 요가학파들은 그들의 교육 과정에 그 문헌의 가르침과 유사한 점이 거의 없다는 사실에도 불구하고, 《요가 수트라》의 권위를 자주 거론한다." Mark Singleton, Yoga Body: The Origins of Modern Posture Practice (London: Oxford University Press, 2010), 27쪽: "수트라 자체와 전통적 주석들에 아사나에 관한 정보가 거의 없는데도 불구하고, 사람들은 요가 수행의 현대적 자세의 원천과 권위로서 《요가 수트라》를 늘 언급한다."

10. T. S. Rukmani, trans., Yogasūtrabhāṣyavivarana of Śankara: Vivarana Text

with English Translation and Critical Notes Along with the Text and English Translation of Patanjali's Yogasūtras and Vyāsabhāsya, vol. 1 (New Delhi, India: 2010), 369.

11. Estimation by head of research, Dr. M. L. Gharote, James Russell, "Yoga Korunta: Unearthing an Ashtanga Legend," James Russell Yoga, Nov. 11, 2015 (blog post), http://www.jamesrussellyoga.co.uk/blog-james-russell_files/Yoga%20Korunta%20-%20unearthing%20an%20Ashtanga%20legend.html

12. Karl Baier, Philipp A. Maas, and Karin Preisendanz, eds., "The Proliferation of Āsanas in Late Medieval Yoga Texts," Yoga in Transformation: Historical and Contemporary Perspectives on a Global Phenomenon (Vienna: Vienna University Press, 2018), 131.

13. T. K. V. Desikachar and Kausthub Desikachar, trans., Adi Sankara's Yoga Taravali (Chennai, India: Krishnamacharya Yoga Man- diram, 2003): "Sahasrashah santu hathesu kumbhah sambhavyate kevala kumbha eva | kumbhottame yatra tu rechapurau pranasya na prakrtvaikrtakhyau ∥ 하타 요가 학파는 수천 가지 프라나야마에 관해 말한다. 그중에서 케발라 쿰바카가 가장 존중받는다. 케발라 쿰바카 상태에서는 들어오고 나가는 호흡의 움직임이 없다."

5장 마음은 어디에 있는가?

1. Neeta Mehta, "Mind-Body Dualism: A Critique from a Health Perspective," Mens Sana Monograph 9, no. 1 (Jan.–Dec. 2011): 202–209: "이 방법에서는 하나의 문제를 여러 조각으로 나누고 논리적 순서에 따라 재배열했다. 실증주의가 가져온 '과학 혁명'에 매료된 물리학, 화학, 천문학 같은 학문은 번성했을 뿐만 아니라 정확한 과학을 규정하게 되었다. 과학적 방법의 성공에 따라 데카르트의 철학과 방법론이 더욱 힘을 얻었고, 과학만능주의라는 도그마가 강해졌으며(Klein and Lyytinen, 1985), 과학적 방법만이 지식

을 얻는 타당한 길이라는 믿음도 강해졌다."

2. Gilbert Ryle, "Descartes' Myth," in The Concept of Mind (London: Hutchinson, 1949), 13: "그런 개요가 일반적으로 알려진 이론이다. 나는 일부러 모욕적으로 그것을 '기계 속 유령의 독단'이라고 자주 말한다. 나는 그것이 완전히 틀렸음을, 세부 사항이 틀린 것이 아니라 원칙적으로 틀렸음을 증명하기를 바란다. 그것은 단지 특정한 오류들이 모여 있는 게 아니다. 하나의 거대한 오류이고 특별한 오류다. 이를테면 범주 오류다."

3. 이 단락에 담긴 정보는 주로 Esther M. Sternberg, The Balance Within: The Science of Connecting Health and Emotions (New York: W. H. Freeman, 2001)에서 얻은 것이다.

4. 문다카 우파니샤드 III.ii.4.

5. 앎의 바퀴에 관해서는 시겔 박사의 웹사이트 https://www.drdansiegel.com를 참고하라.

6장 나는 누구인가?

1. James Baldwin, The Price of the Ticket (New York: St. Martin's Press, 1958), 244.

2. 출처가 Namarupa Magazine인 것 같은데, 인용구의 출처를 내 노트북 어디에 기록해 두었는지 잊었다.

3. Elizabeth Avedon, An Interview with Francesco Clemente by Rainer Crone and Georgia Marsh (New York: Vintage Books, 1987), 19-20.

7장 야마와 니야마

1. Ahimsa pratishtayam tat sannidau vairatyagaha, 《요가 수트라》 2.35.

2. Satyam bruyat priyam bruyan na bruyat satyam apriyam | priyam cha nanrtam bruyadesha sanatanah || Manusmriti 4.138.

3. Satya pratishtayam kriyaphalashrayatvam, 《요가 수트라》 2.36.

4. Asteya pratishtayam sarvaratnopasthanam, 《요가 수트라》 2.37.

5. Brahmacharya pratishtayama virya labhah, 《요가 수트라》 2.38.

6. Aparigrahastairyam janmakathantasambodha, 《요가 수트라》 2.39.

7. Shauchatsvangajugupsa parairsamsargah, 《요가 수트라》 2.40. 이것의 기반은 요가 수행자가 몸이 결코 완전히 깨끗해질 수 없음을 깨닫는 것이다. 몸은 날마다 다시 더러워지므로 항상 불결함의 원인이다.

8. Santoshadanuttamasukhalabha, 《요가 수트라》 2.43.

9. Kayendriyasiddhirashuddhiksayattapasah, 《요가 수트라》 2.43.

10. Svadhyayadishtadevatasamprayogah, 《요가 수트라》 2.44.

11. Samadhisiddhirishvarapranidhanat, 《요가 수트라》 2.45.

8장 내적 에너지

1. Bessel van der Kolk, The Body Keeps the Score: Brain, Mind, and Body in the Healing of Trauma (New York: Penguin Books, 2015), 249.

2. OpenStax College, Anatomy and Physiology (Houston: Rice University, 2013), 1061.

3. Eric P. Widmaier, Hershel Raff, and Kevin T. Strang, Vander's Human Physiology: The Mechanisms of Body Function, 10th ed. (New York: McGraw-Hill Higher Education, 2006), 605.

4. 앞의 책, 439.

5. 앞의 책, 508.

6. Stephen W. Porges, The Polyvagal Theory: Neurophysiological Foundations of Emotions, Attachment, Communication, and Self-Regulation (New York: W. W. Norton, 2011), 288.

7. T. Pramanik, B. Pudasaini, and R. Prajapati, "Immediate Effect of a Slow

Pace Breathing Exercise Bhramari Pranayama on Blood Pressure and Heart Rate," Nepal Medical College Journal 12, no. 3 (2010): 154-57.

9장 호흡, 프라나, 마음

1. 《찬도기야 우파니샤드》에 있는 이 구절은 7.1.2부터 7.15.1까지 꽤 길다. 여기서는 대화를 단축해서 실었다

2. 《찬도기야 우파니샤드》 5.1.7-5.1.12

3. 《타이티리야 우파니샤드》 2.4

4. Chale vate chalam chittam nischale nischalam bhavet | Yogi sthanutvamapnoti tato vayum nirodhayet ‖ Hathayogapradipika 2.2.

5. M. C. Melnychuk, P. M. Dockree, R. G. O'Connell, P. R. Murphy, J. H. Balsters, and I. H. Robertson, "Coupling of Respiration and Attention via the Locus Coeruleus: Effects of Meditation and Pranayama," Psychophysiology (April 22, 2018), https://doi.org/10.1111/psyp.13091

6. Ido Amihai and Maria Kozhevnikov, "The Influence of Buddhist Meditation Traditions on the Autonomic System and Attention," BioMed Research International (2015), Article ID 731579, http://dx.doi.org/10.1155/2015/731579

10장 수련에 관한 조언

1. 《바가바드 기타》 6.17

2. Marilia Carabotti, Annunziata Scirocco, Maria Antonietta Maselli, and Carola Severi, "The Gut-Brain Axis: Interactions Between Enteric Microbiota, Central and Enteric Nervous Systems," Annals of Gastroenterology 28, no. 2 (April–June 2015): 203–209.

3. Deepak Chopra and Rudolph E. Tanzi, Super Genes: Unlock the Astonishing Power of Your DNA for Optimum Health and Well-Being (New York: Harmony

Books, 2015), 87-88.

4. Q. Feng, W. D. Chen, and Y. D. Wang, "Gut Microbiota: An Integral Moderator in Health and Disease," Front Microbiology (Feb. 2018), https://www.ncbi.nlm.nih.gov/pubmed/29515527

5. R. Sender, S. Fuchs, and R. Milo, "Are We Really Vastly Outnumbered? Revisiting the Ratio of Bacterial to Host Cells in Humans," Cell 164, no. 3 (Jan. 2016), 337-40. From the abstract: "인체에 있는 세균의 수가 인체 세포 수의 적어도 10배에 이른다는 것이 상식처럼 제시될 때가 많다. 하지만 재검토한 결과, 몸속의 미생물과 몸의 세포 수는 비슷하다." 또한 American Microbiome Institute, "How Many Bacteria vs Human Cells Are in the Body?" Jan. 20, 2016(blog post), http://www.microbiomeinstitute.org/blog/2016/1/20/how-many-bacterial-vs-human-cells-are-in-the-body

6. L. A. David et al., "Diet Rapidly and Reproducibly Alters the Human Gut Microbiome," Nature 505 (Jan. 23, 2014): 559-63, https://www.ncbi.nlm.nih.gov/pubmed/24336217/

7. Gil Sharon et al., "The Central Nervous System and the Gut Microbiome," Cell 167, no. 4 (Nov. 2016): 915-32.

8. N. A. Jessen et al., "The Glymphatic System: A Beginner's Guide," Neurochemical Research 40, no. 12 (Dec. 2015): 2583-99, https://www.ncbi.nlm.nih.gov/pubmed/25947369

9. Svapna nidra jnana alambana va, 《요가 수트라》 1.38.

11장 신경계에 대한 동양과 서양의 관점

1. Shariram adyam khalu dharma sadhanam, Dharma Shastras.

2. Shirley Telles et al., "Hemispheric Specific EEG Related to Alternate Nostril Yoga Breathing," BMC Research Notes 10, no. 1 (2017), https://bmcresnotes.

biomedcentral.com/articles/10.1186/s13104-017-2625-6

3. Tania Lombrozo, "The Truth About the Left Brain/Right Brain Relationship," Dec. 2, 2013, https://www.npr.org/sections/13.7/2013/12/02/248089436/the-truth-about-the-left-brain-right-brain-relationship

4. S. A. Jelle and D. S. Shannohoff-Khalsa, "The Effects of Unilateral Forced Nostril Breathing on Cognitive Performance," International Journal of Neuroscience 57, nos. 3-4 (Nov. 1993): 73, https://www.ncbi.nlm.nih.gov/pubmed/8132419

5. NYU Langone Health, "Researchers Find New 'Organ' Missed by Gold Standard Methods for Visualizing Anatomy and Disease," news release, March 27, 2018, https://nyulangone.org/press-releases/researchers-find-new-organ-missed-by-gold-standard-methods-for-visualizing-anatomy-disease

6. 경혈점와 유사하지만 내가 잘 모르는, 인도 아유르베다의 마르마 (marma) 점도 여기서 언급해야 할 것이다.

7. 가령 신경계와 상관없이 작용하는 면역계 같은 다른 소통 체계가 있다.

8. 《카타 우파니샤드》 2.3.11

9. Carabotti et al., "The Gut-Brain Axis."

10. Bruce H. Lipton, The Biology of Belief, 10th Anniversary Edition (Carlsbad, Calif.: Hay House, 2016), 10.

11. 이것을 보여 주는 조쉬 이젠버그 감독의 놀라운 다큐멘타리 〈Slomo〉를 보라: Josh Izenberg, director, Slomo, New York Times Op-Docs, Mar. 31, 2014, https://www.nytimes.com/2014/04/01/opinion/slomo.html

12. R. Buckminster Fuller, with Jerome Agel and Quentin Fiore, I Seem to Be a Verb (New York: Bantam Books, 1970).

13. Alexandru Barboi, "Sympathy, Sympathetic: Evolution of a Concept and Relevance to Current Understanding of Autonomic Disorders," Neurology 80, no.

7, supplement (March 21, 2103), http://n.neurogy.org/content/80/7_supplement/S57.005.short

14. Telles et al., "Hemisphere Specific EEG," 306.

15. Bethany Kok et al., "How Positive Emotions Build Physical Health: Perceived Positive Social Connections Account for the Upward Spiral Between Positive Emotions and Vagal Tone," Psychological Science 24, no. 7 (May 6, 2013): 1123–32, http://journals.sagepub.com/doi/full/10.1177/0956797612470827

16. Scott E. Krahl, "Vagus Nerve Stimulation for Epilepsy: A Re-view of the Periphreal Mechanisms," Surgical Neurology International, 2012, https://www.ncbi.nlm.nih.gov/pmc/articles/PMC3400480/

17. Porges, The Polyvagal Theory, 264.

18. 같은 책, 14, 151.

19. 같은 책, 14.

20. Stephen W. Porges, "The Polyvagal Perspective," Biological Psychology 74, no. 2 (March 2007): 116–43.

21. Divya Krishnakumar, Michael R. Hamblin, and Shanmugamurthy Lakshmanan, "Meditation and Yoga Can Modulate Brain Mechanisms That Affect Behavior and Anxiety: A Modern Scientific Perspective," Ancient Science 2, no. 1 (April 2015): 13–19, https://www.ncbi.nlm.nih.gov/pmc/articles/PMC4769029/
호르몬과 신경 전달 물질은 중요한 유사점과 다른 점이 있다. 둘 다 몸과 행동의 변화를 일으킨다. 신경계의 작용은 대부분 몸에 메시지를 전하고 지시를 내리는 신경 전달 물질의 방출에 의해 이루어진다. 반면에 내분비계의 작용은 호르몬에 의해 이루어진다. 아드레날린과 코르티솔 같은 호르몬은 내분비계를 구성하는 분비샘에서 생성된다. 호르몬은 혈류에 직접 방출되어 몸과 행동의 변화를 천천히 일으킨다. 아세틸콜린과 도파민 같은 신경 전달 물질은 뉴런(신경 세포)의 발화에 의해 분비되는 화학적 메시지다. 이 경우에는 몸의 변화가 빨리 일어난다. 기분 조절에 중요한 작용을 하는 신경 전달 물질인 세로토닌을 분비하는 뉴런의 90퍼센트는 장에서 발견된다.

22. Amy F. T. Arnsten, Murray A. Raskind, Fletcher B. Taylor, and Daniel F. Connor, "The Effects of Stress Exposure on Prefrontal Cortex: Translating Basic Research into Successful Treatments for Post-Traumatic Stress Disorder," Neurobiology of Stress 1 (Jan. 2015): 89–99, https://www.sciencedirect.com/science/article/pii/S2352289514000101

23. Matthew A. Pimental, Ming G. Chai, Caroline P. Le, Steven W. Cole, and Erica K. Sloan, "Sympathetic Nervous System Regulation of Metastasis," in Metastatic Cancer: Clinical and Biologocal Perspectives, ed. Rahul Jandial (Austin, Tex.: Landes Bioscience, 2013).

24. 파탄잘리, 《파탄잘리의 요가 철학》, 225.

25. Porges, The Polyvagal Theory, 140.

26. 같은 책, 94–95.

27. Center for Compassion and Altruism Research and Education, Stanford University, Science of Compassion 2014: The Psychophysiology of Compassion (video), n.d., http://ccare.stanford.edu/videos/science-of-compassion-2014-the-psychophysiology-of-compassion/

28. A. G. Mohan, trans., with Ganesh Mohan, Yoga Yajnavalkya (Madras, India: Ganesh & Co.), verse 12.8.

29. Vasant G. Rele, The Mysterious Kundalini: The Physical Basis of the "Kundalini Yoga" (Bombay, India: D. B. Taraporevala Sons & Co., 1927), 65.

30. T. K. V. Desikachar and Kausthub Desikachar, trans., Yoga Taravali (Chennai, India: Krishnamacharya Yoga Mandiram, 2003), verses 13–15.

31. J. C. Smith, H. H. Ellenberger, K.Ballanyi, D. W. Richter, and J. L. Feldman, "Pre-Bötzinger Complex: A Brainstem Region That May Generate

Respiratory Rhythm in Mammals," Science 254, no. 5032 (Nov. 1991): 726–29, doi:10.1126/science.1683005, PMC 3209964, PMID 1683005.

32. W. C. Bushell, "Longevity: Potential Life Span and Health Span Enhancement Through Practice of the Basic Yoga Meditation Regimen," Annals of the New York Academy of Sciences 1172, no. 1 (August 2009): 20–27.

33. K. B. Hengen, T. M. Gomez, K. M. Stang, S. M. Johnson, and M. Behan, "Changes in Ventral Respiration Column GABAaR ε-and δ-Subunits During Hibernation Mediate Resistance to Depression by EtOH and Pentobarbital," American Journal of Physiology 300, no. 2 (Feb. 2011), https://www.ncbi.nlm.nih.gov/pmc/articles/PMC3043800/

실습 C: 자애 명상

1. Bethany E. Kok, Kimberly A. Coffey, Michael A. Cohn, Lahnna I. Catalino, Tanya Vacharkulksemsuk, Sara B. Algoe, Mary Brantley, and Barbara L. Fredrickson, "How Positive Emotions Build Physical Health," Psychological Science 24, no. 7 (2013), 1123–32.

실습 D: 몸 스캔

1. Kausthub Desikachar, trans., The Hathayogapradīpikā: Jyotsnāyutā (Chennai, India: Media Garuda, Krishnamacharya Healing & Yoga Foundation, 2016), 34.

참고 문헌

디팩 초프라, 루돌프 탄지 지음, 김보은 번역, 《슈퍼유전자》, 한문화, 2017

럭 핸슨 지음, 김미옥 번역, 《행복 뇌 접속》, 담앤북스, 2015년

스리 K. 파타비 조이스 지음, 김소연 번역, 《요가 말라》, 침묵의향기, 2011년

존 레이티, 에릭 헤이거먼 지음, 이상헌 번역, 《운동화 신은 뇌》, 녹색지팡이, 2009년

Avedon, Elizabeth. An interview with Francesco Clemente by Rainer Crone and Georgia Marsh. New York: Vintage Books, 1987.

Baldwin, James. The Price of the Ticket. New York: St. Martin's Press, 1958.

Bühnemann, Gudrun. Eighty-Four Asanas in Yoga: A Survey of Traditions. New Delhi, India: DK Printworld (P) Ltd, 2007.

Bhattacharyya, Ananda, ed. A History of the Dasnami Naga Sannyasis. New York: Routledge, 2018. https://books.google.com/books?id=O1JPDwAAQBAJ&lpg=PT7&dq=naga+sannyasis+and+east+india+company&source=bl&ots=-

uaCyEAX5f&sig=stkQHlkzfdRYjH_df2oNOgh7B8s&hl=en&sa=X&ved=0ahU

KEwi25Ny4tYLbAhXDslkKHXJxDu4Q6AEIOTAB#v=onepage&q=naga%20

sannyasis%20and%20east%20india%20company&f=false.

Chāndogya Upanisad. With the commentary of Śaṅkarācārya. Translated by Swāmī

Gambhīrānanda. Calcutta, India: Advaita Ashrama, 1983.

Charney, Dennis S., and Steven M. Southwick. Resilience: The Science of Mastering

Life's Greatest Challenges. New York: Cambridge University Press, 2012.

Cheatum, Billye Anne, and Allison A. Hammond. Physical Activities for Improving

Childern's Learning and Behavior: A Guide to sensory Motor Development.

Champaign, I ll.: Human Kinetics, 2000.

Desikachar, Kausthub, trans. The Hathayogapradīpikā: Jyotsnāyutā. Chennai, India:

Media Garuda, Krishnamacharya Healing & Yoga Foundation, 2016.

Desikachar, T.K.V., and Kausthub Desikachar, trans. Yoga Taravali. Chennai, India:

Krishnamacharya Yoga Mandiram, 2003.

Eight Upanisads, vol. 2. With the commentary of Śaṅkarācārya. Translated by Swāmī

Gambhīrānanda. Calcutta, India: Advaita Ashrama, 1992.

Fuller, R. Buckminster, with Jerome Agel and Quentin Fiore. I Seem to Be a Verb.

New York: Bantam Books, 1970.

The Hathayogapradīpikā of Svātmārāma. With the Commentary Jyotsnā of

Brahmānanda and English Translation. Chennai, India: The Adyar Library and

Research Centre, 1972.

Kahneman, Daniel. Thinking, Fast and Slow. New York: Farrar, Straus and Giroux,

2011.

Khalsa, Sat Bir Singh, Lorenzo Cohen, Timothy McCall, and Shirley Telles, eds. The

Principles and Practice of Yoga in Health Care. Edinburgh: Handspring Press,

2016.

Mohan, A. G., trans., with Ganesh Mohan. Yoga Yajnavalkya. Madras, India: Ganesh & Co., 2013.

OpenStax College. Anatomy and Physiology. Houston, Tex: Rice University, 2013.

Patañjali. Yoga Philosophy of Patañjali: Containing His Yoga Aphorisms with Vyāsa's Commentary in Sanskrit and a Translation with Annotations Including Many Suggestions for the Practice of Yoga. Annotated by Swami Hariharānanda Āraṇya. Albany: State University of New York Press, 1983.

Porges, Stephen W. The Polyvagal Theory: Neurophysiological Foundations of Emotions, Attachment, Communication, and Self-Regulation. New York: W. W. Norton, 2011.

Sarvānanda, Swāmī. Taittirīyopaniṣad. Madras, India: Sri Ramakrishna Math, 1965.

Schäfer, Lothar. Infinite Potential: What Luantum Physics Reveals About How We Should Live. New York: Deepak Chopra Books, 2013.

Siegel, Daniel J. Brainstorm: The Power and Purpose of the Teenage Brain. New York: Jeremy P. Tarcher/Penguin Group, 2013.

Siegel, Daniel J. Mind: A Journey to the Heart of Being Human. New York: W. W. Norton, 2017.

van der Kolk, Bessel. The Body Keeps the Score: Brain, Mind, and Body in the Healing of Trauma. New York: Penguin Books, 2015.

van Lysebeth, André. Pranayama: The Yoga of Breathing. London: Unwin Paperbacks, 1983.

Widmaier, Eric P., Hershel Raff, and Kevin Strang. Vander's Human Physiology: The Mechanisms of Body Function, 10th ed. New York: McGraw Hill Higher Education, 2006.

Yogasūtrabhaāsyavivarana of Śankara, vol. 1. Vivarana text with English translation and critical notes along with the text and English translation of Patanjali's

Yogasūtra's and Vyaāsabhāsya. Translated by T.S. Rukmani. New Delhi India: Munshiram Manoharlal Publishers, 2010.

감사의 말

어머니와 아버지는 내가 고등학생일 때 늘 "네가 열심히 노력한다면 우리는 네가 잘하든 못하든 상관하지 않는단다."라고 말씀하셨다. 나는 잘한 적이 없었고, 솔직히 말해 그리 열심히 노력하지도 않았다. 나는 진심으로 열심히 노력하고 싶은 일을 찾을 필요가 있었는데, 그것은 요가였다. 그것을 일찍 찾아서 기쁘다. 9학년 때 과학 선생님은 성적표에 내가 장발인 머리를 자르고 찢어진 청바지를 그만 입지 않으면 과학 성적이 오르지 않을 것이라고 써 주었다. 지금 과학이 내 삶의 큰 부분이 되었다는 것을 알면 그 선생님은 놀라워하며 기뻐할 것이다. 하지만 나는 그 선생님이 아니라, 그런 내 모습을 웃어넘겨 준 부모님에게 감사한다. 우리 집은 식구가 많은데 나는 가족을 모두 사랑한다.

나는 오랫동안 다음 분들에게 사랑과 지지, 지식, 가르침을 받아 큰 신세를 졌다.

스리 K. 파타비 조이스와 R. 샤랏 조이스는 나와 수많은 학생을 따뜻이 맞아 주었고, 먼 옛날부터 전해진 요가의 길로 인도해 주었다.

제프 시로이는 이 책이 완성될 때까지 내내 애써 주었다. 《요가 말라》로부터 시작된 우리의 우정은 21년 동안 계속되었다.

디팩 초프라는 나의 친구이고 공동 연구자이며 도반이다. 그는 가르침을 통해 지식의 세계를 활짝 열어 주었고, 나의 연구에 영감을 준 많은 사람을 소개해 주었다. 무랄리 도라이스와미, 윌리엄 부셜, 수바쉬 콕, 닐 티스 등 그들은 내 질문에 대답해 주었고 조언해 주었다.

가장 오랜 요가 친구이자 초기 요가 선생님 중 한 명이며 출판 동료인 로버트 모지스는 끊임없이 의견을 제시하고 안내해 주며 영감을 준다.

친구이자 연구 동료인 마셜 해긴스는 이 책에 나오는 과학적 사실들을 주의 깊게 바로잡고 명확히 표현해 주었다. 그 덕분에 내가 말하려는 것을 최대한 정확히 말할 수 있었다.

새뮤얼 콜롬빗은 이 책의 과학적 측면에 관해 많은 제안을 해 주었다. 11장의 순서를 조정하라는 그의 제안 덕분에 그 부분이 훨씬 읽기 좋게 되었을 뿐 아니라 내 생각을 분명히 표현하는 데도 도움이 되었다. 또 과학에 관한 내 모든 질문에 참을성 있게 답해 준 데 대해서도 감사한다.

많은 요가 지도자가 그들의 요가 수업에 나를 불러 주어서 이 책에 담긴 내용을 탐구할 수 있게 해 주었다. 젠스 벡, 제니 배럿 바우어, 드미트리 배리시니코프, 수산나 피노치, 마텐 반 휴지스티, 드보라 아이펠, 주하 자바나이넨, 재키 클리펠트, 리사 랄러, 엘레나 드 마틴, 웨셀 패터놋, 클라우디아 프라델라, 페트리 레이즈넨, 다르샨 샤 박사, 프리야 샤에게 감사한다.

나의 과학 선생님인 알렉산드라 자이덴슈타인은 항상성부터 세포의 활동까지 나의 모든 질문에 답해 주었다. 코란 벨은 '앉아 있을 때의 세포 사멸'에 관해 알려 주었고, 제임스 바우어는 시교차상 핵의 심오한 측면을 설명해 주었다. 폴 댈러건은 내게 리듬 패턴 발생기를 알려 주었다. 랍비인 멘델 제이콥슨은 유대교와 카발라(유대교 신비주의)의 과거에 관해 알려 주었다. 키란 바트 박사는 내항문 괄약근과 서맥에 관한 정보를 알려 주었고, 쉬탈 샤는 통찰력 있는 제안을 해 주었다. 리아 추는 내가 글을 쓰는 동안 도와주었다.

조카인 내분비학자 줄리아 채프킨에게 특별한 감사를 보낸다. 내게 미주 신경에 관해 가르쳐 준 스티븐 포지스를 소개해 주었기 때문이다.

나와 《요가 수트라》를 함께 연구하는 프란체스코 클레멘테는 언제든 신비적인 이야기를 함께 얘기할 수 있는 친구다.

이 책의 많은 부분을 차지하는 연구를 이끌어 준 모든 과학자에게 큰 감사를 보낸다. 특히 샛 버 칼사, 스티븐 포지스, 셜리 텔레스, 베타니 콕, 릭 핸슨에게 감사하며, 내가 인용하고 읽은 연구들에 참여한 수많은 연구자에게도 감사를 보낸다.

이 책을 쓰는 동안 수없이 반복해서 들었던 음악을 만들어 준 시규어 로스, 닉 케이브, 배드 시즈에게 큰 감사를 표한다. 특히 시규어 로스와 닉 케이브의 노래들이 좋았다. 그리고 데이빗 보위가 1971년부터 1980년까지 발표한 노래들이 모두 좋았다.

마지막으로 아내와 딸에게 감사한다. 두 사람의 사랑이 없었다면 내 인생의 모든 것을 이루지 못했을 것이다. 아내 조슬린 스턴(우리 가족의 진정한 요가 수행자)은 내가 그런 대접을 받을 만한 사람이 아닐 때도 모든 면에서 나를 지지하고 격려해 주었다. 그리고 딸 릴리는 멋지고 다정하고, 말할 수 없이 아름답고, 엄마와 아빠를 합친 것보다 더 똑똑하다.

옮긴이 **이창엽**

치과의사로 생계를 유지하며 번역을 하고 있다. 교회에서 배우기 시작했고, 불교를 공부하며 더 자유로워졌으며, 뇌과학에 관심을 가지고 요가의 세계를 엿보면서 몸과 마음과 영의 관계를 모색 중이다. 옮긴 책으로는 《붓다 없이 나는 그리스도인일 수 없었다》(공역), 《알아차림의 기적》, 《티베트 마음수련법 로종》, 《후회 없는 죽음, 아름다운 삶》, 《당신의 아름다운 세계》, 《아디야샨티의 가장 중요한 것》 등이 있다.

요가의 힘

초판 1쇄 발행 2021년 9월 29일
　　 2쇄 발행 2023년 11월 20일

지은이 에디 스턴
옮긴이 이창엽

펴낸이 김윤
펴낸곳 침묵의향기
출판등록 2000년 8월 30일, 제1-2836호
주소 10401 경기도 고양시 일산동구 무궁화로 8-28,
　　 삼성메르헨하우스 913호
전화 031) 905-9425
팩스 031) 629-5429
전자우편 chimmukbooks@naver.com
블로그 http://blog.naver.com/chimmukbooks

ISBN 978-89-89590-91-0 03510

*책값은 뒤표지에 있습니다.